Walther · Dermatologie in der täglichen Praxis

Dermatologie in der täglichen Praxis

Heinz Walther, Pforzheim

Mit Beiträgen von

Dietrich Barkow, Iserlohn

Ernst Heinke, Koblenz

Mit 63 Farb-
und 2 Schwarzweiß-Abbildungen

Urban & Schwarzenberg · München – Berlin – Wien 1975

Anschriften der Autoren

Dr. Dietrich *Barkow,* 5860 Iserlohn, Kuhlo-Weg 6.

Prof. Dr. Dr. Ernst *Heinke,* 5400 Koblenz, Mainzer Straße 117.

Dr. Heinz *Walther,* 7530 Pforzheim, Westliche 32.

ISBN 3-541-06731-4

Satz und Druck: Textteil, Wagner, Nördlingen; Bildteil: Kastner & Callwey, München
Printed in Germany

Meinem Vater

Dr. med. Adolf Walther, Pforzheim
1886-1945

und meinen Lehrern
in der Dermatologie gewidmet

W. Frieboes, Berlin 1880-1945
C. F. Funk, Regensburg, jetzt Garmisch
H. A. Gottron, Tübingen 1890-1974
L. Hauck, Erlangen 1874-1945

Vorwort

Aufgrund langjähriger eigener Erfahrungen in Klinik und Praxis wurde vor 10 Jahren das „Medica" Taschenbuch herausgegeben, das keineswegs ein dermatologisches Lehrbuch ersetzen, sondern eher zu ihm hinführen sollte. Viele Jahre vergingen, in denen sich die therapeutischen Erkenntnisse wandelten, so daß heute eine Erweiterung in Wort und Bild erforderlich wurde. Dank des Entgegenkommens des früheren Verlages kann jetzt unter Mitarbeit der Herren *Barkow* und *Heinke* im Urban & Schwarzenberg-Verlag, München, ein Buch als „Dermatologie in der täglichen Praxis" erscheinen, welches nicht nur die häufigsten Dermatosen in alphabetischer Reihenfolge berücksichtigt, sondern auch durch eine Reihe von Farbabbildungen bereichert wird. Diese stammen aus der eigenen Sammlung und geben einen Einblick in eine tägliche Sprechstunde, was beinhaltet, daß nicht alle Dermatosen gezeigt werden können. Hierfür gibt es ausgezeichnete Atlanten, Lehr- und Handbücher.

Dem Verlag, besonders Herrn Dr. *Müller,* gebührt Dank für die großzügige Unterstützung bei der Planung und Gestaltung dieses Buches für die tägliche Praxis. Ebenso Frau Jutta *Vaas* für die Übernahme der Schreibarbeiten. Möge dieses Werk mit seinen Bildern, die – dankenswerterweise – vorwiegend Frau Elisabeth *Walther* anfertigte, dem in der täglichen Praxis stehenden Kollegen eine Hilfe bei der Auswahl der heute so zahlreichen möglichen Behandlungsmethoden sein, die auf eigenen, bald 30jährigen Erfahrungen beruhen.

Pforzheim, Februar 1975 *H. Walther*

Inhaltsverzeichnis

Hinter den Krankheitsbildern sind die Bearbeiter der Kapitel angeführt: *B* = Dr. Barkow; *H* = Prof. Dr. Dr. Heinke; *W* = Dr. Walther.

Allgemeine Vorbemerkungen

Diese bebilderte Darstellung beruht auf eigenen Krankenbeobachtungen und persönlichen therapeutischen Erfahrungen. Sie vermeidet Einführungen wie Anatomie und Physiologie der Haut. Hierfür gibt es eine Reihe von Büchern, die im Anhang genannt werden. Auch über die Bedeutung von Anamnese, Hautbefund, Lokalisation der Effloreszenzen und deren Lehre etc. ist der in der Praxis stehende Kollege bestens orientiert, was u. a. auch für die Pflege der wieder gesunden Haut zutrifft.

Die heutige Dermatologie umfaßt bekanntlich die Diagnostik, Therapie, Prävention und Rehabilitation von Erkrankungen der Oberhaut, der Unterhaut, der Schleimhäute und der Hautanhangsgebilde. Hinzu kommen variköser und analer Symptomenkomplex, die Röntgentherapie, Andrologie, Allergologie sowie umfangreiche Laboruntersuchungen.

Damit sich der Betrachter und Leser dieses Buches auch in Einzelgebiete unseres breit gefächerten Fachgebietes einarbeiten kann, werden im Anhang auch Monographien aufgeführt, deren Lektüre empfohlen wird.

Die häufigsten Dermatosen in alphabetischer Reihenfolge

Acanthosis nigricans – Pseudoakanthosis –

Ursache, Krankheitsbild und Diagnose

An den Prädilektionsstellen (Axillen, Genital- und Analgegend, Nakken, Hals, Lippen, Nabel, Mammafurche, Gelenkbeugen) ist die Haut – in meist symmetrischer Anordnung – teils großflächig spröde, reibeisenartig trocken, zuerst gelbbraun, dann immer dunkler werdend. Das ganze Hautrelief tritt schärfer als normal hervor. Im weiteren Verlauf entstehen dann in immer mehr oder weniger dichter Anordnung höckerige, verruköse Effloreszenzen, die schließlich papillomatösen Charakter annehmen.

Diese fast immer mit der gleichzeitigen Entwicklung maligner Neubildungen einhergehende Dermatose (zu 90% Karzinom-Sitz im Abdomen) weist analoge Veränderungen auch im Lippen und Mundschleimhautbereich auf. Je nach dem altersmäßigen Auftreten wird unterschieden:

1. ein *juveniler, benigner Typ,* den man vor der Pubertät, höchstens jedoch bis zum 2. und 3. Lebensjahrzehnt findet und der vielfach mit Genitalhypoplasie und Diabetes mellitus kombiniert ist.

2. Ein zweiter *Typ im höheren Alter* (meist 5. und 6. Lebensjahrzehnt), der fast immer im Zusammenhang mit einem Magenkarzinom, seltener mit Ovarial-, Mamma- oder Lungen-Karzinomen steht.

Differentialdiagnose

Morbus Darier, Morbus Addison, Arsen-Melanose, Pemphigus chronicus vegetans, Bromoderma vegetans, Condylomata lata et acuminata sowie Pseudoacanthosis nigricans (adipöse Jugendliche, Hauterscheinungen weniger ausgeprägt, Schleimhäute frei).

Therapie

Wenn es gelingt, durch radikale Operation oder Röntgenbestrahlung den malignen Tumor zur Rückbildung zu bringen, dann gehen auch die

Hautveränderungen zurück, um aber im Rezidivfall ebenfalls wieder aufzutreten.

Bei der *juvenilen Form* stehen neben Behebung der innersekretorischen Störung hohe Vitamin A-Dosen und eine symptomatische Hautbehandlung mit Salicylsalben in steigenden Konzentrationen, Waschungen mit Praecutan und Bäder mit Balneum Hermal mit Teer oder Plesiocid im Vordergrund. Einzelne papilläre Wucherungen sprechen auch auf intraläsionale Triamcinolon-Injektionen mittels Volon A 10, gemischt mit 2 ml 0,1%iger Scandicain-Lösung an.

Bei der *malignen Form* ist jede Therapie machtlos, man muß sich auf rein symptomatische und roborierende Maßnahmen beschränken. Die frühzeitige Totalexstirpation des Tumors und Röntgenbestrahlungen haben solchen Maßnahmen jedoch voranzugehen. Die Pseudoakanthosis verschwindet, wenn die adipösen Kranken an Gewicht verlieren. Einzelne Papillome lassen sich auch elektrochirurgisch entfernen. Beim Lippenbefall sind die Lippen sehr sonnenempfindlich, so daß es sich empfiehlt, Lichtschutzsalben wie Ilrido, Contralum zu verwenden.

Acrodermatitis chronica atrophicans Pick-Herxheimer

Ursache, Krankheitsbild und Diagnose

Während früher Witterungseinflüsse, endokrine Störungen bei angeborener Widerstandsschwäche des elastischen Gewebes u. a. m. angeschuldigt wurden, neigt man seit den experimentellen Untersuchungen von *Götz* eher dazu, anzunehmen, daß es sich bei obengenannter relativ häufigen Dermatose um eine Infektionskrankheit handelt, wobei ein Trauma oder Insektenstiche (z. B. Zecken) eine Rolle spielen sollen. Die Diskussion um den Erreger (Spirochäte, Virus usw.) ist noch im Fluß. Die therapeutischen Erfolge mit Antibiotika unterstützen die Annahme eines infektiösen Geschehens.

Die Erkrankung gehört zu den idiopathischen Hautatrophien und ist besonders an den Streckseiten der Extremitäten (Handrücken, Ellenbogen, Beine bis zum Hüftbeinkamm, manchmal einseitig, manchmal beidseitig) lokalisiert. Während sich im Frühstadium teigig-weiche, gelbe bis zinnoberrote Infiltrate finden, sieht das *typische, ausgeprägte Bild* etwa folgendermaßen aus: Die Haut ist äußerst dünn und zart, sie läßt sich leicht zigarettenpapierähnlich fälteln. Infolge der hochgradigen Verdünnung scheinen die Gefäße durch. Das Bild bekommt dadurch einen bläulichroten bis lividen Farbton. Das Krankheitsbild mit seiner schlaffen Atrophie findet sich bei Frauen häufiger als bei Männern. Es tritt meistens im reifen Alter in Erscheinung, macht kaum subjektive Beschwerden, ist chronisch, mehr oder weniger schnell fortschreitend (zeitlich unterschieden) und kommt bei Erreichung des Höhepunktes zum Stillstand. – Neben diesen Hautveränderungen finden sich nicht selten (etwa in 25%) in Gelenknähe fibroide Knoten, die meist als derbe, deutlich erhabene kutan-subkutane Knotenbildungen imponieren (= juxtaartikuläre [fibroide] Knoten) (Abb. 50). – Auch Ulzera sowie Karzinome, sehr selten auch Sarkome oder Lymphozytome können sich in den atrophischen Bezirken finden.

Differentialdiagnose

Beim ausgeprägten klinischen Bild kommen vor allem die Akrozyanose und die Perniosis in Betracht. Abgesehen vom charakteristischen klinischen Bild, ist bei der Akrodermatitis vielfach auch eine Lymphknotenschwellung festzustellen, und die BKS ist meist erhöht.

Therapie

Wenn Penicillin vertragen wird, gibt man zweckmäßigerweise 1 × täglich 1 Ampulle Megacillin i.m. (insges. 14 Mio. E.) sowie 3 × 2 Tardolyt zur Steigerung der Phagozytoseaktivität und Serumbakterizidie. Bei Penicillinunverträglichkeit Tetracyclin in Form von Mysteclin (2 × 2 Kapseln täglich, 14 Tage lang). Der Prozeß schreitet dann gewöhnlich nicht mehr weiter und in vielen Fällen geht die livide Farbe zurück.

Die Atrophie bleibt allerdings bestehen, der kosmetische Effekt wird etwas günstiger beeinflußt, und man sollte in einem Abstand von etwa 3 Monaten obige Penicillin-Gaben 1 bis 2mal wiederholen. Daneben unterstützend Vitamin E in hohen Dosen. *Lokal:* Placenta-Serol, Medicreme.

Acrodermatitis continua suppurativa Hallopeau

Ursache, Krankheitsbild und Diagnose

Hartnäckige schubweise Bildung von sterilen Pusteln auf den Endgliedern der Finger und Zehen. Später Atrophie der Haut mit Verlust der Nägel. Übergang des Leidens auf Handteller und Fußsohlen.

Seltene chronische Hauterkrankung unbekannter Ätiologie. Pustulöse Abart der Psoriasis?

Differentialdiagnose

Psoriasis pustulosa; Pustular bacterid Andrews

Therapie

Kortikoidsalben wie Volon A-Salbe, Celestan-V-Salbe, Sulmycin-Salbe + Celestan-V.

Intern: Kortikoide, Vitamin D_2, AT 10, Rö-Strahlen; Bäder.

Acrodermatitis enteropathica

Ursache, Krankheitsbild und Diagnose

Enzymdefekt, der schon in der Kindheit zu Verdauungsstörungen und einer pathogenen Darmbesiedlung führt. Fettstoffwechselstörung? Charakteristisch sind polymorphe, atrophisierende Hautveränderungen, die primär als Rötungen im Bereich der gesamten Haut und der Mund-, Nasen-, Genital- und Afteröffnungen imponieren. Hierbei bilden sich Pusteln, Bläschen und krustöse Auflagerungen. Ein diffuser Haarausfall führt zu einer totalen Alopezie. Candida-Befall läßt sich im Stuhl und auf der Haut nachweisen. Typisch sind Paronychien mit dystrophischen Nägeln. Häufig besteht eine Glossitis.

Therapie

Präparate zur Darmdesinfektion wie z. B. Oxychinolinderivate und

Antibiotika. Ausgezeichnet wirksam ist auch Dijodoquine. Antimykotische Behandlung mit Tonoftal-N sowie mit Eugalan „Töpfer“.

Adenoma sebaceum Pringle, Morbus Bourneville-Pringle, Naevus multiplex Pringle

Ursache, Krankheitsbild und Diagnose

Systematisierte neuro-ektodermale Fehlbildung.

Zahlreiche gelbliche bis gelblich rote, erhabene, an Talgdrüsen erinnernde, etwa hanfkorn- bis erbsengroße, weiche Knötchen in den mittleren Anteilen des Gesichtes. Fibroangiomatöse, naevusartige Veränderungen mit Teleangiektasien. Mitunter Zeichen von Debilität und tuberöser Hirnsklerose.

Therapie

Exzision oder Abkratzen mit scharfem Löffel.

Zerstörung durch Galvanokaustik oder Elektrokoagulation der einzelnen Knötchen.

Akne vulgaris, Akne conglobata, Akne necroticans

Ursache

Angeborene Neigung zur Seborrhoe. Die damit einhergehende Hyperkeratose der Haarfollikel führt zur Bildung der für das Krankheitsbild so charakteristischen Komedonen, auf deren Grundlage sich weiterhin durch das Eindringen von Staphylokokken die typischen Akneknötchen bzw. Pusteln entwickeln. Neben der Seborrhoe kommt den Sexualdrüsen eine beachtliche Rolle zu (Pubertätsdermatose). Als weitere unterstützende Ursachen sind zu nennen: Anämien, Störungen der Magen- und Darmfunktion, unzweckmäßige Ernährung, Dysbakterien, Obstipationen. Aber auch verschiedene Medikamente wie „Antibabypille“, Brom, Chlor, Jod, Kortikosteroide, Tuberkulostatika sowie die örtliche Einwirkung von Teer,

Chlordämpfen und von Mineralölen sind anzuführen. Bei manchen Kranken stellt sich erst durch Aufdecken eines eventuellen Fokus (vor allem Zähne, Tonsillen, Nebenhöhlen, Prostata, weibliche Adnexe) und dessen Beseitigung eine Abheilung ein. – Den Androgenen wird eine fördernde Wirkung auf die Talgsekretion zugesprochen, während Östrogene hemmend wirken.

Krankheitsbild und Diagnose

Die Akne vulgaris tritt meist bei jungen Menschen beiderlei Geschlechtes auf. Neben Brust und Rücken wird vor allem das Gesicht befallen. Gerade die Erkrankung des Gesichtes ruft bei vielen eine schwere seelische Belastung hervor. Die Einzeleffloreszenz der beginnenden Akne ist der Komedo, eine stecknadelkopf- bis hirsekorngroße Hornmasse mit braunem oder schwarzem Ende, welche in eine erweiterte Follikelöffnung eingelassen ist. Meist finden wir verschiedene polymorphe Effloreszenzen: Komedonen, Papeln (um die Haare herum), papulo-pustulöse Herde, oberflächliche oder tiefe follikuläre Pusteln, indurierte Abszesse, Krusten und Narben. Die hauptsächlichsten Formen sind dementsprechend: Komedonen-Akne, Akne indurata, Akne phlegmonosa, Akne keloidea.

Besondere Formen bilden die Arznei- und Gewerbe-Akne, die Akne necroticans und die Akne conglobata (besonders bei jungen Männern als Follikulitiden, Perifollikulitiden, Abszesse und wabenartige, atrophische Narben bildend).

Differentialdiagnose

Tuberöses Syphilid, Tuberculosis papulonecrotica. Letztere bevorzugt die Extremitäten und ist gegenüber der Syphilis lichter gruppiert.

Therapie

Hierbei müssen wir zwischen einer allgemeinen Behandlung und einer speziellen Therapie unterscheiden.

Allgemeintherapie

Das Verschwinden der Akne vulgaris während einer Schwangerschaft wird z. B. auf die vermehrte Bildung des Follikelhormons während dieses

Zustandes zurückgeführt. Untersuchungen von *Amann* zeigten, daß Agnus castus in Form von Agnolyt (1 × 40 Tropfen täglich, morgens nüchtern über mindestens 6 Monate), sowohl beim Manne als auch bei der Frau wegen seines Gelbkörperhormon-Effektes (interstitiell, zellstimulierend) anzuraten ist. Weiterhin spielen auch gewisse Stoffwechselanomalien eine Rolle. So weist *Aichinger* auf geringfügige Veränderungen im Zuckerstoffwechsel hin. Er konnte eine Besserung der Hauterscheinungen durch die leicht blutzuckersenkende Wirkung von Myrtillus oplx. (3 × tägl. 20 Tropfen) feststellen. Auch ein pflanzliches Darmregulans wie Agiolax greift nach *Zawodsky* (2 Kaffeelöffel nach dem Abendbrot) wirkungsvoll in das Stoffwechselgeschehen ein, womit wir bei der Behebung von Magen-Darmstörungen, insbesondere bei der chronischen Obstipation, angekommen sind.

Diät

Hagermann stellt die Bedeutung der einzelnen Lebens- und Genußmittel in den Mittelpunkt seiner Betrachtungen. Er rechnet zu den aknegenen Faktoren unserer Ernährung aus der Gruppe der Fette fettes Fleisch, Mandeln, Margarine, Mayonnaise, fette Molkereiprodukte, Schokolade, Speck, fetten Schinken. Auch zählen seiner Meinung nach jodhaltige Speisen zu diesen Faktoren wie Jodsalz, Salzwassertiere (besonders Schalentiere und Seefische). Eine besondere Gruppe stellen die „gelbroten" Früchte dar, wie Erdbeeren, rote Äpfel, Himbeeren, Mohrrüben, Hagebutten, Tomaten (auch Tomatenketchup), Zitrusfrüchte u. ä. m. Weiterhin sollten scharfe Gewürze, Branntwein und andere sogenannte „harte" Alkoholika gemieden werden.

Medikamente

Die Therapie hat sich nach dem jeweiligen klinischen Bild zu richten.

Haben wir es mit der nichtentzündlichen **Komedonen-Akne** zu tun, sollten keine Salben empfohlen werden, sondern

1. Kamillendampfbäder mit anschließendem Ausquetschen der Komedonen mit dem Komedonenquetscher,
2. Kräftige Höhensonnenbestrahlungen,
3. Gesichtswaschungen mit Savonex-S bei überfetter Haut und bei einer Wasserhärte von über 15°,

4. Betupfen mit Salicyl-Resorcin-Spiritus

Rp.:Resorcini	0,5
Acidi salicylici	1,5
Spirit. vini 40% ad	100,0

oder mit Akne Medice, Mederma-Akne Schaum bzw. mit Kummerfeldschem Waschwasser

Rp.:Camphor. trit.	
Gummi arab. aa	1,5
Sulf. praec.	7,0
Aquae calcis	40,0
M.D.S. vor Gebrauch schütteln	

5. Abends Aknichthol oder die von Herxheimer angegebene Rezeptur

Rp.:Sulf.praec.	
Glycerini pur.	
Aquae amygdalar. amarar. āā	10,0
Aquae calcis ad	50,0

6. Eine aknegenfreie Kost (s. o.)

7. Darmregulationsmittel (Hepaticum Medice, Agiolax)

8. Zur Beeinflussung der Follikelhyperkeratose (gleichzeitige Schlüsselstellung in der Pathomorphogenese der Akne) wiederholte Vitamin A-Behandlungszyklen, wobei tägliche Dosen unter 150 000 I.E. zwecklos sind. Daher schlägt *Kalkoff* vor: Beginn mit 300 000 bis 200000 I.E. täglich 6-8 Wochen lang (der Erfolg setzt erst nach 4-6 Wochen ein), je nach Wirkung wird die Dosis beibehalten, reduziert (Erhaltungsdosis täglich 50 000 I.E.) oder auch erhöht. Mit Erfolg können zusätzlich Ichthraletten gegeben werden (Natriumbituminosulfonat), die den Hauttalg hinsichtlich Menge und Zusammensetzung hemmen (anfangs täglich 3 × 2, dann 3 × 1 Dragee).

Finden sich neben der Komedonenakne bereits entzündliche Herde mit teilweisem **Übergang zur Akne juvenilis oder gar zur Akne vulgaris,** tritt neben die soeben erörterte innerliche Vitamin A- oder Ichthraletten-Anwendung das Antibiotikum Tetracyclin (Gegenindikation: Gravidität, noch nicht abgeschlossenes Knochenwachstum), welches über das lipolytische Corynebacterium acnes die Esterasenbildung im gestauten Follikel hemmt und damit die perifollikulären entzündungserzeugenden Fettsäuren ausscheidet.

Voraussetzung eines massiveren Eingriffes aber ist die sekundäre Infektion, wie sie dann auch bei der **Akne pustulosa, conglobata** et/aut abscendens noch treffender gegeben ist. In diesen Fällen wird gerne auf Mysteclin-Kapseln als Kombination zwischen Tetracyclin und Amphotericin B als gleichzeitigen Schutz gegen das Überhandnehmen von Candidaarten gegriffen (Dosierung: 1. Woche 2 × 2 Kapseln täglich, 2. und 3. Woche 2 × 1 Kapsel, 4. bis 9. Woche täglich 1 Kapsel).

Sowohl bei der Akne pustulosa als auch bei der Akne conglobata scheint es oft nützlich, das RES zu stärken. Dies geschieht am besten durch eine langfristige Verabfolgung von Aristolochiasäure in Form von 3 × 2 Dragees Tardolyt täglich, welches die Phagozytoseaktivität signifikant steigert, die antibiotische Medikation sinnvoll verstärkt und nach Absetzen derselben als RES-Stütze noch über Monate gegeben werden kann.

Aber nicht nur die innere Therapie der bisher besprochenen Akneformen ändert sich, sondern auch die Art der Waschungen mit Sebopona und nachfolgenden Emulgatoren, haben doch *Schneider* und Mitarbeiter gezeigt, daß der erstarrte Komedoneninhalt in seinem Wassergehalt durch eine sogenannte Umschlagsemulsion angereichert werden muß. Eine primär fettreiche, aber wasserarme Wasser-Öl-Emulsion (Typ Butter = Komedo befindet sich in einem derartigen Zustand) soll in eine wasserreiche und fettarme Öl-Wasser-Emulsion vom Typ Milch umgewandelt werden, was mittels der Sebohermal-Emulsion erreicht wird. Danach kann man die leicht schälende Sebohermal-Tinktur auftragen.

Bei der **Akne juvenilis** wird man neben den bereits erörterten Lokalmaßnahmen auch rezeptieren:

Rp. Resorcini	4,0
Pastae Zinci	10,0
Ichthyoli, Vaselini aa ad	26,0

Daneben können per os bei Kranken beiderlei Geschlechtes Myrtillus oplx., Agnolyt und Mederma-Akne Dragees, Ell-aknell Dragees gegeben werden.

Vielfach Ausdruck eines Fokus bzw. einer Sub- oder Anazidität ist die **Akne pustulosa.** Hier treten an die Stelle der bisherigen Methoden

1. Suche und Beseitigung der Kausalität
2. 3 × wöchentlich Ichthophen i.v.
3. Mysteclin Kapseln täglich 2 × 2 bis täglich 1 × 1 (langsam reduzieren), evtl. über Wochen hinaus

4. Tagsüber Akne-Kaban Creme, abends die Lotio-Form oder Aknichthol-Dexa.

Bei dieser Gelegenheit vielleicht ein kurzes Wort zur äußerlichen *Anwendung von Kortikosteroiden.* Man sollte diese nur gezielt und kurzzeitig anwenden, dann kann man sehr Gutes sehen. Bei monatelanger Verabfolgung kann es zu Dauergefäßerweiterungen und damit zu Hautrötungen und zu einer Hautatrophie u. a. m. kommen. Auch eine durch Kortikosteroide bedingte iatrogene Akne gibt es, wenn auch selten, so daß man die gesamte Lokaltherapie abwechselnd gestalten sollte.

Diese Schattenseiten treffen in noch verstärkterem Maße für die **Akne conglobata** zu, die vielfach Rücken- und Brustmitte befällt. Wenn sie wegen der Ausdehnung ambulant noch beherrschbar ist, wird zu einer Schälkur geraten mit

Rp.:	Oxytetracylin	1,0
	Diäthylstilboestrol	1,0
	Sulf. colloidal.	10,0
	Lassarsche Schälpaste ad	100,0
	(= Naphthol, Sulf. praec., Sapon., Vaselin.).	

Hinzu kommen

1. Eröffnung von Papeln und Pusteln mit der Dianadel, Ultraviolettbestrahlungen
2. Täglich Ichthophen i.v.-Injektionen in der ersten Woche, dann jeden 2. Tag in der 2. Woche und in der 3. Woche jeden 3. Tag, ab 4. Woche wöchentlich 1 Injektion.
3. Mysteclin Kapseln in der oben angegebenen Dosierung von anfangs 2 × 2 und dann langsam reduzierend bis auf 1 × 1 (250 mg) täglich.

Nicht selten resultiert aus dieser Akneform die **Akne keloidea,** bei der neben dem hochtourigen Schleifen noch die Röntgenoberflächentherapie angezeigt ist (Dermopan 80-100 R, 43 kV, 30 cm FHA, 3 × in wöchentlichen Abständen). Ebenfalls indiziert ist hierbei die lokale Kortikoid-Anwendung mittels Akne-Kaban Tinktur und/oder Creme mittels Aknichthol-Dexa oder mittels der fächerförmigen intraläsionalen Volon A-10-Gabe gemischt mit 0,5%igem Scandicain ohne Adrenalin 1 ml (Mischungsverhältnis 1:1).

Am Rande erwähnt werden sollte die zu den Pyodermien gerechnete **Akne necroticans** (Abb. 63), bei der man auch an das gleichzeitige

Bestehen von Magen-Darm- oder Zyklusstörungen denken sollte. Diese spricht recht gut auf Salicyl-Sulfonamid-Salben, wie z. B. Ungt. APD (= Antipyodermal) an, bzw. auf Betupfungen mit Rp. Aureomycin 0,25 – Spir. dil. ad 100,0.

Weniger erfolgreich erweist sich im Durchschnitt die Behandlung der **Rosazea,** auf die später noch zurückzukommen sein wird und bei der ebenso wie bei der Akne vulgaris eine Reihe von Faktoren in Betracht kommen: Konstitution, Hormonhaushalt, Nahrungsmittel, Magen-Darm- und Leberleiden und äußere Beeinflussungen wie Dämpfe, Hitze, Kälte.

Zusammenfassend ist zu sagen, daß die Akne-vulgaris Therapie nicht schematisch zu betreiben ist und daß man bei der multikausalen Natur dieser kosmetischen und damit psychisch sehr störenden Dermatose insofern Rechnung tragen muß, daß es kein Allheilmittel für Akne gibt. Sebostase, die Bekämpfung bakterieller Infektionen, die Behebung von Ernährungsstörungen, die Beachtung des Hormonhaushaltes und die familiäre Disposition sind unter dem Blickwinkel zu sehen, daß die erfolgreiche Therapie vom jeweiligen klinischen Bild abhängt.

Abschließend sei betont, daß abdeckende medizinische Puder (Sulfoderm Puder etc.) besser als Kosmetika unklarer Zusammensetzung sind und daß die Erfolge der hochdosierten Vitamin A-Behandlung vielleicht auch dadurch erklärbar sind, daß durch Vitamin A ein Absinken des Androgenspiegels erreicht wird.

Auch hat *Winkler* die Frage: *orale Kontrazeptiva* und Akne vulgaris dahingehend beantwortet, daß eine sichere Hemmwirkung auf die Seboproduktion nur mit einem solchen oralen Kontrazeptivum erreichbar ist, dessen Gestagen eine so starke antiandrogene Nebenwirkung hat wie das Cyproteronacetat, das in Kombination mit Östrogen einen Fortschritt bei der Behandlung von Seborrhoe und Akne darstellt.

Akrozyanose

Ursache

Diese ist primärendogener Art. Die Akrozyanose tritt vorwiegend in *hormonalen Belastungsphasen* des Lebens auf (Pubertät, Klimakterium). Dysregulationen im Hypophysen-Zwischenhirn-System und der Nebenniere dürfte eine besondere Bedeutung zukommen. Für das Krankheitsbild spielt die durch endogene Ursachen erzeugte Vasomotorenschwäche eine große Rolle. Das verschiedene Verhalten des arteriellen und venösen Gefäßabschnittes bringt bei gleichzeitiger Erweiterung der Haargefäße eine Verlangsamung der Blutströmung im weiten Kapillarbett mit sich. Erst sekundär kommt den exogenen Einflüssen: Nässe und Kälte Bedeutung zu.

Krankheitsbild und Diagnose

Unter Aussparung der Hand- und Fußflächen finden sich die blauroten bis dunkelvioletten Hautveränderungen an den Extremitätenenden. Die Haut der befallenen Stellen ist vielfach geschwollen, hat ein polsterartiges Aussehen und fühlt sich kalt an. Die Hauttemperaturen sind stark erniedrigt, sie liegen fast immer im Bereich der Außentemperatur. Die Wiedererwärmungszeit ist verlängert. Innerhalb der bläulich veränderten Haut finden sich vielfach weiße Flecken.

Bei längerer Bestandsdauer können an bestimmten Hautteilen (Handrücken) teigige Schwellungen entstehen. In einzelnen Fällen kommt es zu Parästhesien: Akrocyanosis chronica anaesthetica. Im allgemeinen werden Frauen häufiger als Männer befallen. Meist verschwinden die in der Pubertät aufgetretenen Krankheitserscheinungen bis zum Ende des dritten Lebensjahrzehntes spontan – Ausnahmen bei ovariellen Ausfallserscheinungen. Zusätzlich findet man auch andere Zeichen peripherer Gefäßstörungen wie Dermographismus, Kleinheit des Herzens und Verringerung des Blutdruckes.

Differentialdiagnostisch ist besonders an Acrodermatitis chronica atrophicans, Morbus Raynaud und Perniosis zu denken.

Therapie

Diese ist, allgemein gesehen, wenig erfolgversprechend. Als Kausalbehandlung wäre Hormontherapie mit Hypophysen-Gesamt-Extrakt zu nennen (Vorsicht während der Pubertätszeit!). Auch Agnolyt wirkt unterstützend. Teilweise wurden überraschende Erfolge mit der Verabreichung von 2mal wöchentlich 1 Amp. Cortiron über 4 Wochen gesehen. Per os kann man auch Dexium (2 × 1 Tabl. täglich) oder Ichthraletten und intravenös Ichthophen geben. Auch Vitamin E in hohen Dosen hat sich vereinzelt bewährt. Lokal werden Wechselbäder, Massagen, Bindegewebsmassagen, Lichtbäder, Unterwassermassagen und danach Placenta-Serol und Heparinoid-Salben wie Hirudoid, Reparil-Gel etc. empfohlen. Bei gleichzeitiger Hyperhidrosis ist Ansudor per os und lokal eines Versuches wert. Allgemein muß aber gesagt werden, daß die Krankheit schwer beeinflußbar ist, daß man eine eventuelle Hypotonie berücksichtigt und angeht, daß man der Hyperhidrosis mit gleichzeitiger Neigung zu Mykosen und Warzen energisch begegnet und einen zweckmäßigen Kälteschutz betreibt. Vielfach tritt eine Gewöhnung auf lokal hyperämisierende Maßnahmen ein. Spontanheilung ist möglich.

Aktinomykose

Ursache, Krankheitsbild und Diagnose

Chronische, kaum ansteckende Infektionskrankheit.

Erreger meist Anaerobier, häufig Actinomyces (A.) Israelis, A. bovis, A. hominis oder Wolff-Israelis. Pilz ist grampositiv, nicht säurefest und bildet feine Fäden oder kokkoide Elemente. Inkubationszeit im Durchschnitt 4 Wochen. In Gegenden mit Agrarwirtschaft gehäuftes Auftreten von A. Hauptquellen selten Getreideähren oder Gräser, die gekaut werden oder deren pilzhaltiges Material inhaliert wird. Endogene Infektion nach Verletzungen. Exogene Infektion (Nokardiose) häufiger.

Knotenartige, brettharte, derbe indolente, wulstartige Infiltrationen. Es kommt zum Erweichen, Ulzerieren, Abszedieren und zu Fisteln (Narbenzüge), aus denen sich Eiter mit kleinen schwefelgelben Körnchen entleert, die sich mikroskopisch als Pilzdrusen erweisen. Ausdehnung des Prozesses auf Zunge, Mundboden, Larynx u. a. möglich; auch pulmonale, abdominelle, urogenitale A.

Diagnose stützt sich auf das klinische Bild und den Erregernachweis in den Drusen des Fisteleiters. Kultur- und Tierversuch. Intrakutantest nach Neuber.

Therapie

Bei allen Krankheitsformen haben sich bewährt: Sulfonamide und Antibiotika, wie Penicillin (tgl. 1-2 Mega i.m. für 4-6 Wochen), Streptomycin (bei resistenten Formen tgl. 1-2 g i.m.) sowie Isonikotinsäureamid wie

Neoteben, Rimifon (5-10 mg/kg/die 14 Tage lang, bei Kindern halbe Dosis).

Lokal zusätzlich Rö-Bestrahlungen (mehrmals 50 R bis 100 R) auf die Rückbildung der Infiltrate in Kombination mit Sulfonamiden und Antibiotika. Auch chirurgische Behandlung möglich.

Eine sorgfältige Nachbeobachtung ist immer notwendig!

Alopezien

Alopecia areata

Ursache, Krankheitsbild und Diagnose

Wenn auch ursächlich noch nicht geklärt, so finden sich doch in manchen Fällen Zusammenhänge mit Basedow'scher Krankheit oder Funktionsstörungen der Keimdrüsen bzw. anderen innersekretorischen Drüsen und vegetativen Störungen bzw. infektiösen-parasitären Erkrankungen sowie toxische Einflüsse. Besonders zu achten ist auf Zahnherde und andere Foci.

Bei Männern häufiger als bei Frauen, fast stets ohne subjektive Beschwerden beginnend, findet sich plötzlich auf dem Kopf, im Bartbereich oder an anderen behaarten Stellen des Körpers eine kahle Hautstelle von Erbsen- bis Fünfmarkstück-Größe. Durch flächenhafte weitere Ausbreitung und Konfluenz können mehrere, bis zu handtellergroße, konvexbogenförmig begrenzte, kahle Flächen auftreten. In einzelnen Fällen kommt es zu vollständigem Haarverlust. Die Haut der meist runden oder ovalen Stellen ist glatt, wenig gerötet, zeigt keine Atrophie und nur geringe Schuppenbildung.

Differentialdiagnose

Alopecia areolaris syphilitica; daher bei den meisten Fällen Seroreaktionen machen (als sogenannte Suchreaktionen gelten heute FTA-Test, Meinicke II, Cardiolipinteste mit Titerangabe (= Cardiolipin-Mikro-Flokkungstest und Cardiolipin-Komplement-Bindungsreaktion). Ferner ist zu denken an Pilzerkrankungen, Thalliumvergiftung. – Trotz „klarer“ Diagnose: Lues-Seroreaktionen!

Therapie

Im Vordergrund stehen hyperämisierende Mittel, z. B. Quarzlampenbestrahlungen: 20-30 cm Abstand bei steigenden Belichtungszeiten (beginnend mit 2 Minuten) oder Kromayer-Kontakt-Bestrahlungen, Massagen mit Volon A-Tinktur, Celestan-V crinale, bei Frauen abwechselnd Amp. Cyren B forte oder mit einem Spiritus folgender Rezeptur:

Rp.: Acidi salicylici		2,0
Liquor carb. deterg.		4,0
Ol. Ricini		0,8
Spir. camphor. (10%)		30,0
Spirit. dil.	ad	200,0

Mitunter spricht Pantothensäure gut an

Rp.:	Bepanthen 5%		50,0
	Spirit. dil.		25,0
	Aquae dest.	ad	100,0

Erfolgreich werden auch fächerförmige intraläsionale *Injektionen* mit Volon A 10 gemischt mit 1 Amp. 0,5% Scandicain ohne Adrenalin gemacht (alle 2 Wochen eine derartige Unterspritzung). Unterstützend kann auch eine Injektionsbehandlung mit Plenosol wirken, beginnend mit 0,5-0,1 ml, Stärke 0 intrakutan, je nach Reaktion in 3- bis 6tägigen Abständen um 0,1 ml steigernd bzw. auf Stärke I übergehend.

In Kombination mit obigen Therapeutika kann man zusätzlich Provitamin A + D + E Kapseln geben oder kurzfristige Volon A-Gaben per os. Unter diesen massiven Eingriffen wird die Prognose allgemein günstiger als bei der seborrhoischen Form und bei der Pseudopelade Brocq. Sehr hartnäckig ist meist die bei Kindern beobachtete Form der Alopecia areata, die als Ophiasis bezeichnet wird und stets auf das Hinterhaupt lokalisiert ist.

Der therapeutische *Erfolg* stellt sich vielfach erst nach 6-8 Wochen sichtbar und fühlbar ein. In dieser Zeit sollte das Haar nur mit haut- und haarfreundlichen Mitteln *gewaschen* werden wie Praecutan flüssig, Sebopona.

Alopecia atrophicans (Pseudopelade Brocq)

Ursache, Krankheitsbild und Diagnose

Die Affektionen für diese ursächlich unbekannte und bei beiden Geschlechtern gleichermaßen auftretende Alopecie-Form beginnen ganz allmählich, meist im dritten bis vierten Lebensjahrzehnt. Zu Beginn zeigen sich wenig auffällige, entzündliche Erscheinungen in der Umgebung der Haarfollikel. Im weiteren Verlauf kommt es zu einzelnen oder mehreren, gänzlich atrophischen, isoliert oder gruppiert stehenden Plaques. Die Primärplaques finden sich meist am Hinterkopf. Die Follikelöffnungen sind nicht mehr sichtbar. Die dazwischen verbliebenen einzelnen Haare sind auffallend grob und dick. Die Haut ist glänzend und zeigt eine zigarettenpapierähnliche Fältelung.

Therapie

Eine wirklich erfolgreiche Behandlungsmethode ist nicht bekannt, hyperämisierende Mittel, lokale und orale Kortikoidgaben wirken teilweise vorbeugend, besonders auf die noch nicht befallenden Haarstellen. Zusammenfassend betrachtet, handelt es sich um einen irreversiblen Haarverlust. Finden sich keine Haarfollikel mehr, ist jede Therapie zwecklos.

Alopecia diffusa seborrhoica bzw. pityrodes

Ursache, Krankheitsbild und Diagnose

Meist bei Seborrhoikern, und hier vorwiegend beim Manne beobachtet, entwickelt sich diese Form des Haarausfalles nach Eintritt der Pubertät aufgrund einer Seborrhoe (kleieförmige, trockene Schuppung, ölige, fettige Beschaffenheit der Haare und Kopfhaut, mäßiger Juckreiz) oder eines seborrhoischen Ekzems zuerst an den seitlichen Stirnpartien sowie auf der Scheitelhöhe. Allmähliche Ausbreitung bis zum völligen, durch Atrophie der Haarpapillen bedingten Haarverlustes, wie man ihn unter dem Bild der männlichen Glatze kennt, welche letztlich konstitutionsbedingt ist.

Therapie

Zur Beseitigung der Seborrhoe wird Schwefel in verschiedenen Formen angewendet wie Solutio Cordes, Schwefel-Diasporal-Tinktur „Dr. Klopfer“, Crinohermal, Crinohermal-P. Zur Haarwäsche wird Ichtho-Cadmin oder Sulfoderm Waschgel empfohlen. Bei stark fettender Kopfhaut ist zwischen den Haarwäschen eine sogenannte Trockenhaarwäsche mit Sulfoderm Puder-Spray anzuraten. Unterstützend wirken perorale Gaben von Provitamin A + D + E-Kapseln, Ichthraletten, Hepaticum-Medice; zur Regulierung der Darmfunktion wird Agiolax gegeben.

Eine fett- und kohlenhydratarme Kost sollte eingehalten werden. Auch haben sich intramuskuläre Injektionen von Medivitan (1-2 × wöchentlich) bewährt.

Weitere diffuse Alopezien

Diese finden sich passager bereits bei Neugeborenen und Säuglingen postpartual, bei Graviden vor oder nach der Geburt des Kindes, im Klimakterium, bei Diabetes mellitus, bei Hypo- und Hyperthyreose, bei Colitis ulcerosa und nach Medikamenten (Salvarsan, Thallium, Endoxan, Thrombocid, androgenhaltige Kontrazeptiva) sowie nach lokalschädigenden Einwirkungen (Dauerwellwasser, Haarfärbemittel etc.).

Eine symptomatische Alopezie mit meist nur vorübergehendem Haarausfall findet sich vielfach nach verschiedenen Infektionskrankheiten (fieberhafte, septische Erkrankungen, Typhus, Scharlach, Syphilis, Pilzinfektionen etc.).

Es gibt aber auch echte neurotische Alopezien, ferner solche bei der Feer’schen Krankheit, nach Trauma und bei Gehirntumor.

Therapie

Neben Behandlung der Grundkrankheit bzw. Ausschaltung der ursächlichen Noxen, Anregung der Haarpapille zur erneuten und energischen Tätigkeit durch hautreizende und hyperämisierende Mittel, wie beim Kapitel der Alopecia areata angegeben. Einen therapeutisch nicht mehr zu behandelnden Haarausfall findet man als Folgeerscheinung bei den zu Narbenbildung und Atrophie führenden Krankheitsprozessen wie Lupus vulgaris, Lupus erythematodes, Sklerodermie, Pityriasis rubra.

Amyloidosen

Ursache, Krankheitsbild und Diagnose

Amyloide sind Verbindungen aus Eiweißen und Kohlenhydraten. Anscheinend sind dabei die Eiweiße pathologisch verändert und werden in den Organen abgelagert *(Steigleder)*. Man unterscheidet

1. *primäre und systematisierte Amyloidosen* (Paramyloidosen), die mit plattenartigen Ablagerungen, mit Hämorrhagien, subkutanen Knoten sowie Sklerodermie-ähnlichen Veränderungen in der Haut einhergehen. Eine Behandlung ist nicht bekannt.
2. *Sekundäre Amyloidosen,* bei der Amyloide in inneren Organen, nicht in der Haut, abgelagert werden.
3. *Lichen amyloidosus,* bei dem sich Amyloid in kleinen Knötchen vorwiegend an den Streckseiten der Unterschenkel findet. Es besteht ein starker Pruritus.

Zur Diagnostik wird nach *Steigleder* die polarisationsmikroskopische Untersuchung kongorot gefärbter Schnitte empfohlen.

Therapie

Nicht bekannt. Die Patienten gehören zu einer eingehenden Untersuchung in die Hand des Internisten.

Anaphylaktischer Schock

Ursache, Krankheitsbild und Diagnose

Diese sofort auftretenden schockähnlichen und häufig deletären Zustände werden meist durch Fremdseren, durch Nichteiweißkörper, Pharmaka wie Penicillin, seltener auch nach anderen Antibiotika, nach Anästhetika, Varizenmitteln, Antipyretika, nach Röntgenkontrastmitteln, Insektenstichen (besonders Wespen) etc. ausgelöst. Auch die Nahrungseinnahme besonders verdorbener Speisen führt hin und wieder zu einer derartigen Reaktion.

Neben Urtikaria, Quinckeödem, Glottisödem können sich rasch einstellen: Schleimhautschwellung, Bronchospasmus, Lungenödem, Blutdruckabfall, Herzstillstand und Bewußtseinstrübung, Hirnödem, Atemstillstand.

Man unterscheidet:

a) *Alarmsymptome* wie Angstgefühl, Juckreiz, Quaddeln am ganzen Körper, Quinckeödeme (Lippen, Augen, Zunge), Zyanose.

b) *Bedrohliche Symptome* wie Schwäche, Schweißausbruch (Stirn, Nacken), Ohnmacht, Herzfrequenzsteigerung, Blutdruckabfall, Schleimhautschwellung, Erbrechen, Stuhl- und Urinabgang.

Sofort-Therapie

1. Patient flach lagern, Kopf seitlich, Zahnprothesen herausnehmen, Atemwege freihalten, Körper zudecken.
2. Sofort Blutdruckmanschette anlegen, RR bestimmen und bei diastolischem Druckwert stauen, Kanüle in Vene einstechen, möglichst Verweilkanüle.
3. Bei Atemstillstand: Mund-zu-Mund-Beatmung.
4. Noradrenalin-Lösung 1 ml der 1:1000 Lösung (1 mg) i.m., nach 5-20 Minuten wiederholen, später nach Bedarf. Wenn der Patient nicht anspricht, gibt man 0,1-0,4 ml der 1:1000 Lösung in 10 ml physiologischer Kochsalzlösung langsam i.v. Puls- und Blutdruckkontrolle
5. Glukokortikoide wie Monocortin S i.v. (3-4 Ampullen) oder Celestan solubile (2-4 Ampullen) i.v. (25-50-200 mg).
6. Gleichzeitig intramuskulär ein Antihistaminikum wie Synpen, Tavegil, Atosil (je 1-2 Ampullen) oder Calcium-Gluconicum i.v.
7. Laufende Blutdruckkontrollen.
8. Sauerstoffmaske auflegen.
9. Bei ausgeprägter Hypotonie Vasopressoren (z. B. Noradrenalin 5-10 mg in 500 ml Glukose als Infusion.
10. Infusion mit niedermolekularem Plasmaexpander wie Dextran 40, Rheomakrodex etc. (500 ml).
11. Bessert sich der Zustand nicht schlagartig, Verlegung auf eine Intensivstation.

Zur therapeutischen Durchführung einer Schockbehandlung sind nötig:

1. *Notfallbesteck*

   Blutdruckapparat
   Sauerstoffmaske
   Güdeltubus
   Einmalspritzen mit Kanülen, Verweilkanülen (z. B. Braunüle)
   Infusions-Besteck
   Alkohol-Tupfer zur Desinfektion
   Infusionsständer
   Beistelltisch

2. *Medikamente*

   2 Infusionsflaschen mit 0,9% NaCl oder 5% Glukose
   2 Infusionsflaschen zu je 500 ml Rheomacrodex o. a.
   10 Ampullen Monocortin S oder Celestan solubile
   10 Ampullen Synpen, Tavegil oder Atosil
   Noradrenalin, Calcium, Alupent.

Bei *Todesfall* in der Praxis sollte man telefonisch folgende Stellen in folgender Reihenfolge benachrichtigen:

1. Benachrichtigung der zuständigen Staatsanwaltschaft über den eigenen Rechtsanwalt
2. Benachrichtigung des Gesundheitsamtes
3. Benachrichtigung der Angehörigen

Angiome (Blut- und Lymphgefäßgeschwülste)

Ursache, Krankheitsbild und Diagnose

Lokalisierte mesenchymale Fehlbildungen bzw. Neubildungen an Haut und Schleimhäuten, die vom Blut- oder Lymphgewebe ausgehen. Bereits in den ersten Lebenstagen auftretend, daher vermutlich nävoide, benigne Tumoren auf dem Boden einer embryonalen Fehlentwicklung.

Man unterscheidet Hämangiome und Lymphangiome.

A. Hämangiome

Von den Blutgefäßen ausgehende Neubildungen.

1. Haemangioma simplex

a) *Naevus araneus* (Spinnennaevus, Sternchenangiom).
Sitzt meist im Gesicht. Punktförmiges erweitertes hervorspringendes Gefäß. Ausstrahlendes Netz oder sternförmiges Gefäßreiserchen. Nach Zirkulationsstörungen, Leberschäden u. a.

b) *Naevus flammeus* (Feuermal).
Flache, hellrote, im Niveau der Haut gelegene Formen.

2. Haemangioma cavernosum (Blutschwämmchen, Naevus vasculosus)

Prominente, bläulich durchschimmernde kavernöse Form. Scharf umschrieben, mitunter exulzerierend.

3. Haemangioma racemosum (Rankenhämangiom)

Sitzt meist am Schädel unter der Haut. Flache Tumoren aus stark erweiterten und geschlängelten Gefäßen (Arterien), Pulsation. Kranzartige Tumoren (Venen).

4. Senile Angiome

Häufig an den Lippen, auch am Stamm als punktförmige bis pfefferkorngroße dunkelrote Tumoren.

5. Sog. Unnascher Nackennaevus

Bei Säuglingen. Auch als sog. Stirnnaevus = „Storchenbißnaevus" bekannt.

6. Teleangiektasien

Angeborene oder erworbene kapilläre Ektasien mit Neubildung von Kapillargefäßen nach Zirkulationsstörungen, Rö-, Radiumbestrahlungen, Rosazea, Erythematodes u. a. m.

B. Lymphangiome

Seltene Erkrankung. Meist gruppiert, der normalen Haut aufliegende stecknadelkopf- bis linsengroße Bläschen mit klarem oder sanguinolentem Inhalt (Hals, Gesicht, Zunge, Schulter-, Brustgegend). Häm- Lymph-Angiom.

Therapie

Naevus araneus

Entfernung durch Kaustik bzw. Elektrolyse. Auch oberflächliche Vereisung mit CO_2-Schnee + Acetongemisch möglich. Verödung mit 1%iger Aethoxysklerol-Lösung mit feinster Nadel.

Naevus flammeus

Grenzstrahlen: 8-12 KV, Einzeldosis 800-1000 R, 3-10 Bestrahlungen im Abstand von 4-6 Wochen bis zu einer Gesamtdosis von etwa 10 000 R.

Bei sehr kleinen Herden und bei entsprechendem Sitz chirurgische Entfernung.

Haemangioma cavernosum

Mitunter Ulzerationen und somit Spontanheilungen möglich. Chirurgische Entfernung bei entsprechendem Sitz. Auch Injektionsbehandlungen, jedoch kosmetisch nicht immer befriedigend.

Therapie der Wahl: Rö-Nahbestrahlungen mit Chaoul oder Dermopangerät, z. B. Dermopan: Stufe II 4 bis 8mal 200 R, alle 3 Monate 1mal bis zu 800 R – 1600 R. 29 KV/25 mA/GHWT 4 mm. Über Gelenken und Fontanellen Vorsicht! Nicht mehr als 100 R pro Sitzung, erneute Bestrahlung nicht vor 6 Monaten.

Haemangioma racemosum und senile Angiome

Keine Behandlung oder eine chirurgische Entfernung.

Unna'scher Nackennaevus

Keine Behandlung nötig, schwindet mitunter mit dem 2.-6. Lebensjahr.

Teleangiektasien

siehe: Naevus araneus.

Lymphangiome

Zerstörung mit der Diathermienadel. Chirurgische Maßnahmen. Rö-Bestrahlungen und ionisierende Strahlen. Rezidivgefahr.

Angulus infectiosus

Ursache, Krankheitsbild und Diagnose

Dieses Krankheitsbild wird als ein *polyätiologisches Syndrom* aufgefaßt, bei dem eine Reihe von Faktoren eine Rolle spielen können: z. B.

1. Bei Kindern Streptokokken, Scharlach, Blutarmut, Verdauungsstörungen, Vitamin B oder C-Mangel, Eisenmangel.

2. Bei Erwachsenen starker Speichelfluß, Zahnlücken, ruckartiges Herausnehmen der Zahnprothesen bzw. schlechter Sitz derselben, Überempfindlichkeit gegenüber dem Zahnprothesen-Material, Hyperazidität, Diabetes mellitus, Hypertonie, Plummer-Vinson-Syndrom, zu dem neben dem Angulus infectiosus als Ausdruck einer essentiellen hypochromen oder sideropenischen Anämie gehören: Koilonychie, Zungenbrennen und Schluckbeschwerden. Auch können diese als Faulecken bzw. Perlèche bekannten rhagadiformen Entzündungen eines oder meist beider Mundwinkel nach Penicillin-Applikation, nach Verabreichung anderer Antibiotika, bei gleichzeitiger Candidiasis albicans Besiedlung (besonders bei Frauen in der Menopause), und durch Schnurrbarthaare auftreten.

Der Sitz ist meist an beiden Mundwinkeln. Man findet diese Affektionen nicht nur im Kindes- sondern auch im Erwachsenenalter. Neben einer mehr oder weniger begrenzten strichförmigen Rötung sieht man krustenbedeckte, schmale Herde, die in der Tiefe einen radiären, schmerzhaften Einriß erkennen lassen, der leicht näßt bzw. blutet.

Differentialdiagnostisch kommen vor allem Schleimhautpapeln bei Lues II sowie Lippenrhagaden bei Lues connata in Betracht.

Therapie

Die *interne* Behandlung richtet sich nach den jeweils vorliegenden Störungen.

Örtlich Pinselungen mit 10%iger Sol. Arg.nitr. oder Azohel- Lösung und anschließendes Auftragen von Antipyodermal-Salbe (= Ungt. APD), Tonoftal-N. Bei Candidiasis: Moronal V-Salbe, Candio-Hermal und Mundspülungen mit Estosan-Konzentrat. Ein *operatives Vorgehen* (partielle Raffung im Gebiet der Mundwinkel bzw. Nasolabialfalten) kommt dann in Frage, wenn konservative Maßnahmen einschließlich gutsitzender Prothese versagten.

Angulus infectiosus candidamyceticus

Ursache, Krankheitsbild, Diagnose

Candida albicans als Erreger. Im ganzen gesehen polyätiologisches Syndrom, wie im vorigen Kapitel erörtert. Auch hier rhagadiforme Entzündung eines, meist beider Mundwinkel. Das klinische Bild ist ähnlich wie beim Angulus durch Bakterien etc.

Differentialdiagnostisch kommen ebenfalls Schleimhautpapeln bei Lues II, Lippenrhagaden bei Lues connata, dann aber noch Diphtherie, Herpes labialis und Impetigo contagiosa in Frage.

Therapie

Neben Ausschaltung der mitbeteiligten Grundkrankheit bzw. Behebung der Mangelerscheinungen örtliche Behandlung mit Moronal-V, Candio-Hermal E. comp. Salbe, Tonoftal-N; zuvor Touchierung mit 10%iger Sol.Arg.nitric.

Artefakte

Bei allen unklaren Hauterkrankungen bzw. bei solchen, die nicht einzuordnen sind, sollte der Arzt stets an Artefakte denken. Die Gründe hierfür sind mannigfaltig. Es kann sich hierbei um Rentenneurosen, um Geltungssucht, Kontaktschwierigkeiten sowie echte Psychosen handeln.

Chemische oder physikalische Einwirkungen können die Ursache der Hautbeschädigungen sein. Auch bekannte Allergien, z. B. gegenüber bestimmten Medikamenten, können durch Einnahme derselben zu Exanthemen u. a. m. führen. Die Selbstbeschädigungen werden häufig solange fortgesetzt, bis der Zweck erreicht oder die Verstümmelung der Haut durch den Arzt aufgeklärt wird.

Mitunter ist es schwer, den Patienten zu überführen. Immer sollte neben dem Hautarzt der Psychiater zu Rate gezogen werden.

Arzneimittelexantheme

Ursache, Krankheitsbild und Diagnose

Es dürfte wohl kaum ein Medikament geben, das nicht wenigstens einmal ein Exanthem verursachen könnte. Meist sind es jedoch Seren, die vorwiegend urtikarielle Eruptionen im Gefolge haben, Arzneimittel vegetabilischer Abstammung, besonders die Alkaloide und Glykoside (u. a. Agaricin, Baldrian, Belladonna, Balsamika, Chinin, Digitalis, Hyoscyamus, Ipecacuanha, Opiate, Rhabarber, Santonin, Strychnin), bei denen meist kleinfleckige Exantheme vorkommen. Mineralische und synthetische Produkte führen zu vielfältigen Exanthemformen, die von fleckigen Erythemen über Urtikaria bis zur Purpura bzw. zum Zoster reichen. Durch das heute kaum noch verwendete Arsen, durch Metalle (Gold, Quecksilber), Halogene wie Jod (Gallenblasendarstellung) oder Brom, Somnifera (Barbiturate, Nirvanol, Chloralhydrat), Analgetika, Akridinfarbstoffe, Chinin und Derivate, Laxantien, Abmagerungsmittel, Fibrolysin, Largactil, Urotropin, Tuberkulostatika, Sulfonamide, Antibiotika und vielfach auch unbeachtet durch Hustensäfte und Hustentropfen gibt es toxische Exantheme (Abb. 34 und 35).

Der besseren Übersicht halber werden die Nebenwirkungen durch Arzneimittel in folgende Gruppen eingeteilt: primäre Nebenwirkungen, d. h. pharmakologische, sekundäre, d. h. allergische Nebenwirkungen, und letztlich tertiäre, worunter die Beeinflussung der Krankheitserreger zu verstehen ist. Als 4. Nebenwirkung wäre noch die Beeinflussung durch Licht (photodynamische bzw. photoallergische Wirkung) zu nennen. In der täglichen Praxis wird man meist Nebenwirkungen der 2. Gruppe begegnen. Man rechnet hierzu alle Nebenwirkungen sekundärer und allergischer Art, die durch indirekte Sensibilisierung, durch Überempfindlichkeit gegen Zusatzstoffe und durch Gruppenallergie entstehen.

Unter den neueren Therapeutika stehen die *blutzuckersenkenden Mittel* im Vordergrund, die verschiedenartige Exanthemformen machen können. Auch die Verabreichung von *blutdrucksenkenden Therapeutika* kann zu derartigen, mehr makulo-papulösen Exanthemen führen. Nebenerscheinungen, die nach *Penicillinverabreichung* beobachtet werden, sind weniger auf das Penicillin selbst, als auf den Depotfaktor Procain = Novocain zurückzuführen. Man sollte daher nur wasserlösliche Penicilline verwenden, die hautverträglich sind, wie z. B. Megacillin oder Megacillin forte. Bei Durchführung einer kombinierten Penicillin- Sulfonamid-Behandlung ist besonders mit Nebenerscheinungen zu rechnen.

Es ist allgemein bekannt, daß nicht nur bei parenteraler Verabreichung von Antibiotika Hauterscheinungen entstehen, sondern daß es immer wieder zu *Sensibilisierungen* bei Ärzten und Pflegepersonal kommt. Durch Vorbereitungen der Spritzen, durch Verteilen der Tabletten etc. kann es zu Kontaktdermatitiden mit Generalisierung kommen. Bei der Behandlung mit Neoteben, Rimifon, Antihistaminpräparaten, Atebrin, Resochin u. a. m. sind die Patienten darauf aufmerksam zu machen, daß es gelegentlich zu *psychischen Störungen* kommen kann. Besonders bei den *Antihistaminika* ist das Reaktionsvermögen herabgesetzt und somit die Sicherheit der Patienten sowohl im Beruf als auch im Straßenverkehr gefährdet, so daß man besonders Fahrern von Kraftfahrzeugen dies sagen muß. Sehr stark treten derartige Störungen bei zusätzlichem Alkoholgenuß auf.

Fixe Exantheme (Abb. 37) finden sich hauptsächlich nach Sulfonamiden, Pyramidon, Phenolphthalein, Irgapyrin und Barbituraten. Neben Hautschäden treten aber auch Schäden an der Schleimhaut auf. Blutungen in die Haut bilden sich vor allen Dingen bei adalinhaltigen Präparaten. Danach treten purpuraähnliche Erscheinungen auf (Abb. 47).

Das *Krankheitsbild* umschriebener Exantheme ist entweder dadurch gekennzeichnet, daß sich in gewissen Zeitabständen an immer wieder denselben Stellen ein größeres, fleckförmiges, dunkelrotes, rundes Exanthem findet (= fixes toxisches Exanthem) oder daß sich ein über Extremitäten und Stamm ausgebreitetes kleinfleckiges, morbilliformes, skarlatiniformes oder auch urtikarielles Exanthem plötzlich einstellt, das sich nicht nur auf die Haut beschränkt, sondern auch Mundschleimhaut, Vorhaut etc. in Mitleidenschaft zieht. Bei unklaren, juckenden und plötzlich auftretenden fleckig-erythematösen, bzw. urtikariellen Eruptionen sollte man immer wieder an die Möglichkeit eines Arzneimittelexanthems denken, zu dessen Entstehung personelle Faktoren gehören wie veränderte Kreislauftätigkeit, prämenstruelle oder funktionelle Störungen der an der Ausscheidung beteiligten Organe.

Therapie

Im Vordergrund stehen Eruierung und Ausschaltung des schuldigen Mittels. Dann folgen je nach Art der Eruption örtliche Behandlungsmethoden, die sich nach den Hauterscheinungen richten. Meist dürften ausreichen:

Rp.: Calmitoli 1,0
Lot.alb.aquosa DRF ad 100,0
M.D.S. mehrmals täglich ohne vorheriges Abwaschen aufzutragen.

Bei *nässenden, sehr akuten Herden* zuvor einige Tage feuchte Kompressen unter Zusatz von Plesiocid, Bäder mit Balneum Hermal, dann Volonimat-Creme etc. Neben allgemeine Maßnahmen (eiweißarme Kost, Einlauf) treten intravenöse Injektionen von Calcium, intramuskuläre Injektionen von Antihistaminika bzw. i.m.-Injektionen von Triamcinolon in Form von Volon A 40. Ebenfalls zusätzlich Volon A-Tabletten (4 mg, 1-3mal täglich) bzw. 3 × 1 Tabl. Celestamine. Die vor allem bei den Breitbandantibiotika vorkommenden intestinalen Störungen, die von leichter Diarrhoe bis zur fatalen Superinfektion reichen können, erfordern vielfach zusätzliche Zuführung und Ansiedelung saprophytischer Keime, wie sie gegeben sind z. B. in Acidophilus-Zyma (3-4mal täglich 1 gestrichener Teelöffel) bzw. Omniflora.

Bei *Mundschleimhauterscheinungen* Pinselungen mit 3%iger Borglycerin-Lösung, Spülungen mit Estosan-Konzentrat. Zusätzlich Ampho-Moronal Lutschtabletten.

Bei *Balanitiden* Kal.-Permang.-Bäder, Dermatol Puder im täglichen Wechsel mit Scheroson ophthalmicum.

Zusammenfassend ist zu sagen, daß die *Prognose* im allgemeinen gut ist. Lediglich die fixen Arzneimittelexantheme wiederholen sich stets an gleicher oder ähnlicher Stelle und hinterlassen eine ziemlich gesättigte Pigmentierung und lassen die Frage offen, welche Arzneimittel diese Formen immer wieder hervorrufen.

Atherome

Ursache, Krankheitsbild und Diagnose

Es ist zu unterscheiden zwischen
1. anlagemäßig bedingten echten Dermoidzysten (Atherome) und
2. sog. falschen Atheromen, den sog. Retentionszysten.

Echte Atherome finden sich vorwiegend auf dem behaarten Kopfboden, der Skrotalhaut und am Stamm. Prall elastisch kugelige, leicht verschiebliche Gebilde, die mit Talg und Schuppen angefüllt sind. Atherome entzünden sich gelegentlich.

Falsche Atherome finden sich in den Bereichen, in denen Talgdrüsen vermehrt auftreten. Auf Druck entleert sich ranziger Talg aus einem Ausführungsgang.

Differentialdiagnose

Metastasen von Tumoren, Lipome, Fibrome.

Therapie

Entfernung des Zystenbalges nach Eröffnungsschnitt mit dem elektrischen Kauter.

Aurantiasis, Xanthodermie, Xanthosis

Ursache, Krankheitsbild und Diagnose

Unter diesen Bezeichnungen versteht man eine Gelbfärbung der Haut, welche entweder auf überreichen Genuß von Karotten, Orangen, Zitronen aber auch von grünen Gemüsen, Eiern oder Butter zurückzuführen oder beim Diabetes mellitus sowie anderen Stoffwechselkrankheiten, z. B. Adipositas, wie auch bei pluriglandulärer Drüsenatrophie gelegentlich einmal zu beobachten ist.

Die lebhaft ockergelbe bis organgengelbe Färbung der Haut bei der Aurantiasis, welche teilweise nur die Flachhände und Fußsohlen, die Nasolabialfalten sowie die Umgebung des Mundes und des Kinnes befällt, teils aber auch generalisiert auftreten kann, unterscheidet sich von der ikterischen Hautverfärbung in der Hauptsache dadurch, daß bei ersterer die Skleren nicht mit ergriffen werden, sondern weiß bleiben. Das Fehlen jeglicher Tumorbildung und planförmiger Anordnung bildet das Unterscheidungsmerkmal gegenüber dem Xanthom. Die Gelbfärbung bei der Aurantiasis ist durch ein aus der Nahrung stammendes lipochromes Pigment, eines Cholesterin-Körpers, bedingt. Sie wird besonders bei Säuglingen und Kindern nach zu reichlicher Verabreichung von Karotten angetroffen.

Sonst sind namentlich noch Diabetiker infolge ihrer mangelhaften Fähigkeit, Lipoide zu assimilieren, dazu disponiert. Da bei karotinfreier oder -armer Ernährung die Gelbfärbung spontan wieder verschwindet, erübrigt sich eine besondere Behandlung. Eine dem Ikterus ähnliche Gelbfärbung der Haut wurde während des 1. Weltkrieges bei Soldaten angetroffen, welche zu Täuschungszwecken Pikrinsäurekristalle genossen hatten. Auch Gaben bestimmter Medikamente (Atebrin) machen eine gelbe Verfärbung der Haut.

Balanitis

Balanitis circinata bei „Morbus Reiter“

Ursache, Krankheitsbild und Diagnose

Kleine rundliche, fleckförmige Erytheme, die zu landkartenartigen Bezirken konfluieren, mit typisch leicht elevierter weißlicher Randleiste. Oftmals erste Hautmanifestation der Reiterschen Krankheit.

Therapie

Neben die Therapie der Urethritis treten lokale Maßnahmen wie Kal.-Permang.-Bäder, Aufträufeln von Scheroson ophthalmicum, Glycero-Merfen oder Corti-Flexiole, Moronal V-Salbe; vielfach genügt auch Dermatol Puder. In wenigen Tagen wird man eine Abheilung der lokalen Erscheinungen sehen, jedoch ist der Dauererfolg fraglich.

Balanitis erosiva et circinata et gangraenosa

Ursache, Krankheitsbild und Diagnose

Infektionskrankheit, wird vermutlich durch fusospirilläre Symbiose (Plaut-Vincent) hervorgerufen. Beobachtet vorwiegend bei jugendlichen

Männern, deren Eichel von der Vorhaut bedeckt ist – häufig besteht Phimose.

Es wird zwischen der oberflächlichen erosiven und der tiefgreifenden ulzerösen Form unterschieden. Aus ganz oberflächlichen kleinen flachen Bläschen, deren Blasendecke abgescheuert wird, entwickeln sich runde, teilweise konfluierende, lebhaft rote, feuchte, scharf begrenzte Erosionen, die von einem feinen weißlichen Saum umgeben sind. Durch Aufschießen stets neuer Bläschen breitet sich das Krankheitsbild peripherwärts aus. Reichliche Eiterabsonderung, Brennen und Juckreiz. Inflammatorische Phimose durch Schwellung der Vorhaut möglich. In den Leistenbeugen sind mäßig druckschmerzhafte kleine Lymphknoten tastbar. Leichte Temperaturerhöhung. Als Nebenbefund Tonsillitis möglich.

Aus der erosiven Form kann sich die ulzeröse, die sogenannte *Balanitis gangraenosa* entwickeln.

Leichtere Verlaufsformen zeigen einzelne oder mehrere kleine, flache, schmerzhafte Geschwüre mit meist grau-gelblichem Belag und entzündlich geröteten Rändern. Bei der schweren Form findet man ein singuläres Ulkus, das rasch an Größe und Tiefenausdehnung zunimmt und von dicker, graugrüner bis bläulicher Auflagerung bedeckt ist. Um das nekrotisch belegte Zentrum ist ein intensiv gelber Randsaum zu sehen. Die Umgebung ist leicht unterminiert und gerötet. Beginn des Krankheitsprozesses meist im Sulcus coronarius. Die regionären Lymphdrüsen sind vergrößert und druckschmerzhaft. Das Allgemeinbefinden ist teilweise sehr stark beeinträchtigt. Hohe Körpertemperaturen. In Einzelfällen lebensgefährliche Krankheitsentwicklung.

Differentialdiagnostisch zu berücksichtigen: Ulcera mollia, Lues, ulzeröse Tuberkulide, Leukoplakie, spitze Kondylome, Erythema exsudativum multiforme.

Therapie

Bei der Balanitis erosiva stehen Kalium-Permanganat-Bäder, Einlegen eines Gazestreifens und Einstreuung von Dermatol Puder nebst Corti-Flexiole, Scheroson ophthalmicum oder 2%iges Borglycerin im Vordergrund. Aber auch Ampho-Moronal Salbe kann Linderung bringen.

Innerlich Sulfonamid-Stoß mit einem Langzeitsulfonamid, wie Durenat. – Bei der gangränösen Form zusätzlich Antibiotika – je nach Ausfall vorausgegangener Bakterien- und Antibiotikaresistenzbestimmungen. Vielfach ist eine spätere Phimose-Operation unumgänglich. Hierbei: prä-

und postoperativ Reparil i.v. Bei der erosiven Form ist eine Heilung meist nach 5-7 Tagen möglich, bei der Balanitis gangraenosa sehr viel schwerer und länger dauernder; früher teilweise lebensgefährlicher Verlauf.

Balanitis mycotica

Ursache, Krankheitsbild und Diagnose

Vor allem Candida albicans. Wird häufig bei Diabetes mellitus und bei Candida Fluor der Partnerin beobachtet. Entzündungen der Glans und der Innenseite des Präputiums in Form umschriebener bis linsengroßer konfluierender Erytheme, die sich in teilweise schmierig belegte Erosionen umwandeln können (Abb. 62).

Therapie

Grundkrankheit und Partner behandeln, Moronal in Form von Suspension oder Salbe bzw. Candio-Hermal Suspension oder Candio-Hermal Salbe, Tonoftal-N, Exomycol. Diese Verfahren dürften die früher zusätzlichen Pinselungen mit 2%iger wäßriger Gentianaviolettlösung oder Brillant-Grün erübrigen. Zur Nachbehandlung Candio-Hermal Puder. Generelles Bier- und Koitus-Verbot.

Balanitis simplex

Ursache, Krankheitsbild und Diagnose

Stauung und Zersetzung des Smegmas bei verschiedenen Formen der Phimose, chemische oder mechanische Reize, gestörter Stoffwechsel, mangelnde Hygiene, Seifenüberempfindlichkeit, Urethritis auf bakterieller Genese (auch Trichomonaden!). – Vorwiegend oberflächliche, nicht selten punktförmige Entzündungen an der Eichel und dem inneren Vorhautblatt. Absonderung serös-eitrigen Sekretes, teilweise Einrisse und kleine Ulzerationen, besonders am Vorhautring. Subjektive Beschwerden: Juckreiz und Brennen. Vielfach Ausdruck einer latenten Urethritis.

Therapie

Nachdem man die Vorhaut zurückgezogen hat, nimmt man täglich 2mal eine gründliche Reinigung des ganzen Präputialraumes mit 2%iger Bor- oder 1%iger Sublimat-Lösung vor, badet das Glied 10 Minuten in lauwarmer verdünnter Kalium-Permanganat-Lösung, trocknet gründlich ab und pudert mit Dermatol Puder, Azorhodan Puder o. ä. ein. Nach dem Urinieren sollte man mit einem Glas Leitungswasser nachspülen, mit einem Tempo-Taschentuch abtrocknen und dann Scheroson ophthalmicum oder Corti-Flexiole auftragen; sehr wirksam ist das Einlegen von dünnen Mullstreifen in die Kranzfurche.

Balanitis symptomatica

Ursache, Krankheitsbild und Diagnose

Balanitis diabetica: Glans hellrot, reichlich Sekret, Superinfektionen mit Candida albicans möglich (s. Balanitis mycotica).

Balanitis specifica: Oberflächlich lokalisierte Primäraffekte als Ausdruck einer Lues I.

Balanitis toxicodermica: Erythematöse, nässende, scharf begrenzte Herde. Noxen: Medikamente wie Antipyrin, Phenolphthalein, Barbitursäure etc., Genuß von roten Rüben.

Balanitis diphtherica: Erosionen und grau-gelb belegte, meist oberflächliche Ulzerationen.

Balanitis artefacta: Verbrennungen oder Verätzungen (Selbstverstümmelungen) mit Zigarette, Alaun bzw. Kontakt mit stark desinfizierenden, empfängnisverhütenden oder reinigenden Substanzen.

Balanitis circinata gonorrhoica: Erythematöse Veränderung der Eichel und des Vorhautblattes bei Morbus Neisser.

Balanitis bei Trichomonaden-Urethritis. Sieht vielfach aus wie die Balanitis erosiva. Suche nach Trichomonas vaginalis in Urethra, Urinsediment und Prostatasekret beachten.

Therapie

Behandlung der Grundkrankheit. Lokale Waschungen und Spülungen, wie oben angegeben, und Einpudern. Bei Ulzerationen keine Antibiotika, weder per os noch lokal, sondern zuerst an luische Infektionen denken, Dunkelfelduntersuchungen einleiten und Blut zur Anstellung der Seroreaktionen entnehmen. – Bei *Trichomoniasis:* Clont Tabletten (Partner-Mitbehandlung), Sanatrichom, Inimur, lokal Azorhodan Puder.

Balanitis xerotica obliterans (Stühmer)

Ursache, Krankheitsbild und Diagnose

Folgeerscheinungen, z. B. einer Phimoseoperation. Entzündliche Atrophie und Sklerose der Schleimhaut der Glans. Pergamentartige, weißbläuliche oder rotbräunliche Veränderung an der Oberhaut der Glans und restlichen Vorhaut.

Therapie

Fernhalten der dieses Krankheitsbild fördernden Entzündungsprozesse. Dehnung und Spaltung von Harnröhrenverengungen. Hohe Dosen Vitamin A + E kombiniert mit Hormon-Gaben, lokal Placenta-Serol, Medicreme.

Balanoposthitis chronica circumscripta benigna plasmacellularis (Zoon)

Ursache, Krankheitsbild und Diagnose

Unbekannte Ursache, eventuell chronische Harninfekte. Tritt vorwiegend bei älteren Männern an Glans und Innenseite des Präputiums auf. Es finden sich einzelne oder mehrere unscharf abgegrenzte, flächige, glänzende Erosionen. Durch histologische Untersuchung Abgrenzung gegenüber der präkanzerösen Erythroplasie erforderlich.

Therapie

Indifferente Salben, Öle und Puder, wie oben angegeben.

Berloque-Dermatitis

Ursache, Krankheitsbild und Diagnose

Diese meist streifenförmige Pigmentstörung findet sich nur an Stellen, die dem Licht ausgesetzt sind, so besonders im Bereich des Gesichtes, des Halses und der Arme.

Entlang eines herabtropfenden Parfümtropfens ist die Haut hier zunächst gerötet und später bräunlich, streifen- oder spritzerförmig. (La berloque = Uhrgehänge.) Hauptursache: Furocumarine, die in Kölnisch-Wasser, Toilettenwasser, Duftwasser, Schönheitscreme, Erfrischungsstiften mit Kölnisch-Wasser-Zusatz und Seifen enthalten sind und die gegenüber dem Sonnenlicht sensibilisierend wirken. Diese Pigmentierung kann monatelang bestehen, so daß man letztlich auf Bleichsalben angewiesen ist.

Therapie

Zunächst ohne große kosmetische Befriedigung wird man auftragen

Rp.:	Perhydrol Merck	5,0
	Eucerin anhydr.	ad 20,0

Als Fertigpräparate seien genannt: Depigman und Depigman forte sowie Depigman P. Mancherorts wird auch Gurkensaft aufgetragen. In den Sommermonaten sollte ein solcher Herd durch Lichtschutzmittel wie Contralum abgedeckt werden. Innerliche Gaben von Vitamin C i.v. oder per os sollen vielfach Erfolg gebracht haben. Schlagen alle therapeutischen Maßnahmen fehl, wird zum Schleifverfahren geraten.

Berufsdermatosen

Ursachen, Krankheitsbilder und Diagnosen

Wenn man sich mit der Entstehung der Abnutzungsdermatosen näher beschäftigt, so kommt man zu der Erkenntnis, daß sie meist nicht auf einen Schadstoff allein zurückzuführen sind, sondern häufig mehrere ursächliche Komponenten besitzen. *Schneider* prägte hierfür die Begriffe Summationswirkung und Kombinationswirkung.

Die *Summationswirkung* ist ein Zusammentreffen mehrerer exogener Reize, die zu der Entstehung einer Berufsdermatose führen. Die *Kombinationswirkung* setzt das Vorhandensein einer endogenen Disposition voraus, die zusammen mit einem oder mehreren exogenen Reizen die Hautveränderung hervorruft.

Beachtlich ist in diesem Zusammenhang auch der Hinweis von *Walther* auf die Bedeutung von Herdgeschehen und Herdsanierung.

Die Einzeleffloreszenz läßt bei den Berufsdermatosen meist typische Merkmale vermissen, während die Lokalisation der Hauterscheinung für ihre Erkennung vielfach eine entscheidende Rolle spielt.

Die Hautveränderungen finden sich dort, wo die Haut des Geschädigten im Verlaufe des Arbeitsprozesses den meisten Kontakt mit den Schadstoffen bekommt. Man muß besonders daran denken, daß diese Schadstoffe, durch unzweckmäßige Bekleidung oder mangelhafte Schutzmaßnahmen an den Maschinen, in den abdeckenden Bekleidungsstücken festgehalten werden und dadurch ständigen Kontakt zu der darunterliegenden Haut gewinnen.

Auf der Suche nach der Ursache für eine Hautschädigung ist die alleinige Beobachtung am Arbeitsplatz für eine Aufklärung unzureichend. Wie wir bereits dargelegt haben, sind oft mehrere Ursachen für eine Abnutzungsdermatose verantwortlich zu machen. Deshalb muß man auch die Umgebung des Erkrankten und selbst seine privaten Gepflogenheiten näher kennenlernen: ob er beispielsweise außerberufliche Hobbys pflegt, eine kleine Landwirtschaft nebenbei betreibt und vieles mehr. Im Sinne dieser Suche nach Faktoren, die sich summieren oder kombinieren, ist es ebenso wichtig, die verwendeten Hautreinigungsmethoden einer kritischen Betrachtung zu unterziehen, weil bekanntlich stark alkalische oder mechanisch aggressive Hautreinigungsmittel ebenfalls verantwortlich für einen Summations- oder Kombinationsschaden sein können.

Diese ausgiebige und oft mühevolle Suche ist äußerst wichtig, weil es häufig gelingt, schon durch Ausschaltung einer Noxe die Krankheitserscheinungen an der Haut zur Rückbildung zu bringen. In diesem Falle bleibt eine „innere Betriebsstörung" in der Haut bestehen. Diese „innere Betriebsstörung" muß auch dann angenommen werden, wenn sich äußerlich keine deutlichen Krankheitserscheinungen an der Haut erkennen lassen, wie es vor Beginn eines Hautleidens und nach Abklingen der äußerlichen Erscheinungen einer Hauterkrankung der Fall ist. Das Wissen um das Bestehen dieser „inneren Betriebsstörung" bestimmt die Dauer unserer Behandlungsmaßnahmen und auch den Einsatz prophylaktischer Mittel.

Im folgenden sollen einige typische Berufsdermatosen, ihre Zusammenhänge mit Schadstoffen, Arbeitsprozessen usw. ebenso wie ihr Auftreten in den verschiedenen Gewerbe- und Industriezweigen besprochen werden. Auch sollen kurze Hinweise auf zweckmäßige Hautschutzmaßnahmen gegeben werden. Das Wichtigste kurz anzusprechen ist unser Wunsch. Vollständigkeit können wir nicht beanspruchen.

Die Bedeutung der Berufsdermatosen ergibt sich aus der Zahl der Anzeigen über BK 46, verglichen mit der Gesamtzahl der angezeigten Berufskrankheiten. 1950 waren es 9,1%, 1960 bereits 19,7% und 1970 erreichte der Anteil bereits 27,6%.

Zur Rechtslage muß man wissen, daß die Träger der gesetzlichen Unfallversicherung beruflich bedingte Hauterkrankungen zu verhüten suchen und unter bestimmten Voraussetzungen zu entschädigen haben. Z. Zt. gilt die 7. Berufskrankheitenverordnung vom 20. Juni 1968 (Bundesgesetzbl. I, S. 721) mit den Ziffern 46 und 47.

Ziff. 46. Schwere oder wiederholt rückfällige Hauterkrankungen, die zur Aufgabe der beruflichen Beschäftigung oder jeder Erwerbsarbeit gezwungen haben.

Ziff. 47. Hautkrebs oder zur Krebsbildung neigende Hautveränderungen durch Ruß, Rohparaffin, Teer, Anthrazen, Pech oder ähnliche Stoffe.

Wichtig ist hier die Gruppe 46.

Bei den im Sinne der Verordnung anerkannten Hauterkrankungen wird es sich in der Mehrzahl der Fälle um allergische Reaktionen handeln, die in der Masse der Berufsdermatosen – hier das Wort Berufsdermatosen unabhängig von der Definition des Gesetzgebers verwendet – doch relativ selten sind. Wesentlich häufiger beobachtet man die Abnutzungsdermatose, die man auch als degeneratives Ekzem bezeichnet. Diese Abnutzungsdermatose ist deshalb bedeutungsvoll, weil erfahrungsgemäß eine ständig geschädigte Hautdecke viel eher eine Sensibilisierung zuläßt.

Ölakne und Ölekzem

Dort, wo in der Industrie wassergemischte oder nicht wassergemischte Öle zur Verwendung kommen, beispielsweise an Bohrautomaten oder spanabhebenden Maschinen, treten häufig die Ölakne und das Ölekzem auf. Die Ölakne, die im Volksmund auch als Ölkrätze bezeichnet wird, entsteht vorwiegend bei Arbeiten mit nicht wassergemischten Ölen. Das Ölekzem trifft man mehr beim Umgang mit wassergemischten Ölen an.

Für die Ölakne kommt ursächlich eine ganze Reihe von Faktoren in Betracht wie Staub und Metallspänchen, bakterielle und klimatische Einflüsse und selbst an die Akanthose-bildende Wirkung mineralfetter Öle muß man denken. Verschlimmert werden diese schädlichen Einflüsse noch durch eine unzweckmäßige Bekleidung, insbesondere öldurchtränkte Arbeitsanzüge und Unterwäsche. Dort, wo das Öl ständig auf die Haut einwirken kann, sieht man im Anfangsstadium deutlich erkennbare, kaum stecknadelkopfgroße schwarze Punkte in den Follikelmündungen, später dann vereinzelt auch Schwellungen und Rötungen, die oftmals eine kaum linsengroße Pustel tragen. Befallen sind nicht nur die Prädilektionsstellen der Seborrhoe, sondern besonders auch die Kontaktstellen mit dem Öl. Im Bereich der Fingerrücken sieht man auf den ersten Blick die schwarzen punktförmigen Verschlüsse an den Ausgängen der Haarfollikel. Sie sollten stets Anlaß sein, bei bestehenden Hauterkrankungen auch über die berufliche Tätigkeit oder technischen Hobbys zu sprechen.

Seborrhoiker, Akneträger, Ichthyotiker und Hyperhidrotiker gelten für die Ölakne als besonders disponiert.

Das Ölekzem gleicht in seinem Äußeren dem Erscheinungsbild des vulgären Ekzems, indem es flächige Rötungen, deutlich hervortretende Hautfelderung, Schuppenauflagerungen usw. aufweist.

Pernakrankheit

Akneförmige Hauterscheinungen treten auch bei Arbeitern auf, die mit Perchlornaphthalin in Berührung kommen. Diese Akneform bezeichnet man auch als Pernakrankheit. Sie lokalisiert sich vornehmlich im Gesicht, im Bereich der Jochbögen und der Stirn, aber auch an solchen Körperstellen, die mit den erwähnten Wachsen in Berührung kommen. Heute findet man diese Hauterkrankungen gelegentlich noch in kleinen Kondensatorenfabriken. In den Großbetrieben, die diese Wachse verwenden müssen, hat man die Verarbeitungsvorgänge vollautomatisiert und läßt sie in geschlossenen Systemen ablaufen, so daß Menschen während des Verarbeitungsvorganges mit diesem Schadstoff nicht mehr in Berührung kommen.

Akneförmige Hauterscheinungen zeigen auch Arbeiter, die mit Pentachlorphenol oder nahestehenden chemischen Substanzen umgehen.

Die Ölakne zeigt von diesen drei Akneformen eine verhältnismäßig gute Heilungstendenz, die schon durch intensive Hautschutzmaßnahme eingeleitet werden kann, auf jeden Fall aber nach einem Arbeitsplatzwechsel eintritt.

Die beiden anderen Akneformen sind demgegenüber sehr hartnäckig. Häufig bleiben sie über Jahre bestehen, rezidivieren, und nicht selten kommt es auch zu einer offenbar resorptionsbedingten Leberschädigung.

Bei der Behandlung dieser Akneformen fällt eine deutliche Lichtempfindlichkeit besonders gegenüber UV-Licht auf, unter dem oftmals ein starker Juckreiz auftritt. Bis auf stark emulgierende Detergentien versagen auch ziemlich regelmäßig die üblichen Behandlungsmethoden der Akne bzw. zeigen nur einen geringen Erfolg.

Hauterkrankungen durch Entfettung

In Lackierbetrieben findet man durch Entfettung hervorgerufene Hauterkrankungen, wofür der Umgang mit den verschiedensten organischen Lösungsmitteln wie Nitroverdünnungen, Benzin, Petroleum u. a. m. verantwortlich gemacht werden muß. Leider wird mit diesen Lösungsmitteln meist sehr großzügig und auch leichtfertig umgegangen. Besonders muß man auf die verbreitete Unsitte hinweisen, die organischen Lösungsmittel zur Händereinigung zu benutzen. Dadurch kommt es zu einer ständigen Entfettung der Haut. Sie wird rauh und rissig und bietet schließlich das Bild einer Abnutzungsdermatose mit sekundär bakteriellem Ekzem.

Ähnliche Verhältnisse können auch in Galvanisierbetrieben eine Rolle spielen. Die zu verarbeitenden Metalle müssen bekanntlich vor dem Einbringen in das Galvanisierbad gründlich entfettet werden, um spätere Defekte an der Oberfläche zu vermeiden. Dazu verwendet man entweder organische Lösungsmittel, bevorzugt Trichloraethylen oder auch Mittel wie P 3. In kleineren Betrieben ist es häufig ein und dieselbe Person, die das Material von der Entfettungsanlage bis zum Galvanisierbad verarbeitet und transportiert. Die ständige Entfettung der Haut macht sie dann besonders empfänglich für Sensibilisierungen, beispielsweise gegenüber Nickel oder Chrom. Bekanntlich rufen die Chrombäder oder deren Dämpfe die unangenehmen „Vogelaugen“ und Chromulzerationen hervor, die eine besonders schlechte Heilungstendenz aufweisen. Früher fand sich bei diesen Arbeitern auch häufig ein Septumdefekt in der Nase. Heute sieht man derartige Erscheinungen höchstens noch in sehr kleinen Betrieben, die Spezialaufträge geringeren Umfanges ausführen. In Großbetrieben mit ständig gleichartigen Galvanisierungsvorgängen werden diese Arbeiten an einem Fließband durchgeführt, das manuell nur noch beschickt und geleert wird, während die Reinigungs- und Tauchprozesse in der vorgeschriebenen Zeit selbsttätig ablaufen.

Dermatosen in der Gummiindustrie

Besonders komplizierte Verhältnisse trifft man in der Gummiindustrie an. Bei einigen Arbeitsvorgängen, wie beispielsweise am Kalander oder in der Reifenwickelei ist eine erhebliche mechanische Beanspruchung der Haut gegeben, was zu starken Hyperkeratosen und Tylosen führt. Außerdem bestehen auch Kontakte zu organischen Lösungsmitteln wie Benzin, und schließlich kennt man viele hundert Hilfsstoffe, von denen eine große Zahl zu Unverträglichkeiten führen kann. Häufig wird die Fahndung nach den Schadstoffen dadurch erschwert, daß die Firmen Geheim-Rezepte verwenden, die sie auch dem Arzt gegenüber oft nur unter Vorbehalt bekanntgeben. *Herrmann* und *Schulz* konnten in einem großen Krankengut 63 Ekzemkranke ermitteln, bei denen Gummihilfsstoffe als auslösende Noxe nachgewiesen wurden, was einer Häufigkeit von 0,8% entspricht. In der Reihenfolge ihrer Häufigkeit als Schadstoffe wurden folgende Gummiartikel ermittelt: Schweißblätter, Strumpfbänder, Gummihandschuhe, Gummistiefel, Gummischläuche, Hüfthalter, Büstenhalter, Gummistrümpfe, Kondome, Gummischürzen, Spielzeug, Mammaprothesen, Gummistopfen.

Als häufigste Ursache fanden sich: 2-Mercaptobenzothiazol und Tetramethylthiuramdisulfid (TMTD).

Das TMTD ist ein Desinfektionsmittel und soll auch gewisse Schutzeigenschaften gegenüber UV-Licht besitzen. Es wirkt aber sensibilisierend auf die Haut, was u. a. bei Hamburger Schauerleuten beobachtet wurde, die Südfrüchte ausluden, welche für den Transport mit TMTD vorher behandelt worden waren. Eine gewisse Berühmtheit erhielt TMTD auch dadurch, daß es in einem Wund- und Hautschutzmittel auf wasserunlöslicher Kunststoffbasis Verwendung fand, was naturgemäß nicht sehr erfolgreich wurde. Überhaupt muß man wasserunlösliche Kunststoffe, sei es als Trägersubstanz für Arzneimittel, sei es als Hautschutzmittel oder gar als Sprühverband, mit größter Zurückhaltung betrachten.

Bäckerekzem

Das früher häufiger gesehene Bäckerekzem ist sehr viel seltener geworden. Durch Verordnung der Bundesregierung wurde die Verwendung gewisser Mehlverbesserungsmittel verboten. Wenn Bäckerekzeme dennoch auftreten, muß man besonders sorgfältig nach Dermatophyten oder Hefen fahnden, die häufig, nicht zuletzt durch das feuchte Milieu bedingt, die Hautveränderungen verursachen.

Maurerekzem

Mit dem Maurerekzem verhält es sich anders. Seine Entstehung darf man heute wohl auf mehrere Faktoren zurückführen. Zement ist zunächst einmal alkalisch und wirkt, gleichgültig in welcher Form er auf die Haut kommt – ob feucht oder trocken –, austrocknend. Die Austrocknung erfolgt einmal im Sinne der Adsorption, gewissermaßen als Puderwirkung, und zum anderen als Wasserentzug durch Verdunstung. Außerdem können Sensibilisierungen durch Spuren von Chromverbindungen, wie sie in fast jeder Zementsorte in Form von Bichromaten nachgewiesen werden konnten, auftreten.

Die Haut der Erkrankten ist im Bereich der Hände trocken, hart und verdickt und neigt dadurch zu Einrissen bis zu Ulzerationen.

Dermatosen durch Kunststoffe

Das wachsende Gebiet der Kunststoffe stellt den Arzt vor ganz besondere, schwierige Aufgaben. Schon die ältesten Kunststoffe oder Kunstharze erzeugten durch ihre Bestandteile an Formalin oder Phenol, insbesondere, wenn diese Körper in den Kunstharzen nicht voll ausreagiert hatten, Hautschäden. Bei den neuartigen Polyamidfasern sollen besonders die Monomeren und gewisse Laktamverbindungen sensibilisierend wirken. Auch können einige Härter, wie sie beispielsweise in den Epoxyharzen eingesetzt werden, für die Entstehung von Hauterkrankungen verantwortlich sein.

Auf ein merkwürdiges Verhalten der durch Epoxyharze verursachten Hautveränderungen soll besonders hingewiesen werden. Personen, die erstmals mit diesen Substanzen in Berührung kamen, erkrankten mit mäßig starken Hauterscheinungen, die aber wieder abklangen, auch wenn diese Leute einige Wochen weiterhin den Schadstoffen ausgesetzt blieben. Ein gleichartiges Phänomen wurde bei solchen Beschäftigten beobachtet, die in Urlaub waren und danach zunächst wieder erkrankten und ohne Unterbrechung der Arbeit ihre Hauterscheinungen wieder verloren. Diesen Vorgang hat man erstmals in England beobachtet und beschrieben. Er wurde als „Hardening" bezeichnet.

Auch heute noch werden die Kunststoffe in der Industrie in zunehmendem Maße verarbeitet. Teilweise verdrängen sie hierbei früher verwendete Materialien, teilweise dienen sie auch der Verbesserung der Fertigprodukte. Dadurch kommt es zu den verschiedensten Abwandlungen für die speziellen Zwecke. Da langjährige Erfahrungen auf diesem Gebiet nicht vorliegen, wird es stets zweckmäßig sein, wenn der Arzt sich bei Hautschäden mit dem Chemiker der Herstellerfirma in Verbindung setzt und versucht, den Schadstoff oder die Schadstoffe zu isolieren. Dadurch ergibt sich die Möglichkeit, aus medizinischer Sicht eine wirkungsvolle Prophylaxe zu entwickeln, aber auch den Chemiker anzuregen, andere gleichwertige, nicht hautschädigende oder weniger hautschädigende Stoffe zu entwickeln und zu verwenden.

Prophylaxe

Zur Vermeidung von Hautschäden in der Industrie ist deshalb eine enge Zusammenarbeit zwischen den Verantwortlichen und dem Hautarzt anzustreben. Der wirkungsvollste Hautschutz besteht zweifelsohne darin, durch technische Verbesserungen an den Maschinen oder Austausch gefährdender Produkte die Hautschädigungen zu vermeiden. Besonders gefährdete Personen sollten aus dem Bereich hautschädigender Stoffe herausgenommen werden und andere Tätigkeiten bekommen, was allerdings meist nur in Großbetrieben möglich ist. Der heute bestehende Mangel an Facharbeitern setzt einer solchen Handhabung häufig Schwierigkeiten entgegen, zumal eine Versetzung an einen anderen Arbeitsplatz meist auch mit erheblichen Lohneinbußen verbunden ist. Deshalb müssen alle Möglichkeiten ausgeschöpft werden, hochqualifizierte Arbeitskräfte in ihrem Arbeitsbereich gesund zu erhalten.

Welche Hautschutzmaßnahmen bieten sich an? Das Tragen einer zweckmäßigen und stets sauber zu haltenden Schutzkleidung bewährt sich in vielen Fällen. Schutzhandschuhe können gelegentlich gute Dienste leisten. Sie müssen dem Unterarm eng anliegen, damit Schadstoffe nicht in das Innere gelangen, und dürfen keine Defekte aufweisen. Durch Löcher in den Handschuhen können die Schadstoffe in das Innere gelangen und bekommen dann einen noch engeren, viel gefährlicheren Kontakt mit der Haut. Auch das Tragen von Gummihandschuhen über längere Zeit ist ungünstig, weil sich in den Handschuhen der sogenannte Handschuhsaft ansammelt, der die Haut mazeriert und ihre Anfälligkeit gegenüber Bakterien und anderen Schadstoffen erhöht.

Hautpflegemittel

In den vergangenen Jahrzehnten hat die kosmetische und chemisch-pharmazeutische Industrie eine große Zahl von Pflegemitteln empfohlen, die geeignet sind, während der Arbeit auftretende leichte Hautschäden durch ihre pflegerischen Eigenschaften in der arbeitsfreien Zeit wieder auszugleichen und damit eine glatte geschlossene Hautdecke zu erhalten, die naturgemäß den besten Schutz darstellt. Diese Pflegemittel können breit streuend und ungezielt eingesetzt werden und dienen damit einer gewissen Betriebskosmetik. Auch jahreszeitlich bedingte Veränderungen des Hautzustandes können damit gut beeinflußt werden.

Als *allgemeinen Hautschutz* darf man bereits die Hautpflegemittel bezeichnen, die von ihrem Emulsionstyp her auf die Löslichkeitsverhältnisse der anfallenden Schadstoffe abgestimmt sind. So wird eine W/Ö-Emulsion, die heute gewöhnlich als Salbe bezeichnet wird, gegenüber Wasser, Säuren und Laugen schon gewisse Schutzeigenschaften entfalten, während eine Ö/W-Emulsion, die heute gewöhnlich als Creme bezeichnet wird, gegenüber organischen Lösungsmitteln und Ölen neben ihren pflegerischen Eigenschaften mehr oder minder ausgeprägte Schutzfunktionen ausüben. Bei einem unumgänglichen Kontakt mit organischen Lösungsmitteln, reinen Ölen usw. oder mit wassergelösten Schadstoffen, Säuren, Laugen, emulgierten Ölen usw. bewähren sich am besten *spezielle Hautschutzmittel,* die auch pflegerische Eigenschaften haben, aber unlöslich in dem schädigenden Material sind. Sie kommen dem Ideal des „unsichtbaren Handschuhs“ am nächsten. Derartige spezielle Hautschutzsalben sind z. B. unter dem Namen „Arretile“ bekannt geworden, die von der Firma Stockhausen & Cie., Krefeld, hergestellt werden. Dieser Spezialhersteller bietet seine Hilfe auch durch Hautschutzberater an, die von Ärzten und Chemikern angeleitet werden und in der Lage sind, zu speziellen Fragen sachgerechte Ratschläge zu erteilen.

Abschließend sei noch einmal auf die Bedeutung zweckmäßiger *Hautreinigungsmittel und -methoden* in der Industrie hingewiesen. Sie sollen in einer zumutbaren Zeit reinigen, ohne aggressiv zu wirken und sollen möglichst auch dem Säuremantel der Haut als eine natürliche Schutzeinrichtung Rechnung tragen.

Candidamykosen

Ursache

Die Erreger der Candidamykosen sind hefeartige Organismen, die auch als Oidien oder Monilien bezeichnet werden. Aus der Gruppe der Candida-Spezies ragt als Erreger des Soor Candida albicans heraus. Das Vorkommen von Candida albicans auf der Haut oder Schleimhaut führt allein noch nicht zu einer Candidamykose, denn wie bei keiner anderen Pilzerkrankung sind Grundkrankheiten wie Leukämie, Diabetes mellitus, Morbus Hodgkin, Karzinom, Sarkom, Tuberkulose, Glomerulonephritis, endokrine Störungen, Eisenmangelanämie, Vitaminmangel etc., aber auch Schwangerschaft sowie Cortison- und/oder Antibiotika-Therapie, hormonelle Kontrazeptiva, Zytostatika sogenannte „Schrittmacher" der Candidamykose. Aber auch lokale Beeinflussungen der Haut wie z. B. Mazeration der Epidermis durch Wasser o. ä. (Hausfrauen, Waschfrauen, Krankenschwestern, Bäcker, Barmixer, Obstverpacker, Tankwarte, Wasserbett als Therapeutikum, starkes Schwitzen, Speichel in der Mundhöhle, mangelhafte Anal- und Genitalhygiene u. a. m.) können zur klinischen Manifestation einer Soormykose führen.

Krankheitsbild und Diagnose

Am häufigsten sieht man die Erosio interdigitalis, die beim Erwachsenen die bekannteste Form der Candidamykose der Haut darstellt. Sie lokalisiert sich in den Interdigitalfalten der Finger, seltener der Zehen. Die Prädilektionsstelle bildet die „Schwimmhaut" des III. Zwischenfingerraumes. Ein Übergreifen des Krankheitsbildes findet mitunter auf die Innenflächen der Finger statt. An den Zehen können die aneinanderliegenden Hautteile in ihrer ganzen Ausdehnung befallen werden.

Das klinische Bild, das sich aus einem initialen Bläschen entwickelt, weist zu Beginn eine bläulich-weiße Farbe der gequollenen und mazerierten Epidermis auf. Im weiteren Verlauf findet sich vor allem bei den Frauen in der Interdigitalfalte eine zentrale, lebhaft rote, meist schmerzhafte Erosion, welche scharf gegen die grauweiße Partie kontrastiert. Bei dieser mit sehr intensivem Juckreiz einhergehenden Affektion ist die Randpartie vielfach von kleinen Bläschen umsäumt. Daneben finden sich Haut- und Schleimhauterscheinungen im Bereich der Mundwinkel, auf der Zunge, in Hautfalten wie Achselhöhle, unter den Brüsten und in der Leistengegend, im Genitalbereich von Mann und Frau sowie im Analbereich.

Bei *Säuglingen* ist die sogenannte „Windeldermatitis" meist eine Candida-Infektion. Dasselbe trifft für die Granulome im Gesäßbereich zu. Auch viele Paronychien, Onychomykosen, Otomykosen, Zystitiden, Prostatitiden werden durch die Gattung Candida verursacht, wenn auch bei letzteren besonders zu betonen ist, daß man die Suche nach Trichomonaden berücksichtigen sollte.

Therapie

Im Vordergrund stehen die Suche und die Behandlung eventueller Grundkrankheiten, besonders des latenten oder manifesten Diabetes mellitus.

Standen früher lokal hauptsächlich Pinselungen mit Farbstofflösungen im Vordergrund, wird man heute besonders auf Nystatin zurückgreifen, welches in Form von Moronal, Candio-Hermal, Tonoftal-N, in verschiedenen Verabreichungsformen vorliegt.

Lokal kann man auch Pinselungen mit einer 0,15%igen Amphotericin-B-Lösung vornehmen. Da diese kaum wasserlöslich ist, muß man als Lösungsmittel Propylenglykol wählen. Die Pinselungen sollten 3 bis 5mal täglich durchgeführt werden, die Lösung ist öfters neu anzusetzen, da sie nicht sehr stabil ist. Rp. s. bei Dermatitis glutaealis papulosa infantilis (S. 60).

Cauterisatio

Ursache, Krankheitsbild und Diagnose

Unfallbedingte Verätzungen durch Säuren oder Laugen sind durch Koagulationen und Kolliquationsnekrosen charakterisiert. Die Ausdehnung ist vom Unfall abhängig. Häufig sind sog. Abrinnspuren sichtbar; bei Kalkspritzern sog. Vogelaugenverätzungen. Die Verätzungen sind bei HCl mehr grau-weiß, bei H_2SO_4 mehr weißlich bis braun. Die Ränder erscheinen immer scharf. Später werden die Erscheinungen nekrotisch, wobei Säureätzungen verhärtete Koagulationen und weißliche bis gelbliche Schorfe bilden, Laugen zeigen weiche Kolliquationen. Es folgt eine Narbenbildung, häufig mit Keloiden.

Therapie

Sofort mit viel Wasser nachspülen!
Versuch einer chemischen Neutralisation!

Bei Verätzungen des Mundes und der Speiseröhre reichlich Milch trinken lassen!

Bei geringen Ausmaßen der Verätzung Kortikoidsalben mit Breitbandantibiotika, z. B. Volonimat-Creme, Sulmycin Salbe + Celestan-V Creme u. a. m.

Bei ausgedehnter Verätzung ist eine Krankenhausbehandlung notwendig (Keloidbildung). Behandlung hier wie bei einer Verbrennung.

Cheilitis

Ursache, Krankheitsbild und Diagnose

Krankheitsbild mit uneinheitlicher Genese. Genaue Erhebung der Anamnese, des klinischen Bildes und der feingeweblichen Bilder ergeben erst einen Einblick in die Klinik und Pathogenese und machen dadurch erst eine kausale Behandlung möglich (Friederich).

Folgende Formen:

I. Cheilitis simplex desquamativa
Trockenheit und Sprödigkeit der Lippen.

II. Kontaktekzeme der Lippen

a) Durch Kosmetika: Lippenstift, Zahnpasta oder -bürste, Konturenstifte u. a. m., Zahnprothesen.
b) Professionelle Ekzeme: Kunstdünger, Musikmundstücke u. a. m.
c) Arzneimittel-Ekzeme: Jod, Quecksilber, Sulfonamide u. a. m.

III. Seborrhoische und endogene Ekzeme der Lippen

(auch isolierte Formen). Teilmanifestationen der entsprechenden Ekzemformen.

IV. Cheilitis glandularis simplex

Im Saumgebiet der Lippen stecknadelkopf- bis linsengroße purpurrote Erhebungen, aus deren trichterförmigen Öffnungen Speicheltröpfchen quellen.
Männer doppelt so häufig befallen; meist im 6. Lebensjahrzehnt.

V. Cheilitis glandularis aposthematosa

Chronischer schubweiser Verlauf. Abszedierung im Bereich des um die Drüsen lokalisierten Bindegewebes. Fistelartige Gänge und Geschwürbildungen.

VI. Cheilitis actinica (Variante der aktinischen Keratose)

Klimatische Faktoren; Eruptionen im Frühjahr und bei Belichtung. Juckreiz, Erytheme, Schwellungen, leichte Schuppung. Vorwiegend bei Männern! Ca. ?!

Therapie

ad I. Einfetten der Lippen. Verwendung eines fetten Lippenstiftes oder einer Lippenpomade.
ad II. Symptomatisch. Cortisonsalbe, z. B. Scheroson F oder Terracortril

Salben, Linoladiol beschleunigen den Heilverlauf und beseitigen den Juckreiz. Ursache meiden!

ad III. Symptomatisch (wie oben).

ad IV. Verödung der Schleimdrüsen mit Diathermienadeln. Rö-Bestrahlungen möglich.

ad V. Rö-Bestrahlungen. Jodkali ist zu versuchen (10%ige wäßrige Lösung, beginnend 3 × tgl. 1 Teelöffel, langsam steigernd auf 3 × tgl. 1 Eßlöffel). Lokal: Pinselung mit Jodtinktur. Antiphlogistische Maßnahmen. Antibiotische Salben und parenteral Sulfonamide oder Antibiotika.

ad VI. Tagsüber Lichtschutzsalben wie Contralum, Ilrido u. a. m. Nachtsüber Lippenpomade. Hydrocortisonsalben. Operative Entfernung.

Chloasma uterinum

Ursache, Krankheitsbild und Diagnose

Nicht in allen Fällen findet sich diese Pigmentstörung in Zusammenhang mit oder nach einer Gravidität, sondern auch bei Frauen, die laufend die „Pille“ nehmen. Vor allem im Stirnbereich finden sich flächenhafte, gelbbräunliche Herde, die Mund, Nase und Wangen nur selten aussparen.

Therapie

Da vielfach gleichzeitig Leberaffektionen vorhanden sind, wird man mit Legalon-Gaben (3 × 1) unterstützend wirken können. Daneben Bleichsalben wie Depigman, Depigman forte. Weiteres siehe bei Epheliden.

Chondrodermatitis nodularis chronica helicis

Ursache, Krankheitsbild, Diagnose

Bei unklarer Ursache, eventuell bedingt durch Traumen, Erfrierungen, übermäßige Sonnenbestrahlungen oder Durchblutungsstörungen, findet sich am *äußeren Ohrmuschelrand* ein meist einzelstehendes, druckschmerzhaftes, vielfach reiskorngroßes, rundes bzw. ovales *Knötchen*, welches sich derb anfühlt und mit der Unterlage verwachsen ist. Im Zentrum hat es meist eine Schuppenkruste, nach deren Entfernung ein kleiner Gewebsdefekt erkennbar ist. Die Umgebung ist mitunter gerötet. Meist nachts heftiger Schmerz beim Berühren einer Kopfunterlage. Männer zwischen dem 40. und 70. Lebensjahr sind mehr betroffen als Frauen. Die Lokalisation ist gewöhnlich einseitig, selten doppelseitig.

Differentialdiagnostisch ist an ein Basaliom, ein Keratoma senile und an Gichttophi zu denken.

Therapie

Keilexzision. Die Röntgennahbestrahlung (2000-3000 R in Einzelfraktionen von 500 R) wirkt vielfach weniger gut als lokale intradermale Injektionen von Volon A 10, gemischt mit Scandicain (1:1).

Clavus

Ursache, Krankheitsbild und Diagnose

Vielfach auf Druckwirkung durch zu enge Fußbekleidung zurückzuführen, stellt diese Hyperkeratose nichts anderes dar als eine Schwiele. Ein Unterschied besteht nur darin, daß beim Clavus die Wucherung der Hornschichten im zentralen Teil am intensivsten ausgeprägt ist und sich in Gestalt eines kegelförmigen Hornzapfens bis in die Kutis erstreckt, wodurch dann entzündliche Vorgänge im Papillarkörper und infolgedessen starke Druck- und Schmerzempfindlichkeit mit randwärtigen Entzündungserscheinungen ausgelöst werden. *Prädilektionsstellen* sind die besonderem Druck ausgesetzten Teile der Zehen, wobei es auch vielfach zwischen den Zehen zu derartigen Hyperkeratosen kommt, die zu Komplikationen in Form von Abszessen und Phlegmonen, aber auch Erysipel und Sepsis führen können.

Differentialdiagnose

Verrucae plantares, Clavi syphilitici.

Therapie

Beschaffung geeigneter, nicht zu enger Fußbekleidung, Erweichung mit warmen Seifenbädern, Abtragung der Hornschicht mit dem Messer und Auflegen von Salicyl-Guttaplast. In manchen Fällen wird man in Lokalanästhesie den Herd exzidieren.

Combustio

Ursache, Krankheitsbild und Diagnose

Infolge Hitzeeinwirkung entstehen auf der Haut je nach Intensität und Dauer Verbrennungen ersten bis dritten Grades.

Die Verbrennung ersten Grades ist durch eine maximale Kapillarerweiterung charakterisiert.

Bei der Verbrennung zweiten Grades kommt es zu einer Schädigung des Epithels und des Koriums mit Erythemen und Blasenbildungen.

Bei der Verbrennung dritten Grades treten Nekrosen und Verkohlungen auf, die später mit Narben abheilen.

Therapie

Für den Ablauf der Heilung sind (nach *Ahnefeld*) drei Faktoren entscheidend:

1. Der Prozentsatz der verbrannten Oberfläche, die nach der Neunerregel zu berechnen ist (jede obere Extremität 9 Prozent; jede untere Extremität zweimal 9 Prozent; vordere und hintere Stammpartie je zweimal 9 Prozent; Kopf 9 Prozent).
2. Die Tiefe der Schädigung.
3. Die Zeit, die zwischen dem Unfall und dem Beginn der Behandlung verstrichen ist.

Verbrennungen mit mehr als 10 Prozent der Körperoberfläche, insbesondere an den Händen und im Gesicht, gehören *sofort* in stationäre Behandlung; bei kleinen Kindern schon ab 5 Prozent. Ab 20 Prozent verbrannter Oberfläche spricht man von einer lebensbedrohlichen Verbrennung, wobei Alter, Allgemeinbefinden u. a. m. von Bedeutung sind.

Nach dem Trauma bestehen für den Patienten zwei *Gefahren:*

1. Die Infektion einer ausgedehnten und offenen Wundfläche.
2. Ein Schock, bedingt durch Flüssigkeitsverluste, durch vegetative Fehlregulationen und durch starke Schmerzen.

Bei Verbrennungen über 15 Prozent der Körperoberfläche muß immer mit einem Schock gerechnet werden. Hierbei sollte von dem zuerst behandelnden Arzt – Erste Hilfe – sofort eine intravenöse Infusion mit Plasmaexpandern – nur im Notfall mit Salzlösungen – angelegt werden. In der ersten Stunde nach dem Trauma genügen bis zur Krankenhauseinweisung, auch bei ausgedehnten Verbrennungen, 500-1000 Milliliter. Subkutane Infusionen und Kreislaufmittel sind kontraindiziert.

Im *Notfall* ist zusätzlich oder allein eine *orale Zufuhr* einer *Salzlösung* (Haldane) anzuraten (3 Gramm Kochsalz und 1,5 Gramm Natriumbikarbonat auf 1 Liter Flüssigkeit). Zur Schmerzbekämpfung vor der Krankenhauseinweisung hat sich eine i.v.-Injektion, z. B. mit Dolantin (25-50 mg) gut bewährt.

Örtlich sollten die verbrannten Flächen nur mit sterilen Tüchern abgedeckt werden. Wundrevisionen, Salbenanwendungen, Brandbinden oder -salben usw. sind unbedingt zu unterlassen bzw. nicht zu applizieren. Die weitere Behandlung sollte dem Krankenhaus überlassen bleiben!

Bei oberflächlichen Verbrennungen von geringer Ausdehnung unter 10 Prozent der Körperoberfläche gelten die Prinzipien einer Wundbehandlung. Die Hautschäden heilen gut unter sterilen Verbänden oder unter Anwendung von Gel-Präparaten, z. B. Brand- und Wundgel-Medice, Sulmycin + Celestan-V Salbe u. a. m., innerhalb von 10 bis 12 Tagen ab.

Condylomata acuminata

Ursache, Krankheitsbild und Diagnose

Virusinfektion. In ihrer Entstehung durch Erkrankungen in der Genital-Analgegend wie Balanitis, Urethritis, Hämorrhoiden, Fluor vaginalis, Rhagaden, Oxyuren, Gravidität etc. begünstigt. Übertragung durch den Geschlechtsverkehr möglich, im Analbereich auftretend, häufig Hinweis auf Perversitäten.

Zu Beginn finden sich kleine, stecknadelkopfgroße, warzenähnliche, rötlich gefärbte Knötchen mit verhornter Oberfläche, die in einzelnen Fällen klein und stationär bleiben. Im allgemeinen lassen sie eine ausgesprochene Neigung zu Längswachstum und Verzweigung erkennen (Abb. 61). Da die Papillome fast regelmäßig multipel, und zwar in sehr reichlicher Zahl auftreten, kommt es durch Konfluieren derselben zu himbeer-, blumenkohl- oder hahnenkammartigen Wucherungen, deren Oberfläche durch tiefe Furchen zerklüftet ist und welche der Haut gestielt aufsitzen. Durch Stagnation von Sekret in tieferen Furchen können größere Konglomerate von Papillomen äußerst fötiden Geruch ausströmen. Besonders stark sind Ausdehnung und Vermehrung auf feuchtem Grund.

Differentialdiagnostisch muß man besonders an Condylomata lata (Lues II), Peniskarzinom, Pemphigus vegetans denken.

Therapie

Wesentlich für den Erfolg sind die Suche und Beseitigung des Grundleidens dieser Feig- oder Feuchtwarzen. Kleine, isolierte Papillome können durch Ätzung mit Trichloressigsäure, Karbolsäure, 1- bis 5%igem Sublimatkollodium oder 20%iger Podophyllinlösung bzw. durch tägliches Aufstreuen von Rp. Sumitates sabinae und Alum. ust. aa 10,0 entfernt werden. Auch das Auftragen einer Podophyllin-Benzoe-Tinktur (Podophyllin 14,0 – Benzoe-Tinktur ad 100,0) kann erfolgreich angewendet werden. Größere und ausgedehnte Herde werden unter Lokalanästhesie oder in Kurznarkose mit dem scharfen Löffel oder besser mit Elektrokoagulation durch Verschorfung oder mit der Diaschlinge durch Abtragen entfernt. Blutstillung mit Eisenchlorid. Nachbehandlung durch Trockenhaltung der Herde mittels Dermatol-Puder, Azorhodan Puder sowie Behebung des Reizzustandes.

Congelatio

Ursache, Krankheitsbild und Diagnose

Unter Einwirkung von Kälte – je nach dem Schweregrad – kommt es auf der Haut zu einer Rötung, zu Ödemen, Blasenbildung und zu einer Gangrän.

Die ersten Stadien der Erfrierung sind reparabel.

Therapie

Die unterkühlten Hautpartien müssen vorsichtig erwärmt werden. Nicht mit Schnee einreiben.

Ausgedehnte Erfrierungen müssen stationär behandelt werden.

Sympathektomie (bis zu 24 Stunden nach der Erfrierung), Vasodilatatoren peroral oder i.m., Antikoagulantien.

Cornu cutaneum

Ursache, Krankheitsbild und Diagnose

Vielfach auf der Altershaut wachsend, finden sich meist solitär und erst in höherem Alter auftretend Hyperkeratosen mit dem Aussehen eines Tierhornes. Oft von Naevi, Warzen, Papillomen, Hyperkeratosen, benignen wie malignen Tumoren, Narben, Lupus vulgaris bzw. Erythematodes und anderen entzündlichen Hautprozessen ausgehend, entwickelt sich in langsamem Wachstum ein spiralförmig gewundenes, hartes, hornartiges, zapfenförmiges Gebilde von verschiedener Form, Dicke und Größe. Die Oberfläche ist meist längsgefurcht, höckerig und zerklüftet. Die Farbe ist vorwiegend schmutzig-gelb-braun bis schwarz-braun. Hauptlokalisationsstellen sind Gesicht und behaarter Kopf, aber auch Lippen bzw. Augenlidbereiche.

Therapie

Exzision in Lokalanästhesie. Histologische Untersuchung. Finden sich karzinomatöse Veränderungen (Abb. 9), kommt die dort besprochene Therapie zur Anwendung.

Darier'sche Krankheit (Morbus Darier)

Dyskeratosis follicularis vegetans (Psorospermosis)

Ursache, Krankheitsbild und Diagnose

Angeborene Hautkrankheit, bei der unregelmäßig dominante Vererbung nachgewiesen wurde. Männliches Geschlecht überwiegt. Beziehung zur Seborrhoe ungeklärt. Vitamin-A-Hypo- oder -Avitaminose?

Etwa stecknadelkopfgroße, gelblich-braune oder mehr erdfarbene Knötchen (Abb. 16). Nicht follikulär angeordnet, derb eine Decke tragend. Bei Lösung „Reißnagel-Phänomen".

Die Krankheit ist selten, tritt schon im Kindesalter auf und hat einen chronisch progredienten Verlauf. Prädilektionsstellen: Achselhöhlen, Brustbeingegend, hintere Schweißrinne, behaarter Kopf, Gesicht und hier hauptsächlich Hinterohrgegend, Unterbauch, Genitale, Hand- und Fußrücken. Die sich berührenden Hautpartien mazerieren leicht und riechen übel.

Differentialdiagnose

Verrucae, keratotische, seborrhoische und lichenoide Dermatosen. Bei Ichthyosis Gelenkbeugen frei.

Therapie

Peinliche Körperpflege, Kalium Permanganat-Bäder.

Hohe *Vitamin-A-Gaben:* Tgl. etwa 50 000 bis 200 000 E. über Monate; später eine *Substitutionstherapie* mit geringen Erhaltungsdosen (Arovit-tropfen, Vogan). Cave Vitamin-A-Hypervitaminose.

Länger anhaltende Besserung kann bei stark ausgebildeten Herden und bei Vegetationen auch durch Abtragung mit der Diathermieschlinge erreicht werden. In manchen Fällen Rö-Strahlen mit Weichstrahlröhre, wobei eine Dosis von 500 R mehrmals im Abstand von 4 Wochen zur Anwendung gelangt.

Einige Patienten sprechen auch auf Thyreoideapräparate an.

Bei Sekundärinfektionen: Antibiotika oder Cortison-Salbe wie Sulmycin Salbe + Celestan-V, Pimafucort Salbe u. a. m.

Hautreize sind zu vermeiden. Sonnenbestrahlung löst Neubildung von Effloreszenzen aus.

Dermatitis

Ursache, Krankheitsbild und Diagnose

Die Dermatitis (D.) ist eine exogen hervorgerufene Hautkrankheit, die verschiedene Symptome zeigt:

1. ein Erythem in größerer oder kleinerer Ausdehnung,
2. in schwereren Fällen wird die Haut urtikariell verändert,
3. ab und zu sieht man Blasen oder Pusteln,
4. schließlich können ätzende Stoffe eine Nekrose der Haut verursachen.

Die *Diagnose* kann oft sehr schwierig sein. Es handelt sich in erster Linie darum, das schädigende Agens zu finden. Sorgfältige Anamnese, Läppchenprobe, Intrakutantests sind vielfach von Bedeutung. Das beste Beispiel für eine Dermatitis gibt die sogenannte Kontaktdermatitis (Abb. 38, 39), bei der Kontaktschäden aus der Umwelt die Haut verändern, wie die Dermatitis durch Pflanzen (Primeln, Chrysanthemen, Wiesengräser etc.).

Beim Baden in freien Gewässern kann man eine Schistosomendermatitis bekommen. Diese papulöse, stark juckende Dermatitis wird durch Zerkarien hervorgerufen, die in die menschliche Epidermis eindringen. Auch tierische Stoffe können eine Dermatitis hervorrufen. Bekannt ist, daß Quallen, Raupenhaare, Kuhhaare, Pferdehaare, Meerschweinchenhaare, Nachtfalter usw. nicht selten eine schwere Dermatitis verursachen. Seifen sind ebenfalls oft Ursache einer Dermatitis, auch sogenannte medizinische Seifen, die Schwefel, Teer etc. enthalten. Gewöhnliches Wasser kann, wenn es viel Kalk enthält, auch auf die Haut schädlich wirken. Dagegen sind destilliertes, gekochtes und Regenwasser ganz unschädlich. Zahlreiche Kosmetika können als Agens angeführt werden. Dasselbe trifft für Badezusätze zu. Heftpflaster, Jod und eine Reihe von Antimykotika sind hier ebenfalls anzuführen. Eine sehr beachtenswerte Tabelle, aus der man bereits aus der Lokalisation verschiedene Kontaktallergene vermuten kann, finden wir bei *E. Keining* und *O. Braun-Falco*. Danach sollte man bei der Lokalisation an folgende *Allergene* denken:

Kopf: Friseurstoffe, Kosmetika, Hutband
Augen: Medikamente, Kosmetika, Pollen, Prothesen, Brillengestell
Ohren: Medikamente, Schmuck, Brillengestell, Prothesen
Mund: Nutritiva, Kosmetika, Mundwasser und Zahnpasta, Medikamente, Zahnklammern
Hals: Schmuck, Parfüms, Kosmetika, Haarspray, Rollkragenpullover
Stamm: Kleidung, Farbstoffe, Appretur, Gummi, Nickel-Metallschließen, Kosmetika
Axillen: Parfüms, Schweißblätter, Depillatorien, Seifen, Desodorantien
Genitale: Kondom, Pessar, Medikamente, Seifen, Desinfizientien, Desodorantien
Arme: Schmuck, Uhren, Leder, Handschuhe, Kosmetika
Hände: Berufsnoxen, besonders Seifen, Handwaschpasten, Telefonhörer, Füllfederhalter, Lenkradschutz, Hobby-Arbeiten (Leim, Holz, Autowäsche etc.)
Beine: Medikamente, Kosmetika, Strümpfe, Strumpfbänder, Streichholzschachteln u. Schlüssel in der Hosentasche.

Therapie

Einfach, wenn die schädliche Noxe erkannt und die Dermatitisform beachtet wird. Meist kommt man mit antipruriginösen Pudern wie Mediphon-Puder aus. Je nach Ausdehnung und Lokalisation haften flüssige Puder wie Lot. alb. aquos. DRF auf der Haut besser und führen bei 2mal täglichem Auftragen ohne vorheriges Abwaschen zu einem Rückgang der Hautaffektionen:

Rp.:	Calmitoli	0,5-1,0
	Lot. alb. aqu. DRF	ad 100,0

Bei Erscheinungen in behaarten Gebieten wird man Sprays (Volon A-Spray, Volonimat Spray, Dexamed-Spray) zur Anwendung bringen. Bei nässenden Herden haben sich feuchte Kompressen mit Zusatz von Plesiocid bewährt. Cremes (Volon A-Creme, Celestan-V Creme) wird man vor allem im Gesichtsbereich bevorzugen. Unterstützend wirken: eiweißarme Kost, Antihistaminika wie Fenistil oder Calcium i.v. Bei generalisierten Formen wird man zu Kortikosteroiden in Form von Volon A 40 greifen müssen. Prophylaktisch sollte man nur hautschonende Reinigungsmittel wie Praecutan, Savonex „S“ und je nach der Arbeitsrichtung die Arretile anwenden. Dem Badewasser sollte einige Zeit Balneum Hermal zugesetzt werden.

Dermatitis atrophicans lipoides diabetica

s. Necrobiosis lipoidica diabeticorum (s. S. 185)

Dermatitis bullosa pratensis et phytogenica

Ursache, Krankheitsbild und Diagnose

Bei der *Wiesengräserdermatitis* spielt die photosensibilisierende Wirkung der Furocumarine-haltigen ätherischen Öle von mit der Haut in Kontakt kommenden Wiesengräsern und Pflanzen (Pastinak, Wiesenbärenklau, Schafgarbe, Riedgras etc.) eine besondere Rolle. Meist finden sich in strich- oder streifenförmiger Anordnung an den unbedeckten Körperstellen gerötete Flecken mit Übergang zu Bläschen oder Blasen, die nach längerem Bestand eine hell- bis dunkelbraune Färbung annehmen. In weiterem Verlauf kommt es zu krustösen Herden, welche durch Kratzen bakteriell superinfiziert werden können. Das nasse Gras oder die feuchte Haut fördern derartige Hauterscheinungen.

Therapie

Neben Ausschaltung der Ursache ist die Behandlung ähnlich wie bei der Dermatitis. Um den akuten Schub beherrschen zu können, wird man beim Vorliegen keiner Kontraindikation Triamcinolon in Form von Volon A 40 i.m. geben, lokal einen Schüttelpuder oder eine Volon A-Creme rezeptieren; per os Celestamine-Tabletten. Finden sich als Restherde stärkere Pigmentierungen, wird man später auf Depigman bzw. Depigman forte lokal übergehen müssen.

Dermatitis exfoliativa Ritter von Rittershain

Ursache, Krankheitsbild und Diagnose

Im Kleinkindesalter wird eine *durch Staphylokokken verursachte blasige Dermatose* beobachtet, die foudroyant verläuft und besonders im Gesicht und am Stamm zentral nach dem Platzen der Blasen erodiert und randwärts exfoliierende Merkmale aufweist (Abb. 32, 33). Nikolski Phänomen positiv. Verglichen mit Bildern beim Erwachsenen gleichen diese dem Lyell-Syndrom.

Differentialdiagnose

Bullöses toxisches Exanthem, Pemphigus syphiliticus des Neugeborenen.

Therapie

Durenat-Saft, Ungt. Antipyodermal (= Ungt. APD), Celestan-V Creme bzw. Celestan-V Lotio mit Neomycin, Sulmycin Creme mit Celestan-V. Bei starker Ausdehnung Kontrolle des Elektrolythaushaltes.

Dermatitis glutaealis papulosa infantilis

(= Dermatitis ammoniacalis)

Ursache, Krankheitsbild und Diagnose

Bei der Windeldermatitis handelt es sich um eine Affektion, die fast ausschließlich bei Wickelkindern beobachtet wird. Pathogenetisch ist diese Erkrankung primär auf Wärme und Feuchtigkeitsstau zurückzuführen. Weiterhin wirken ursächlich schädigend: Gewebe der Windeln, Waschmittelrückstände in den Windeln, Gummiunterlagen oder Gummihöschen, ammoniakalischer Harn, Stuhlverschmutzungen und Seifenüberempfindlichkeit.

Im ausgeprägten Bild finden sich im Genito-Analbereich eine Vielzahl von disseminierten, rosafarbenen, kleinsten bis linsengroßen zentralerodierten Papeln oder Pusteln, die umgeben sind von einer mitunter mazerierten, zumindest ziemlich stark geröteten Haut. Als Hauptlokalisationsstellen gelten Ano-Genitalregion, Oberschenkelinnenseiten, Rücken und Unterbauch. Neben den linsengroßen Papeln können sich auch ebenso große zentral rasch zerfallende Bläschen finden, die leicht zu einer sekundären Impetiginisation neigen (Abb. 41).

Therapie

Gute Behandlungserfolge erreicht man durch Umstellung der Ernährung im Sinne einer Ansäuerung des Urins. Zu stark säuernden Nahrungsmitteln zählen u. a. Rindfleisch, Schweinefett, Fisch, Hühnerei, Quark, Käse, Roggenmehl, Griesmehl, Kekse, Haferflocken, Reis, Rosenkohl, Leber und Huhn. Alle anderen Nahrungsmittel sollte man einmal weglassen. Lokal sind neben Farbstoffpinselungen Zink-Schüttelmixturen mit Zusatz von Moronal, Volon A-Creme, Volon A-Spray, Tonoftal-N, Mediphon Puder und bei starker Impetiginisation Jellin-Salbe zu verabreichen. Als auslösende Noxe für die Verschiebung des pH-Wertes des Urins zum alkalischen Bereich hin kommen in Frage: Störungen der Nierenfunktion, Vitamin-D-Mangel, Rachitis und besonders latente Harnwegsinfekte. In solchen Fällen sollte man unbedingt ein Antibiogramm des Urins machen. Beim Vorliegen einer Candidamykose kommt neben Moronal Candio-Hermal in Betracht, ferner als Pinselung

Rp.:	Amphotericin-B		0,0015
	Propylenglycol	ad	100,0

darüber gibt man dann Moronal Puder.

Dermatitis herpetiformis Duhring

s. unter Pemphigusgruppe S. 194

Dermatitis perioralis

Ursache

Dieses auch als Rosazea-artige Dermatitis bezeichnete Krankheitsbild breitete sich erst in den letzten Jahren bei uns aus, befällt hauptsächlich das Gesicht von Frauen im Alter zwischen 30 und 45 Jahren. Mit dem Bild der Akne mentalis bei Unterleibserkrankungen vergleichbar. Die Ursache ist noch nicht eindeutig geklärt, jedoch ist auffallend, daß die Tetracycline wirksam sind. Als auslösende Noxe werden die Ovulationshemmer, verschiedene Körperpflegemittel, die monatelange Anwendung von Externa mit fluorierten Kortikosteroiden angegeben. Im Ausstrich von Pusteln wurden aber auch fusiforme Bakterien gefunden. Es wird die Möglichkeit diskutiert, daß Bakterien aus der Mundhöhle durch kosmetische Zubereitungen bevorzugt perioral in die Haut eingerieben werden.

Krankheitsbild, Diagnose

Klinisch imponiert zunächst eine derbe rote Papel mit weißlicher oder gelber Spitze. *Steigleder* unterscheidet drei Formen:
1. den Typ der perioralen Dermatitis mit vorwiegendem Sitz der Veränderungen im Bereich zwischen den Nasolabialfalten. Unmittelbar um die Lippen bleibt so gut wie immer ein schmaler Saum frei.
2. den Typ der zentrofazialen Rosazea-artigen Dermatitis mit vorwiegendem Befall der Wangen und Unterlider sowie der Glabella und
3. den generalisierten Typ mit Befall der Perioralregion, der Wange, der Glabella-Region und häufig auch der Augenlider.

Therapie

Keine fettenden Salben oder Cremes mit und ohne Kortikosteroide. *Kalkoff* rät zu folgendem, bewährten Behandlungsschema: lokal morgens Aknichthol (ohne Dexamethason),
abends: Ichthoseptal Lösung

per os: am 1. und 2. Tag	600 mg Ledermycin = 2 Tabletten
3. bis 15. Tag:	300 mg Ledermycin = 1 Tablette
vom 16. Tag an über die Dauer von 16 weiteren Tagen	
	= 150 mg Ledermycin = ½ Tablette.

Betont sei, daß die Lokaltherapie möglichst indifferent durchzuführen ist. Man kann nachts auch Schüttelmixturen auftragen wie

Rp.:	Sulf. praecip.		5,0
	Lot alb. aquos. DRF	ad	100,0

Tagsüber kann man Sulfoderm Puder verordnen.

Dermatomyositis

Ursache

Unbekannte, seltene Allgemeinerkrankung bei Befall der quergestreiften Muskulatur der Haut, Schleimhäute, des Myokards u. a. Vor allem bei jüngeren Männern und Frauen. Parallergische Krankheit? Provoziert durch physikalische Faktoren? Nach bakteriellen oder Virusinfektionen? Vitamin-E-Hypovitaminose? Störungen der Nebennierenrinde?

Krankheitsbild und Diagnose

Violette bis weinrote, symmetrische, oft ödematöse, flächenhafte oder fleckenförmige Erytheme („Lilakrankheit"), vor allem im Gesichtsbereich, das gedunsen und mit einer maskenhaften Starre erscheint. Oft auch V-förmig im Brustausschnitt lokalisiert. Frühzeitig finden sich zahlreiche Teleangiektasien und festhaftende hyperkeratotische Schuppenauflagerungen. Im Verlauf kleinfleckige, porzellanfarbige Atrophien, besonders an den Streckseiten der Hände. Pigmentverschiebungen und Hämorrhagien, auch vesikulo-bullöse oder nodöse Exantheme am Stamm (Poikilodermatomyositis). Haare und Nägel werden glanzlos. Unabhängig von den Hauterscheinungen Muskelveränderungen. Es besteht keine Relation. Wichtige Symptome sind: Zunehmende Ermüdbarkeit, Gewichtsverluste u. a. Am häufigsten ist die Schultermuskulatur beteiligt. Der progrediente Prozeß endet in Muskelatrophie und Sklerose. Komplikationen der inneren Organe, z. B. Myokarditis, fibrotische Lungenveränderungen, Pneumonie, Nierenbeteiligung, lymphatisches System, Neuritiden u. a. m. Nach malignen Tumoren fahnden.

Differentialdiagnose

Erythematodes acutus. Erhöhte BSG; Leukopenie; Hypergammaglobulinämie (LE-Zellen); Sklerodermia progressiva; Periarteriitis nodosa; Trichinose (Eosinophilie; Lidödem).

Therapie

Wirkt nur lebensverlängernd und folgt den gleichen Gesichtspunkten wie beim Erythematodes.

Vitamin E (Ephynal, Evion), ACTH und NNR-Hormone (s. Pemphigus) in hoher und ausreichend langer Dosierung. Versuch einer immunsuppressiven Behandlung mit Zytostatika. Tumorsuche.

Dermo-Epidermitis

Ursache, Krankheitsbild und Diagnose

Mechanische, physikalische, bakterielle oder/und mykotische Einwirkungen bzw. Stoffwechselstörungen. Unter dieser Bezeichnung der Dermo-Epidermitis faßt man Hautveränderungen zusammen, die andernorts unter dem Begriff des numulären Ekzems, des mikrobiellen Ekzems, des Eccema streptococcique, der ekzematoiden Pyodermie resp. „Diphtherie" oder „Blastomykose" verstanden werden. Vielfach sind sie bakteriell oder/und mykotisch bedingt. Es handelt sich also hierbei um eine Sonderform des akuten Ekzems mit besonderer Berücksichtigung des klinischen Bildes, das sich auf die Epidermis beschränkt, während der Papillarkörper nur Gefäßdilatation, leichte Infiltration und eine Spur von Ödem aufweist. Die beiden morphologischen Grundtypen sind:

1. der erosiv-nässende Typ
2. der erythematös-squamöse Typ.

Während sich beim erstgenannten Typ vorwiegend gleichmäßig glatte, glänzende feuchte Flächen finden, ist die zweite Form mehr oder weniger umschrieben, manchmal auch serpiginös und mit bzw. ohne Krustenauflagerungen oder auch durch kleine bläulich-rote Papeln gekennzeichnet, deren Zentrum eine Schuppenkruste trägt. Es finden sich aber auch fließende Übergänge zum papulo-vesikulösen Ekzem. Lieblingslokalisationen sind Stamm, Oberschenkel, Oberarme (auf Diabetes mellitus achten), ferner die Umgebung von ulzerösen, sezernierenden und entzündlich eitrigen Prozessen, was vor allem am Unterschenkel der Fall ist (Umgebung von Ulcera cruris). Aber auch retro- und periaurikulär kann man diese Herde finden.

Differentialdiagnostisch sind hauptsächlich das seborrhoische Ekzem und die Psoriasis vulgaris sowie die ekzematisierte Pityriasis rosea in Erwägung zu ziehen.

Therapie

Bei akuten, nässenden Herden stehen feuchte Kompressen mit Kalium-Permanganat, Rivanol, Azohel im Vordergrund. Im subakuten Stadium wird gerne zu Pinselungen mit antibakteriellen Farbstofflösungen (1% Pyoktanin, 2% Gentianaviolett, 1% Brillantgrün) gegriffen. Hierauf gibt man dann entweder Rivanol-Zinköl, Volon-Lotio 0,1%, Sulmycin Creme mit Celestan-V, Jellin-Creme oder -Lotio und später kann man dann auf Ungt. APD, Paraxin-Cortisid-Salbe übergehen. – Sind die Herde ausgebreitet, wird man ohne bakterielle Untersuchung (Keim- und Antibiotikaresistenzbestimmung) nicht auskommen. – Bei generalisierenden Fällen werden Penicillin-Injektionen ausreichen. Um Allergien durch dieses Antibiotikum von vornherein auszuschalten, wird man das hautverträgliche Antihistamin-Depotpenicillin Megacillin bevorzugen. In anderen Fällen wird man zu Erycinum oder Neo-Erycinum (1g/die in vier Einzelgaben) oder Steclin 500 (2 × tgl. 1 Kapsel) übergehen. Die Antibiotikaresistenzbestimmung wird dann den weiteren Weg aufzeigen.

Nach Beherrschung der bakteriellen Komponente ist die *lokale Weiterbehandlung* nach den Grundsätzen der klassischen Dermato-Therapie durchzuführen.

Bei der Dermo-Epidermitis muß man auch ebenso wie bei der großen Gruppe der Ekzeme nicht nur an die Bakterien, sondern auch an die Hefepilze denken, die gleichfalls als Noxen wirken und somit die Abheilung wesentlich verzögern können. Die durch Hefesuperbesiedelung gekennzeichneten Krankheitserscheinungen können erfolgreich durch Myco-Jellin Lösung und/oder -Creme, durch Moronal, Tonoftal-N und Candio-Hermal in verschiedenen Zubereitungsformen angegangen werden. – Nach überstandener Dermo-Epidermitis wird die Haut noch lange einer sinnvollen Pflege insofern bedürfen, als nur hautschonende Seifen Verwendung finden sollten. Als solche gelten Praecutan, Satina, Stephalen Waschgel, Savonex „S“. Nach dem Waschen wird das jeweilige hauchdünne Auftragen von Stephalen Creme, Ederma, RV-Creme für vorteilhaft erachtet.

Ekthyma simplex

Ursache

Vorzugsweise durch Streptokokken hervorgerufene epidermokutane Pyodermie. Infektionen bzw. Superinfektionen mit Staphylokokken, auch Diphtheriebakterien möglich. Ursächlich spielen mangelnde Sauberkeit, Epizoonosen, juckende Hautaffektionen, postphlebitische Zustände an den Unterschenkeln und Traumen eine provozierende und disponierende Rolle. Durch Kratzen mit Fingernägeln oder Scheuern ist eine Verschleppung von Keimen in tiefere Hautschichten möglich.

Krankheitsbild und Diagnose

Die in erster Linie an den Beinen, vor allem an den Außenseiten der Unterschenkel, aber auch an den Armen und an anderen Hautpartien vorkommenden Hautveränderungen sind dadurch charakterisiert, daß sie zuerst eine Blase oder Pustel bilden, die von einem entzündlich infiltrierten Hof umgeben ist. Die Pusteln verkrusten, und es entleert sich nach deren Entfernung ein dünnflüssiger Eiter. Der darunterliegende Geschwürsgrund ist vorwiegend eitrig-nekrotisch und sezerniert sehr stark. Der Ulkus-Rand ist scharf geschnitten und sieht wie gestanzt aus. Befallen werden vorwiegend Erwachsene, aber auch Kinder. Bei diesen besteht meist zusätzlich eine Impetigo contagiosa. – Eine Sonderform stellt das Ekthyma vacciniforme dar, das beim Säugling fast ausschließlich in der Gesäßgegend auftritt und durch korn- bis linsengroße Papulopusteln, die im Zentrum gedellt sind und einen roten Hof aufweisen, imponiert. Erodierte nässende Papeln finden sich bei größerer Zunahme und Ausdehnung der Herde.

Differentialdiagnostisch muß man besonders an Ekthyma terebrans (Pyozyaneus-Infektion), Haut-Tuberkulose, Ekthyma gangraenosum, Lues II und III, Haut-Diphtherie und Ulcus cruris denken.

Therapie

Im Vordergrund steht die *antibakterielle Therapie,* die bei ausgedehnter Erkrankung eine Bakterienresistenzbestimmung zur Voraussetzung macht. Diese bestimmt, welches Antibiotikum zum Einsatz kommt (Antibiogramm).

Lokal, vor allem beim Ekthyma der Unterschenkel Medicrucin in Verbindung mit dem Pütterschen Kompressions-Verband; als Salbe Sulmycin mit Celestan-V, ferner Ungt. Volon A, Jellin, Topsym, Refobacin. Zur Reinigung und zur Granulationsanregung 3 × täglich 1-2 Dragees Tardolyt. Zur Entstauung Jatamansin, Veno-Reparil.

Ekzem

Ursache, Krankheitsbild und Diagnose

Als Ekzem fassen wir jene Form der oberflächlichen Hautentzündung auf, bei welcher der Beginn der anatomischen Veränderungen im Epithel liegt oder wenigstens dort vorwiegend zum Ausdruck kommt. Diese und auch andere Definitionsversuche befriedigen wenig, zumal eine scharfe Trennung zwischen Dermatitis und Ekzem nicht immer möglich ist und oft nur ein quantitativer Unterschied in der Reizwirkung die klinische Erscheinungsform bestimmt. *Gottron* unterscheidet zweckmäßigerweise: vulgäres, (bakteriell) seborrhoisches und endogenes Ekzem.

So wird z. B. eine Hautschädigung durch Hitzeeinwirkung bei kurzer nicht zu intensiver Belastung der Haut zunächst nur als ein Erythem imponieren (Dermatitis solaris), bei Steigerung dieser Einwirkung treten zum Erythem dann Bläschenbildung und verstärkte Sekretion – entsprechend dem klinischen Bild des Ekzems – hinzu. Die Dermatitis ist vorwiegend durch äußere Ursachen bedingt und auf die Zone der schädlichen Einwirkungen – mit Ausnahme der toxisch bedingten Hautentzündungen (Salvarsan, Quecksilber u. a.) – beschränkt.

Das *Wesen des Ekzems* beruht auf einer angeborenen oder erworbenen Überempfindlichkeit des Epithels gegen Reize der verschiedensten Arten, die als exogene oder endogene Faktoren auf die Haut einwirken können. Diese Kenntnis und Erforschung mittels Anamnese, Hautläppchenproben, Intrakutan-Testungen sind die Voraussetzung zur Erkennung der zum Ekzem führenden Ursachen.

Als *Ekzematogene* werden Stoffe der Umwelt (Bakterien bzw. deren Toxine, Pilze) oder von innen (Magen-Darm-Trakt, Stoffwechsel u. a.) angesehen. Auch unspezifische Faktoren wie Störungen am vegetativen Nervensystem, endokrinen System, der Ernährungslage, Psyche u. a. m. kommen als Ekzematogene in Betracht. Aus der großen Gruppe der Ursachen seien einige genannt:

1. *chemische Reize:* Arbeiter in chemischen Fabriken, vor allem in der Farbenindustrie (Anilinfarben, Naphthole), in Porzellanfabriken (Staub, Schmirgel), Rohöl, Bohröl, Reini-

gungsmittel für stark verschmutzte Hände, Maler, Lackierer (Terpentine, Lacke, Firnisse, Harze), Ärzte, Apotheker, Drogisten, Krankenpflegepersonal, Zahnärzte (Formalin, Phenole, Kresole, Pikrinsäure, Rivanol, Jod, Jodoform, Novocain, Percain, Evipan, Gummihandschuhe, Telefonhörer, Füllhalter, Kunststoffbrillengestelle), Bäcker (Kalium, Ammoniumpersulfat, Sauerteig, feuchtes Milieu), Friseure (Shampoons, Haarwasser, Gesichtswasser, Dauerwellenpräparate, Haarfärbe- und Tönungsmittel, Chinin, Alkalien), Galvaniseure, Gerber (Arsenik, Hg, Naphthalin, Schwefelsäure), Landwirte (Saatbeizen, Kunstdünger, Unkraut- und Parasitenvernichtungsmittel), Maurer (Kalk, Zement), Tischler und Zimmerleute (exotische Holzarten, Harze, Sägemehl, Leim, Beizen, Polituren, Grundieröl), Fotografen (Entwickler), Haushalt (Soda, Salmiak, Bohnerwachs, Terpentinöl, Reinigungsmittel für Geschirr und Wäsche, Metallputzmittel, Kernseife, Schuh- und Ledercreme, Lysol, Sagrotan, Salmiakgeist, Karbolsäure, Heftpflaster, Klosettpapier, Lederersatz, Filze und Wasser, Kleidung, Kleiderstoffe, Schweißblätter, Strumpfhalter, Hutband, Pelze, Wolle). Auch Katzen-, Kuh-, Hunde- und Pferdehaare können Ekzeme auslösen; ebenso Streichholzschachteln sowie der Staub in der Wohnung und derjenige in den Matratzen.

2. *Thermische und aktinische Reize:* Sonne, Höhensonne, Röntgen- und Radiumstrahlen, Hitze, kalte, rauhe und feuchte Luft.

3. *Toxisch-infektiöse Reize:* Primeln, Wiesengräser, Schilf- oder Riedgräser, Pastinak, Weinraute, Efeu, Chrysanthemen, Geranien, Philodendron, Narzissen, Maiglöckchen, Tulpen, Schafgarbe, Eukalyptus, Spargel, Sellerie, Klee. Aus der Gruppe der Arzneimittel seien angeführt: Antipyrin, Chinin, Salizylsäure, Barbitursäure, Urotropin, Salvarsan, Hg, Gold, Sulfonamide, Nadisan, Asgoviscum-forte, Oratren, Orthomycin, Hostamycin, Neoteben, Rimifon, Resochin, PAS, Irgapyrin, Saridon, Melabon, Jod-Calcium-Diuretin, Penicillin. Von Nahrungsmitteln führen Saccharin, Kaffee, Orangen, Tomaten, Gewürze (auch Lorbeer), Fische, Eier u. a. m. zu Kratzeffekten bei heftigem Juckreiz.

Die *inneren Ursachen* bewirken weniger unmittelbar ein Ekzem, sondern bieten mehr die Dispositionen. Als solche kommen in Betracht: Skrofulose, Diabetes mellitus (Genitalekzeme, besonders Vulvaekzeme, Balanitis), Graviditas, Menstruation, Bronchialasthma, Verdauungsstörungen, Krampfadern, Stauung im Pfortadersystem, Würmer, Schleimhautkatarrhe, Störungen der inneren Sekretion bzw. des vegetativen Nervensystems sowie Klima, Jahreszeiten, frische oder abgelaufene Infektionskrankheiten.

Wir unterscheiden ein akutes, subakutes und chronisches Ekzem. Als besondere Form kennen wir

1. dyshidrotisches Ekzem,
2. Ekzem en plaques,
3. endogenes Ekzem,
4. seborrhoisches Ekzem,
5. generalisiertes Ekzem,
6. bakterielles, mykotisches Ekzem.

Therapie

Im Vordergrund stehen Feststellung und Ausschaltung der auslösenden Noxen. Je akuter die Entzündung, um so milder ist das Therapeutikum zu wählen.

Vorsicht ist geboten mit Mitteln, deren Zusammensetzung nicht genau bekannt ist. Man sollte stets mit schwachen Konzentrationen an kleinen umschriebenen Stellen beginnen und erst dann auf die übrigen Hautstellen übergehen. Vielfach genügt zur Abheilung eines akuten Ekzems schon das Fernhalten von Schädlichkeiten, vor allem von Fettsalben und hautschädlichen Seifen. Hier sind dann vielfach als Puder brauchbar: Mediphon-Puder, Ingelan-Puder oder auch einfach Amylum oder Talkum, evtl. unter Zusatz von Calmitol. Einfache Schüttelmixturen haben den Vorteil, Sekundärinfektionen vorzubeugen.

Das nässende Ekzem ist völlig ungeeignet zur Behandlung mit Puder, Pasten oder Salben. Hier kommen hauptsächlich feuchte Umschläge in Betracht wie Kompressen unter Zusatz von Plesiocid, Kochsalz, Essigsaurer Tonerde, und bei bakterieller Superbesiedelung Rivanol. Besteht kein Nässen mehr, schleicht man sich vorsichtig mit einer milden Behandlung ein, z. B. Zinköl, Zinkschüttelmixtur, Ultralan Milch und eventuell eine Creme wie Volonimat-Creme, Celestan-V Creme. Die Reinigung der Haut von den Puder- und Salbenresten sollte man mit Öl, warmer Milch oder Wundbenzin vornehmen.

Für das *subakute bis chronische Ekzem* ist in allen seinen Formen der Teer das Mittel der Wahl. Dieser wirkt juckreizlindernd, er vermindert die Hyperämie der Kutis und fördert die Verhornung der Epidermis. Kontraindiziert ist seine Verwendung bei Follikulitiden und Furunkeln sowie an Gegenden, die reich an Haaren sind. Jeder mit Teer Behandelte ist aber darauf hinzuweisen, daß dieser Stoff gegen Licht sensibilisiert. Wegen ihrer sauberen Anwendung haben sich hier Neo-Dermaethyl Spray und Etacortin Creme/Salbe bewährt. Als Schutz nach Abheilung Taktosan, Ederma, RV-Cremes Hermal. Vielfach leistet auch die Kombination von Hydrocortison-Salben und Röntgentherapie Gutes. Diese Maßnahmen gehören aber in die Hand eines damit Erfahrenen.

Ekzemtherapie besonderer Lokalisationen und Formen

Die Therapie von Ekzemen bestimmter Lokalisationen, wie z. B. nässende intertriginöse Ekzeme (Genitale, Mamma, Axillengegend), sieht feuchte Kompressen unter Zusätzen wie oben angegeben vor. Es können dann Pinselungen mit Farbstofflösungen folgen oder Volon A-Spray, Volonimat Spray, Dexamed-Spray, Neo-Dermaethyl Spray. Bei hartnäckigen und quälenden Analekzemen muß man neben Würmern auch an

Dickdarmkatarrhe, Hämorrhoiden und Prostatitis denken. Die Lokaltherapie sieht neben Pinselungen mit Tinct. Arning (DRF) und Salben-Läppchen eventuell Röntgenbestrahlungen, subkutane Injektionen von 96%igem Alkohol oder besser intradermale Triamcinolon-Injektionen in Form von Volon A 10 gemischt mit Scandicain 0,5% vor (1:1).

Ekzeme an den Händen und Füßen sind entweder durch äußere Einflüsse oder durch Pilzerkrankungen verursacht worden. Hier kommen dann neben Pinselungen mit Farbstofflösungen, Zinköl, später Hydrocortisoncremes nebst Verbänden in Frage.

Das *Ekzema tyloticum* wird mit Salicylsalben in steigender Konzentration (Acidi salicylici 5,0-20,0-, Ol. Ric. q. s. – Vas. flav. ad 100,0) angegangen. Auch hier kann man später zu Teerbehandlungen (Acidi salicylici 5,0-20,0 – Liqu. carb. deterg. 10,0 – Vas. flav. ad 100,0) übergehen und kombinieren.

Die *lichenoiden, vielfach endogenen Ekzeme* sprechen sehr gut auf die intradermale Triamcinolon-Injektion mit Volon A 10 und Scandicain an. Später kann man auf Teerbehandlung übergehen.

Das *dyshidrotische Ekzem* (nicht immer nur durch Pilze bedingt) wird erfolgreich angegangen mit Dermaphen-Kompressen, 1- bis 3%iger Resorcin-Lösung, Volonimat-Creme, Celestan-V Creme.

Die Domäne des *seborrhoischen Ekzems* ist der Schwefel in Form von Sulfoderm-Puder, Schwefel-Schüttelmixtur, Schwefel-Zinköl bzw. Rp. Sulf. praecip. 5,0 – Ungt. Volon A ad 50,0.

Bakterielles Ekzem. Unter den verschiedenen Erscheinungsformen des Ekzems nimmt das sogenannte bakterielle Ekzem eine bedeutende Stellung ein. Das klinische Bild kann ein akutes, subakutes und chronisches sein. Meist finden sich einerseits kleine numuläre Herde mit Krustenauflagerungen oder andererseits diffus verstreute kleine bläulich-rote Papeln, deren Zentrum eine Schuppenkruste trägt.

Nicht selten entwickelt sich das bakterielle Ekzem im Anschluß an Pyodermien, so daß man meist ein polymorphes Bild vor sich hat, wobei sich nässende und krustenbedeckte Herde neben Knötchen, Bläschen u. a. m. finden. Die Behandlung ist dem jeweiligen Stadium anzugleichen. Bei akut nässenden Herden stehen feuchte Kompressen mit 0,5-1% Rivanol im Vordergrund. Im subakuten Stadium wird gerne zu Farbstoffpinselungen gegriffen. Es folgen dann Kortikosteroid-Salben mit antibiotischen Zusätzen. Die örtliche Behandlung kann wirksam durch parenterale Applikation von Antibiotika unterstützt werden. Man sollte aber hierbei zuvor eine Bakterien- und Antibiotikaresistenzbestimmung durchführen.

Per os wird man die Ekzemtherapie wirkungsvoll durch Antihistaminika

(Fenistil-Retard, Soventol etc.), durch Kortikosteroide (Volon, Celestamine, Celestan retard Drag. etc.) unterstützen können. Dasselbe gilt für Calcium i.v., Echinacin, Eigenblutinjektionen und für eventuell einmalige Gaben von Volon A 40 i.m. Auch Milieuwechsel (Seeklima, Hochgebirge) wird angeraten.

Diätetisch hat der Ekzematiker eine eiweißarme Kost zu beachten. Es sollten vor allem eingeschränkt werden: Eier, Fische, Jodsalz, Milch, Pilze, Tomaten etc.

Die Anwendung von *Schutzsalben im Berufsleben* richtet sich nach der Art des Berufes. Hier gibt es unter den Arretilen (Stockhausen) eine Reihe von Möglichkeiten. Auch Stephalen Waschgel und Creme schützen bei sauberen Arbeitsprozessen die Haut der Hände vorzüglich. Bei Vorhandensein eines Fokus ist auf dessen rasche Beseitigung zu achten.

Nach erfolgter Abheilung des Ekzems ist der *Prophylaxe* insofern ein besonderes Augenmerk zu schenken, als eine erfolgreiche Ekzem-Vorbeugung mit dem Verbot der Verwendung alkalischer Seifen beginnt. Als hautschonendes Reinigungsmittel ist neben Praecutan und Sebopona Savonex „S" zu nennen. Nach dem Waschen sollte die Haut vor neuerlichen Schädigungen durch exogene Faktoren geschützt werden. Hierfür kommen Taktosan, Stokolan, Ederma, RV-Cremes etc. in Betracht.

Ekzema marginatum

(Auch unter Epidermomykosis inguinalis bekannt)

Ursache, Krankheitsbild und Diagnose

Die Erreger dieser Pilzerkrankung ist das Epidermophyton floccosum. Es siedelt sich bei Männern häufiger als bei Frauen in der Genital-, Krural- und Analgegend, den Achsel- bzw. Mamma-Falten, Gelenkbeugen sowie den Interdigitalfalten von Zehen und Fingern an. Daneben können aber auch Trichophyton rubrum, Trichophyton mentagrophytes u. a. Dermatophyten ursächlich in Betracht kommen.

Es finden sich dabei von der gesunden Haut scharf abgehobene, runde oder ovale, peripherwärts fortschreitende, lebhaft entzündlich gerötete Herde mit einem deutlich erhabenen, stark schuppenden Randwall (Abb. 49). Zentralwärts besteht Neigung zur Abheilung. Oft äußerst heftiger Juckreiz. Durch Konfluieren der einzelnen kreisförmigen Scheiben ergibt sich vielfach ein polyzyklisch begrenztes, landkartenähnliches Aussehen. Diagnose wird durch den Pilznachweis im Nativpräparat bzw. in der Kultur erhärtet. Das Krankheitsbild rezidiviert gerne, besonders bei Menschen, die sich nicht genügend abtrocknen, die eine nasse Badehose zu lange anlassen, die leicht schwitzen und die den Säureschutzmantel der Haut durch Seifen zerstören.

Differentialdiagnostisch kommen in Betracht: Erythrasma, seborrhoisches Ekzem, Psoriasis vulgaris, Intertrigo durch Candida oder Bakterien.

Therapie

Bei akuteren Herden werden erfolgreich Trockenpinselungen (Lotio alba mit 5-10% Sulf. praecip.) oder Einpinselungen mit Tinct. Arning (DRF), Merfen-Tinktur farblos, Dermaphen, Fungichthol, Tonoftal und anschließendes Einpudern mit Phebrocon-Puder etc. gemacht. Auch Fungiplex als Tinktur, Gel oder Puder bzw. Exomycol können genauso zur Anwendung gebracht werden wie Myco-Jellin als Lösung und Creme. Griseofulvin kommt nur bei ausgedehnten und rezidivierenden Fällen in Frage (Likuden M, Fulcin S, 2 Tabletten morgens, zwei Tabletten abends über 3-6 Wochen).

Elephantiasis

Ursache, Krankheitsbild und Diagnose

Damit wird eine durch Hypertrophie der Haut und des subkutanen Gewebes, insbesondere des Bindegewebes, bedingte und mit Erweiterung und Vermehrung der Lymphgefäße einhergehende gewaltige Volumenzunahme einzelner Körperteile bezeichnet. Die Ursache ist im wesentlichen in einer Lymphstauung (weniger in einer Stauung im Blutgefäßsystem) infolge erschwerten oder behinderten Abflusses der Lymphe zu suchen. Diese progressive fibrotische Bindegewebsreaktion befällt mit Vorliebe die unteren Extremitäten sowie die äußeren Genitalien, wesentlich seltener werden die oberen Extremitäten und das Gesicht ergriffen. Bei letzterem kann sich der Krankheitsprozeß entweder auf die gesamte Haut erstrecken

(Leontiasis) oder sich auf einzelne Teile desselben (Lippe, Nase, Augenlider, Ohren) beschränken.

Die Haut der oft ganz enorm verdickten und infolgedessen sehr plump und formlos erscheinenden Körperteile verliert ihre Elastizität, ist stark verdickt, fühlt sich derb und prall-teigig (Fingerdruck bleibt einige Zeit als Delle bestehen) an, läßt sich nicht mehr in Falten abheben und ist auch nicht mehr auf der Unterlage verschieblich. Sie kann gespannt und glänzend aussehen, häufiger aber zeigt sie eine rauhe, höckerige, mit warzigen oder papillären Effloreszenzen sowie lymphangiektatischen „Bläschen" dicht besetzte Oberfläche.

Je nach dem Grade der Erkrankung gestaltet sich das Bild verschieden. So können bei längerer Dauer desselben sich auch Geschwüre entwickeln. Die Farbe der Haut kann alle Schattierungen von schmutzig-grauweiß bis schwarzbraun zeigen. Manchmal finden sich auf der Haut trockene oder fettige Krusten- und Schuppenauflagerungen bei fötidem Geruch.

Es wird *unterschieden* zwischen der *Elephantiasis tropica,* welche auf Verstopfung der Lymphgefäße durch Filarien zurückgeführt wird, und zwischen der *Elephantiasis nostras,* welche sich im Anschluß an eine Totalexstirpation der Inguinal- oder Axillardrüsen einstellen kann. Ähnliche Einwirkungen können auch Tumore haben.

Gewöhnlich ist aber bei der Elephantiasis nostras die durch Lymphzirkulationsstörungen bedingte Lymphstauung nicht die alleinige Ursache, sondern es treten auch noch weitere, diese Stauung begünstigende Faktoren hinzu. Als solche kommen vor allem chronische oder auch häufig rezidivierende *Entzündungen* in Betracht wie chronische Ekzeme, Phlebitiden, Lymphangitiden, häufiger jedoch rezidivierende Erysipele, variköse oder luische Ulzera. Der Verlauf des Leidens ist äußerst chronisch und die Kranken sind in dem Gebrauch ihrer Extremitäten stark behindert.

Zur Entstehung einer *Elephantiasis der weiblichen Genitalien* geben manchmal Geschwüre Veranlassung, welche vor allem bei älteren Prostituierten zur Beobachtung kommen und deshalb wohl eine Folgeerscheinung schwerer mechanischer Irritationen der Schleimhäute darstellen dürften. Die als „Ulcus vulvae chronicum" bezeichneten Geschwürsbildungen sitzen hauptsächlich an der hinteren Kommissur und der Klitoris und führen zu hochgradiger derber Schwellung der Umgebung von Urethra und Klitoris. Es kommt zu elephantiastischen Verdickungen der Labien sowie späterhin zu tiefgreifenden Gewebszerstörungen. Die Geschwüre selbst, welche sich durch torpide, mißfarbige Granulationsbildung und unterminierte Ränder auszeichnen, werden auch in Beziehung zu Lues (daher in jedem Falle Seroreaktionen machen!) und Tuberkulose gebracht.

Zur Sicherung der klinischen Diagnose sollte man neben die Anamnese die Allgemeinsymptomatik treten lassen und in jedem Einzelfalle eine ausgedehnte *Gefäßdiagnostik* (Lymphographie, Arterio-Venographie) anstellen.

Therapie

Diese gestaltet sich eigentlich nur in den Frühstadien der Erkrankung aussichtsreich. Man muß vor allem rezidivierende Erysipele verhindern und hier sollte man beim Befallensein der unteren Extremitäten primär an das gleichzeitige Vorliegen einer Epidermophytie als Eintrittspforte der Bakterien denken und diese mitbehandeln. Hinzu treten Antibiotika oder Sulfonamide, eventuell kombiniert mit Kortikosteroiden. Lokal haben sich Kompressionsverbände nach Pütter bewährt, die man zunächst täglich, später in größeren Abständen anlegt. Auch Gummistrümpfe nach Maß. Operatives Vorgehen ist zu erwägen.

Epheliden

Ursache, Krankheitsbild und Diagnose

Pigmentanomalien, die dominant vererbbar sind. Die zu den Hyperplasien des Pigments zählenden Sommersprossen finden sich in wechselnder Zahl in mehr oder weniger starker Anordnung im Gesicht. Sommersprossen treten ab. 4. Lebensjahr auf, können später sistieren. Daneben können aber auch andere, der Sonneneinwirkung ausgesetzte, unbedeckte Körperstellen (Hals-, Sternal-, Schulterblattgegend, Handrücken, Unterarme) Sitz der Epheliden sein. Bei diesen handelt es sich um durch das Licht provozierte, von den Lentigines (Linsenmäler) und von den Naevi spili abzugrenzende, stecknadelkopf- bis linsengroße, im Niveau der Haut gelegene, hell- bis dunkelbraune, rundliche oder auch unregelmäßig gestaltete, oft zackig auslaufende, nicht konfluierende Flecke, welche besonders stark im Sommer hervortreten und im Winter abblassen bzw. ganz verschwinden. Im Gegensatz zu den Lentigines und den Muttermälern entwickeln sie sich nur selten vor dem 6. Lebensjahr. Besonders gerne werden hellhäutige und rothaarige Menschen befallen.

Therapie

Hierbei sind zunächst Prophylaxe und Behandlung zu trennen. Die *Vorbeugung* hat im Frühjahr durch Schutz vor stärkerer Sonneneinwirkung zu beginnen. Neben breitrandigen Hüten, Sonnenschirmen und Schleiern werden die ultravioletten Strahlen abgehalten durch Ilrido, Contralum u. a.

Will man bereits aufgetretene Epheliden zum vorübergehenden Verschwinden bringen, muß man eine *Schälung* herbeiführen. Nach vorheriger Testung der Verträglichkeit gegen Hg-Verbindungen kämen in Frage

Rp.:	Hydrarg. bichlorat.	0,05-0,3
	Ungt. mollis ad	10,0
	M.D.S. abends auftragen.	

Tagsüber betupfen der Stelle mit einem 2-5%igen Perhydrolspiritus. Sind die ersten Aufhellungen vorhanden, kann man auch auf eine Perhydrolcreme übergehen (steigende Konzentration 10-30%).

Rp.:	Perhydrol	1,0-3,0
	Eucerin. anhydric. ad	10,0
	M.D.S. äußerlich.	

Auch Depigman und Depigman forte können hier vorteilhaft angewandt werden. – Eine *dauernde Entfernung* wird mit folgender, aber sehr einschneidender Methode erreicht: Eine Lösung von 25%iger Karbolsäure in Äther wird, ohne zu reiben, auf die Haut gestrichen und Coramin oder Cardiazol zur Vorbeugung toxischer Symptome nachgereicht. Am Tage darauf ist die Zahl der sichtbaren Epheliden vermehrt, die umgebende Haut kupferrot gefärbt und ein leichtes Ödem sichtbar. Nach 48 Stunden sind diese Nebenerscheinungen vorbei, die Haut wird pergamentartig, trocknet stufenweise aus und schält sich. Zurück bleibt eine rosig-weiche Haut ohne Sommersprossen. Ferner wird eine Tinktur aus Gurkensaft empfohlen.

Rp.:	Tinct. Cuminis sativ. rec. par.	100,0
	S. nach besonderer Anweisung.	

Damit angefeuchtete Watteträger werden für 10-15 Minuten 4× täglich gegen die pigmentierten Stellen gedrückt. Sind diese ausgedehnter, empfiehlt sich die Verwendung von Kompressen. Die Behandlungsdauer kann wegen der Unschädlichkeit dieser Therapie beliebig lange ausgedehnt werden.

Epidermolysis bullosa hereditaria

Ursache, Krankheitsbild und Diagnose

Erbliche Dermatose, wobei die simplex Form dominant, die dystrophische Form rezessiv vererbt wird. Die Bereitschaft von Haut und seltener von Schleimhaut (im Gegensatz zum Pemphigus vulgaris!) zur Blasenbildung auf den geringsten mechanischen Reiz (Stoßblasensucht) steht im Mittelpunkt des relativ seltenen Krankheitsgeschehens, das von der Geburt das ganze Leben über zur Beobachtung kommt, wenn auch mit zunehmendem Alter die Neigung zur Entwicklung von Blasen abnimmt. Es werden zwei Abarten unterschieden:

1. Epidermolysis bullosa hereditaria simplex (die Blasen heilen restlos ab. Dominanter Erbgang). Nach einem meist unbedeutenden Trauma kommt es nach anfänglicher Hyperämie, Jucken und Brennen zur Blasenbildung (meist schlaff, geringe periphere Rötung) von Linsen- bis Münzengröße. Der klare oder gelbe bzw. hämmorrhagische Blaseninhalt (meist steril) entleert sich oder trocknet ein. Da die Hände und Füße besonders stark Druck, Stoß und Reibung ausgesetzt sind, finden sich die einige Tage bis wenige Wochen bestehenden Blasen hier mit Vorliebe. Sie kommen aber auch an Schulter- und Gürtelbereich vor. Eine gleichzeitig vorhandene Hyperhidrosis wird immer wieder einmal beobachtet.

2. Epidermolysis bullosa hereditaria dystrophica (Abb. 46) (narbige Atrophie an den Blasenstellen, dystrophische Störungen an Nägeln, Zähnen, etc.). Meist rezessiv, ausnahmsweise dominant. Die Frage, ob beide Formen in einer Familie abwechseln können, ist nicht geklärt. Wie gesagt, heilen die ebenfalls durch mechanische Reize entstandenen Blasen unter Hinterlassung einer narbigen Atrophie ab. Hinzu treten milienartige Gebilde an Stellen früherer Blasen und Nagelplattenveränderungen, Verkrümmungen und Einziehung der Finger sowie Mundschleimhautbeteiligung, Ösophagusstenosen und Zahnanomalien. Im Urin finden sich öfters Porphyrine.

Als eine Sonderform gilt die *Epidermolysis bullosa et albopapuloidea Pasini,* bei der sich, unabhängig von der Blasenbildung weißliche oder mehr elfenbeinfarbige 1-2 mm die umgebende Hautoberfläche überragende rundliche oder ganz unregelmäßig geformte papulöse Effloreszenzen finden, die über den Stamm verstreut sind. Auch die Mundschleimhaut kann Sitz dieser Erhabenheiten sein.

Differentialdiagnostisch kommen besonders der Pemphigus vulgaris, die Dermatitis herpetiformis Duhring und bei Kindern auch der Pemphigus syphiliticus in Frage.

Therapie

Schutz vor mechanischen Reizen; berufliche und eugenische Beratung. Solche Berufe mit stärkerer Druckwirkung meiden wie Schmiede, Schuhmacher etc. und insbesondere für gut sitzendes Schuhwerk sorgen. Eröffnung der Blasen, Verbände mit Rivanol-Lösung, Salbenverbände mit Antibiotika und/oder Kortikoid-haltigen Salben. Sind die Blasen abgeheilt, so ist die Haut durch Eichenrindenbäder unter Zusatz von Plesiocid, Resorcin-Spiritus »abzuhärten«. Es wird über Erfolge mit Kieselsäure innerlich, Heparin, Germanin und kochsalzfreier Diät berichtet. Je nach Lage des Falles kurzfristige Stöße mit Kortikosteroiden wie Volon, wovon anfangs 8-20 mg/die, verteilt auf die Einzelgaben ausreichen. Bei gutem Ansprechen wird die Dosis schrittweise bis zur Erhaltungsdosis von täglich 2-4 mg abgebaut. Nimmt man Celestan Tabl., wird man die Äquivalenz 1:8 beachten müssen.

Epidermophytien

Ursache, Krankheitsbild und Diagnose

Erreger entweder Trichophyton (meist rubrum) oder Epidermophyton (Kaufmann-Wolf), seltener Hefen.

Die meist Erwachsene befallende bereits früher besprochene *Epidermophytia inguinalis* (= Ekzema marginatum S. 70) findet sich nicht nur im Bereich der Oberschenkelinnenseiten, sondern kann auch exanthematisch über den ganzen Körper ausgebreitet sein. Beginnend mit kleinen, geröteten, schuppenden, sich peripherwärts ausbreitenden Papelchen, kommt es im Laufe der Zeit infolge des abheilenden Zentrums zu verschieden gestalteten Scheibchen und Scheiben, die einen erhabenen, leicht schuppenden, geröteten Randsaum aufweisen. Es besteht keine Neigung, in die Haare einzudringen. Die Scheiben können konfluieren.

Weit verbreitet ist die *Epidermophytie an Handflächen und Fußsohlen.*

Hierbei wird zunächst die *dyshidrotische Form* unterschieden: Die Haut der Handteller und Fußsohlen, aber auch der Finger und Zehen ist von kleinen Bläschen mit klar-serösem bis trüb-eitrigem Inhalt bei heftigem Juckreiz befallen. Platzen die Bläschen und trocknen sie ein, so kann sich das Bild der *Dyshidrosis lamellosa sicca* zeigen. Es herrscht eine lamellöse Schuppung an Handflächen und Fußsohlen bei starkem Juckreiz vor, was nicht nur durch Pilze, sondern auch durch Bakterien und durch toxische Einflüsse bedingt sein kann.

Die Epidermophytie kann aber auch in ihrer *squamösen und hyperkeratotischen Form* auftreten. Anstelle der Bläschen finden sich kleinere bis größere, oft girlandenförmige und serpiginöse Schuppungsherde bei einer trockenen Hautbeschaffenheit, zuweilen aber auch hyperkeratotische Auflagerungen und Rhagadenbildungen.

Am häufigsten findet sich aber die Epitheldesquamation zwischen den Zehen mit teils geringer, teils stärkerer Entzündung der darunterliegenden Hautpartien. Zunächst ist die Haut zwischen den Zehen weißlich gequollen, sie löst sich mit größeren oder kleineren Lamellen von der Unterlage ab. Es findet sich dann eine gerötete, etwas nässende, meist mit Einrissen versehene Fläche. Durch weiteres Übergreifen in die Umgebung finden sich hier massenhaft Bläschen.

Nicht selten kommt es dann zu Lymphangitiden, inguinalen Lymphadenitiden, – meist mit Fieber – und in einer Reihe von Fällen sind rezidivierende Erysipele (!) durch eine interdigitale Fußmykose bedingt. Nicht selten sind auch die Zehennägel mitbeteiligt. Auftreten eines Mykids möglich.

Differentialdiagnostisch sind vor allem Psoriasis vulgaris, seborrhoische Ekzeme, Pityriasis rosea zu bedenken. Ringförmige, zirzinäre und serpiginöse Anordnung der randwärts erhabenen, juckenden und schuppenden Herde läßt aber kaum einen Zweifel am Vorliegen einer Pilzaffektion aufkommen, was durch einen Pilznachweis gesichert werden kann. Bei den mazerierten Zwischenzehenherden muß man auch an einen Hefebefall denken. Mikroskopischer Pilzbefund ist immer, die i. c. Trichophytinprobe selten positiv. Pilzkultur ist der Erregerbestimmung vorbehalten.

Therapie

Mit viel Geduld und Ausdauer sollten die antimykotischen Mittel öfters einmal gewechselt werden. Bei der bläschenbildenden akuten Form sind primär feuchte Kompressen mit Plesiocid, Kalium Permanganat (1:4000), Dermaphen etc. angebracht. Später geht man auf Pinselungen mit Tinct.

Arning (DRF), Fungichthol, Merfen-Tinktur, Exomycol, Phebrocon über. Auch Myco-Jellin und Tonoftal als Lösung und Creme sowie Myxal-Spray und Puder, Phebrocon Serol, Exomycol Gel, Fungiplex etc. sind brauchbare antimykotische Präparate. – Ist eine Candidamykose nachgewiesen, kommen Moronal, Candio-Hermal, Tonoftal-N etc. in Frage.

Sind die Herde ausgebreitet, rezidivieren sie und zeigen sie sich vor allem in Form von Mykiden und hyperkeratotischen Formen, so wird man zusätzlich Griseofulvin in Form von Fulcin S (2 x 2 Tabletten täglich) geben.

Die Zwischenzehenfalten sind stets gründlichst abzutrocknen und zwischen die Zehenzwischenräume fächerförmige Mullstreifen einzulegen. Gebrauchte Schuhe sollten 8-14 Stunden in luftdichten Gefäßen oder Tüten Formalindämpfen ausgesetzt werden. Die Strümpfe sollten tunlichst gekocht und vor dem jeweiligen Tragen mit antimykotischen Pudern bestreut werden. Für die endgültige Abheilung ist eine exakte Prophylaxe (Strümpfe, Schuhe, Badematten etc.) von besonderer Bedeutung.

Epithelioma adenoides cysticum (Brooke)

Ursache

Hamartom auf der Basis einer embryonalen Fehlbildung. Beziehungen bestehen zu Spiegler'schen Tumoren und Syringomen. Vorwiegend beim weiblichen Geschlecht, in der Pubertät (Wachstumszeiten).

Krankheitsbild und Diagnose

Meist schon in der Kindheit familiär mit Knoten beginnend. Symmetrische bis erbsengroße, häufig dicht stehende hautfarbene bis weißlich-gelbliche feste Knötchen im Gesicht (Augenwinkel, Nasolabialfalten), selten am Kapillitium und Rumpf (Abb. 51).

Diagnose muß histologisch gesichert werden.

Differentialdiagnose

Siehe oben und Adenoma sebaceum (Pringle) (s. S. 7).

Therapie

Exzision der großen störenden Tumoren.
Bei großen Flächen Rö-Behandlung.

Erosio interdigitalis

Ursache, Krankheitsbild und Diagnose

Hefeinfektion. Als Erreger kommt kein einheitlicher Parasit in Frage, sondern es handelt sich um Sproßpilze, die teils den Saccharomyzeten (echte Hefen), teils den Oidien oder auch der als Oidiomyzeten bezeichneten Pilzgattung angehören. Diese Pilze lassen sich im frischen Präparat, welchem man zweckmäßig zum Aufhellen verdünnte Kalilauge zugesetzt hat, mikroskopisch nachweisen. Ferner färben sie sich mit den meisten Anilinfarbstoffen bzw. lassen sie sich kulturell darstellen.

Diese häufigste, mit heftigem Juckreiz verbundene Form der Soormykose beim Erwachsenen (*das weibliche Geschlecht ist häufiger befallen als das männliche),* welche auch bei Säuglingen, jedoch im übrigen Kindesalter nicht vorzukommen scheint, lokalisiert sich in den Interdigitalfalten der Finger und Zehen, wobei die Hände häufiger als die Füße ergriffen werden. Besonders zwischen der Schwimmhaut des dritten Zwischenfingerraumes finden sich initial Bläschen sowie eine bläulich- weiße Verfärbung der gequollenen und mazerierten Epidermis. Im weiteren Verlauf kommt es zu einer zentralen, gefärbten Erosion, welche sich in ihrer Farbe scharf gegen die grauweiße Färbung der als Schuppensaum abhebenden peripheren Randpartie oder die aufgelagerten Epidermisreste abhebt. Die Randpartie ist oft von kleinen Bläschen umsäumt.

Therapie

Pinselungen mit Tinct. Arning (DRF), Merfen Tinktur farblos, je nach Hautzustand entweder antimykotische Puder oder Exomycol Gel, Moronal V-Salbe, Tonoftal-N, Candio-Hermal Paste etc. Damit sich die Haut nicht berührt, sollten kleine Läppchen eingelegt werden. – Nach Abheilung kommt der *Prophylaxe* große Bedeutung zu: Antimykotische Puder, Vermeidung längeren Verweilens der Haut in Wasser, Anwendung hautschonender Reinigungsmittel (Praecutan, Stephalen-Waschgel, Savonex „S“) und nachfolgendes Einkremen der Haut mit Stephalen-Creme, Taktosan, Ederma u. a. m.

Erysipel

Ursache, Krankheitsbild und Diagnose

Meist durch Streptokokken hervorgerufen, seltener durch Staphylokokken und andere Erreger. Es treten nach einer 2-4tägigen Inkubationszeit ein akuter Fieberanstieg und Schüttelfrost sowie erhebliches Krankheitsgefühl ein. Eingetreten durch Rhagaden oder andere Hautläsionen (Interdigitalmykose, Unterschenkelekzem, Ulcus cruris, Ohrekzem), führt die Streptokokkeninfektion zu einer solitären, umschriebenen, scharf abgegrenzten Rötung der Haut an der befallenen Stelle nebst Beteiligung der umgebenden Lymphdrüsen. Die Ausbreitungstendenz ist groß (Erysipelas migrans), hinzu treten Blasenbildungen (E. bullosum) bzw. Hautnekrosen (E. gangraenosum). Neben der regionalen Lymphknotenschwellung kann auch eine Lymphstauung mit dem Auftreten einer Elephantiasis beobachtet werden. Komplikationen sind von der Lokalisation abhängig, wie z. B. Nasen-, Augen-, Ohr-, Schleimhaut- Erysipele. Hohes Fieber, Leukozytose mit Linksverschiebung und Senkungsbeschleunigung und im Urin Albuminurie. Myokarditis, Endokarditis möglich.

Differentialdiagnostisch muß man besonders an eine akute Dermatitis, an ein Erysipeloid, Herpes zoster und Erythematodes denken.

Therapie

Äußerlich: Ruhigstellung, Bettruhe, Umschläge mit Rivanol-Lösung 1:100, Ichthyol-Salbe, Ungt. APD, Sulmycin Creme. Innerlich sofort Megacillin (8-10 Tage lang). Zusätzlich zur Phagozytosesteigerung 3 x 2 Drag. Tardolyt. Bei Penicillinunverträglichkeit Sulfonamide (tägl. 1,0) (Durenat, Lederkyn), oder 4 x tägl. Neo-Erycinum à 0,25 per os bzw. Tetracyline und Kreislaufunterstützung. Bekanntlich gibt es bei Fußpilzerkrankungen und Penicillin-Verabreichungen eine Kreuzunverträglichkeit. Man sollte in solchen Fällen dann auf Mysteclin (2 x 2 Kapseln täglich) oder ein anderes Tetracylin-Präparat ausweichen. *Sanierung der Bakterien-Eintrittspforten!*

Erysipeloid

Ursache, Krankheitsbild und Diagnose

Bei einer Inkubationszeit von 1-7 Tagen macht das Schweinerotlauf-Bakterium am Ort der verletzten Haut (kleine Rhagaden etc.) ein ohne stürmisches Fieber beginnendes Erythem, welches sich hauptsächlich bei Fleischern, Tierärzten, Abdeckern, Fischern, Fleischbeschauern, Landwirten, Jägern, Hausfrauen fast immer an den Händen findet. Nicht nur durch Schweinefleischkontakt! Wenn auch die Hautrötung ähnlich dem Erysipel ist, so findet man sie doch eher blau-rot, mäßig brennend, spannend und juckend und nur sehr selten mit Lymphangitis und Lymphadenitis einhergehend. Bei längerem Bestehen, besonders über Wochen kommt es zu Gelenkschwellungen, Schmerzen und Druckempfindlichkeit an den befallenen Gelenken.

Differentialdiagnostisch kommen vor allem das stürmischer verlaufende Erysipel mit seinen Allgemeinerscheinungen und das Erythema migrans in Betracht.

Therapie

Ähnlich wie beim Erysipel 8-10 Tage lang eine Amp. Megacillin täglich oder Tetracylin (Steclin „500" 2 × tägl. 1 Kapsel; Mysteclin 2 Kapseln morgens, 2 Kapseln abends).

Lokal: Ruhigstellung, Ichthyol-Salbe, eventuell Immunserum-Behandlung als Adjuvans. Bei Arthropathien: Kurzwellendurchflutungen, Dexamonozon i. m. oder als Dragees.

Erythema anulare centrifugum

Ursache, Krankheitsbild und Diagnose

Meist als „Reaction cutanée" aufgefaßte Toxinwirkung (Magen-Darm-Leber-Funktionsstörungen, Tonsillen- und Zahngranulome, Adnexe bei beiden Geschlechtern) treten über den ganzen Körper verstreut, besonders an Rumpf und Extremitäten Quaddeln auf, die peripher wachsen und sich zentral zurückbilden. Es können dadurch serpiginöse, girlandenartige Herde entstehen, die immer wieder ihre Art und ihre Farbe wechseln. Sie können squamös sein, vesikulös, bullös oder auch wie eine Urtikaria aussehen. Man sollte bei längerem Bestehen auch an eine viszerale Neoplasie oder an eine Retikulose denken. Vielfach Urtikaria ähnlich.

Therapie

Ähnlich wie bei der chronischen Urtikaria vorgehend, kann man einzelne Herde unter Plastikfolien-Okklusion (z. B. Jellin-Ultra Creme, Topsym) erfolgreich angehen. Falls keine Kontraindikationen vorhanden sind Volon A 40 i.m.

Erythema chronicum migrans

Ursache, Krankheitsbild und Diagnose

Bei Gärtnern, Jägern, Wanderern meist nach einem Zeckenbiß oder Insektenstich auftretend, findet sich an unbedeckten Körperstellen häufiger als an bedeckten ein zentral-erblassendes Erythem, welches randwärts über Wochen und Monate flammendrot weiterschreitet. Vielfach findet man die Stichstelle als kleinknotiges Erythem, welches bei längerem Bestehen lymphozytomartig wird. Findet sich z. B. der Holzbock noch in der Erythemstelle, so wird er am besten mit Öl, Petroleum oder Chloräthyl bedeckt, wonach er sich sehr leicht entfernen läßt.

Differential-diagnostisch kommt vor allem das Erysipeloid bzw. das Erysipel mit seinem stürmischen Verlauf in Betracht.

Therapie

Einige Tage lang Megacillin i.m. oder ein Tetracyclin-Präparat (Steclin 500, Mysteclin). Lokal: Calmitoli 1,0, – Lot.alb.aquos. DRF ad 100,0., Sulmycin Creme, Ungt. APD.

Erythema elevatum et diutinum

Ursache, Krankheitsbild und Diagnose

Seltene Dermatose. Chronische, figurierte Erytheme unklarer Ursache lassen immer wieder einmal an obiges Krankheitsbild denken, das sich fast nur auf der Haut, ganz selten in der Mundschleimhaut dokumentiert. Befallen sind gewöhnlich Ober- und Unterextremitäten (Streckseiten), oft auch das Gesicht. Es finden sich besonders über den Gelenken livide-rötliche bzw. gelbbraun- rote solide Gebilde, die von meist rundlicher Gestalt und unterschiedlicher Größe sind. Die plattenartigen bzw. knotigen Infiltrate sind scharf begrenzt, überragen 2-3 mm die Haut und haben steil abfallende Ränder mit einem leicht hellroten Saum und eine geringe Delle im Zentrum. Möglicherweise bestehen Beziehungen zum Erythema exsudativum multiforme.

Therapie

Handelt es sich nur um wenige Herde, kommt die Totalexzision in Frage, eventuell auch Schleifen und Fräsen. Weiterhin können versucht werden: Vereisung, Kohlenbogenlicht, kräftige Sonnenbestrahlungen. Von anderer Seite wird auch über dramatische Besserungen nach Lederkyn berichtet: 1. Tag 2 Tabl., dann tägl. 1 Tabl. Lokal wird man auch durch intradermale Injektionen mit Volon A 10 gemischt mit Scandicain (1:1) eine Abflachung der Herde herbeiführen können.

Erythema exsudativum multiforme

Ursache, Krankheitsbild und Diagnose

Die Ursachen sind unbekannt, man kann lediglich von einer polygenetischen Saisonkrankheit sprechen. Symmetrisch gerötete Herde mit Rezidivneigung

Es werden zwei Formen dieser besonders Jugendliche und öfter Männer als Frauen befallenden Dermatose unterschieden: 1. Typus normalis, 2. Typus inversus. Beim Typus normalis finden sich neben den Hauterscheinungen Angina und Rheuma. Das Erythem ist mehr an den Streckseiten lokalisiert. Beim Typus inversus fehlen Angina und Rheuma, und neben der Haut (bevorzugt: Beuge- und Innenflächen) sind besonders die Schleimhäute (40% etwa) befallen (Mundhöhle, Lippen, Genitale), wobei betont sei, daß nicht selten auch nur die Schleimhäute Sitz der Erkrankung sein können. Bei allgemein sehr kurzer Inkubationszeit schießen plötzlich, besonders an den oberen und unteren Extremitäten symmetrisch anfangs stecknadelkopf- bis linsengroße, kreisrunde, scharf begrenzte, sattrote, flache Flecke oder Knötchen auf, die rasch peripherwärts weiterschreiten und zur Exsudation neigen. Die Erscheinungen werden nach mehrtägigem Bestehen bläulich-rot und finden sich als Flecke (Erythema exsudativum multiforme maculosum), als Knötchen (E. exsudativum multiforme papulosum) oder als Bläschen (E. exsudativum vesiculosum).

Vielfach sehen wir nebeneinander oder nacheinander gleichzeitig fleckförmige, papulöse, bullöse Herde. Meist ist zentral eine Blase, darum herum ein fleckförmiges Erythem und peripher eine urtikarielle Erhabenheit, so daß die charakteristische Kokarden-Form entsteht. Bei girlandenartiger Konfluenz (größere bläuliche Plaques) muß man immer an eine toxische Genese denken. Das Erythema exsudativum multiforme kann aber auch Ausdruck einer Infektionskrankheit wie Lues bzw. Tuberkulose sein. Ebenfalls können allgemeine Infekte der Tonsillen und der Bronchien daran beteiligt sein. Auch Keime anderer Natur wie etwa Virusarten könnten durch „Schrittmacher" aktiviert werden (Thorax-Durchleuchtung, Bronchoskopie, Geschwulstkrankheiten [Lungenkarzinome], endokrine Einflüsse, akute oder chronische Formen der Leukämie, Arzneimittel oder/und Lichteinflüsse). Auch eine Wegener'sche Granulomatose ist dabei beobachtet worden.

Differentialdiagnostisch ist neben Kälteschäden an Arzneimittelexantheme (z. B. Aspirin), Pemphigus vulgaris, Dermatitis herpetiformis Duhring, Epidermolysis toxica Lyell, akuten Erythematodes zu denken.

Therapie

Beim Typus normalis mit Angina und Rheuma stehen im Vordergrund: Bettruhe, Analgetika, täglich Dexamonozon i.m. oder als Dragees, eventuell Megacillin einige Tage lang, vom Gedanken der Fokusbeseitigung ausgehend. *Lokal* Calmitol-Schüttelmixtur, Ultralan-Milch, Ungt. APD etc. Später eventuell Tonsillektomie. – Der Typus inversus reagiert prompt auf Nikotinsäureamid (tägl. 1 ml Nicobion i.m. 5-10 Tage lang). Bei Befallensein der Lippen 3% Borglycerin, Scheroson ophthalmicum. Ist die Mundhöhle Sitz der Erscheinungen, sind häufig Spülungen mit Kamillentee unter Zusatz von Estosan-Konzentrat zu empfehlen und Tyrocid X Pastillen zu lutschen. Auch Betnesol Pastillen (4 × tägl. 1) kann man auf die Schleimhautherde legen und langsam zergehen lassen. In schweren Fällen Volon A 40 i.m. bzw. in Tablettenform. Bei starken Schwellungen Reparil i.v. oder per os mit 3 × 2 Drag. pro die.

Erythema induratum Bazin

Ursache, Krankheitsbild und Diagnose

Das zu den Tuberkuliden gerechnete Krankheitsbild wurde früher vor allem mit einer hämatogenen Tuberkulose in Verbindung gebracht. In einzelnen Fällen findet man auch einen Morbus Koch und man sollte jedenfalls danach fahnden. Meist handelt es sich um hyperergische Gewebsreaktionen, die schubweise verlaufen und im Winter – besonders bei jungen Mädchen – in der Wadengegend blau-rote subkutane Knotenbildungen machen, die die Tendenz zur zentralen Einschmelzung haben. Die Knoten können mit der Haut verbacken sein, durch Fistelgänge sezernieren oder – was häufiger vorkommt – ulzerieren. Besonders gerne werden junge Mädchen mit gleichzeitigen Zirkulationsstörungen (Erythème des jeunes filles) befallen (Abb. 44).

Differentialdiagnostisch kommen vor allem in Frage Erythema nodosum (Streckseiten bevorzugt, schmerzhafte Knoten), Lues III (Gummata, Seroreaktionen!), Perniosis, Periarteriitis nodosa.

Therapie

Die Therapie hat neben Neoteben oder Rimifon (Tagesdosis etwa 5-10 mg/kg Körpergewicht, allgemein beim Erwachsenen 300-400 mg Tagesdosis), die beim Lupus vulgaris zu erörternde Dreifachtherapie zu berücksichtigen. Vielfach genügen aber auch Bettruhe, Bettwärme, Zimmerwärme, durchblutungsfördernde Maßnahmen (Akrotherm, Dermadura) oder Heparinoid-Salben (Hirudoid, Mobilat, Mobilisin).

Bei *ulzerösen Herden* wird man erfolgreich Actihaemyl und Medicrucin in Verbindung mit dem Kreuzverband nach Pütter anwenden.

Erythema infectiosum

(= Megalerythema infectiosum, „Bläschenkrankheit“)

Ursache, Krankheitsbild und Diagnose

Ursächlich handelt es sich dabei wahrscheinlich um eine Virusinfektion mit epidemischem Auftreten und der eventuellen Möglichkeit einer Übertragung durch Nahrungsmittel.

Meist an den Handinnenflächen, Fußsohlen, im Gesicht, bzw. an den Unterarmen beginnend, findet sich ein blaurötliches, anfangs linsen- bis kirschkerngroßes, mehr oder weniger juckendes makulöses Exanthem, das sich sprunghaft über den ganzen Körper (auch Handinnenflächen) ausbreitet, zu Plaques zusammenfließt und dann einen landkarten- bzw. girlandenförmigen Eindruck macht, wobei die Ränder dunkler gefärbt sind. Es gibt aber auch urtikariell papulöse Herde (besonders im Wangenbereich). Vielfach bestehen Temperaturerhöhungen, sind Anginen mit Drüsenbeteiligung vorangegangen, daneben können sich finden: Zystitis, Nephritis, Ikterus, Kniegelenkshydrops, Milzschwellung, gastrointestinale Syndrome, Kreislaufbeschwerden. Möglicherweise sind aber auch zarte Enantheme in fleckiger Form und kleinere Petechien am Gaumen sichtbar. Nach etwa 4-10 Tagen kommt es auf der Haut zu einer Cutis-marmorata-artigen Felderung.

Das Bild des Exanthems schwankt zwischen Ringelröteln und Erythema exsudativum multiforme.

Differentialdiagnostisch sind zu berücksichtigen: Röteln, Masern, Scharlach, Urtikaria, toxische Arzneimittelexantheme, Exantheme bei gleichzeitiger akuter Gastroenteritis, Lues.

Therapie

Diese hat vor allem Schonung des Patienten und Stützung des Kreislaufes zu berücksichtigen. Daneben Calcium i.v., Triamcinolon in Form von Volon A 40 i.m. (gewöhnlich genügt eine einzige Injektion), als Antihistaminikum Fenistil-Retard, falls nötig als Antibiotikum Vibramycin, lokal Mediphon Puder, allgemein eiweißarme Kost, geregelter Stuhlgang.

Erythema nodosum

Ursache

Man unterscheidet drei Gruppen von Anschauungen:

1. Vor allem für die *Kinderärzte* ist das Erythema nodosum (E. n.) schlechthin Tuberkulose.

2. Die *Internisten und Dermatologen* fassen das E. n. als eine polyätiologische Reaktionsform auf, welche im Verlauf verschiedenster Infektionskrankheiten (Tuberkulose, Lymphogranulom, Trichophytie, Gonorrhoe, Lues, Ulcus molle usw.) auftritt. Nach der Auffassung nordischer Autoren spielen auch Begleitumstände wie Angina, Tuberkulinreaktion oder ein Medikament (z. B. Sulfonamide) eine Rolle.

3. Nur noch wenige Autoren fassen das E. n. als eine ätiologisch selbstständige Krankheit auf, charakterisiert durch epidemisches und saisongebundenes Auftreten, typischen Verlauf mit Inkubationszeit, Prodromalsymptomen (Angina), Exanthemen, Gelenkschmerzen und Fieber.

Histologische Untersuchungen (granulomatöse Bildungen neben den Zeichen einer akuten leukozytären Entzündung) sprechen für eine ätiologisch einheitliche Krankheit mit noch unbekanntem Erreger, deren Manifestwerden in den meisten Fällen der Provokation durch andere Krankheitsvorgänge bedarf. Im Initialstadium der Tuberkulose sind solche Bedingungen offenbar in optimaler Weise erfüllt. Beim Erwachsenen kann es als Folge von toxischen oder bakteriellen Einflüssen, nach Arzneimitteln wie Jod, Brom, Sulfonamide, nach Strepto- und Staphylokokkeninfektion, Proktitis, Abszessen, Angina, Tonsillarabszeß und in der Begleitung von Geschlechtskrankheiten auftreten. Man ist heute mehr und mehr bestrebt, die im gesamten Krankheitszustand meist etwas abweichenden Fälle von E. n. als symptomatische abzugrenzen vom idiopathischen E. n.

Zum symptomatischen E. n. gehören u. a. die durch die Geschlechtskrankheiten sowie durch weitere Krankheitserreger (Bakterien, Pilze) oder durch toxische Einflüsse (Halogene, Sulfonamide, Antipyrin) bedingten Krankheitsfälle. Zum idiopathischen E. n. wird u. a. das mit Gelenkrheumatismus in Beziehung gebrachte Erythema nodosum gerechnet.

Krankheitsbild und Diagnose

Das klinische Bild ist dadurch gekennzeichnet, daß plötzlich an den Unterschenkeln (Tibiaregion) bzw. Fußrücken (periartikuläre Lokalisation) unscharf begrenzte, erbsen- bis walnußgroße, teigige, aber nicht erweichende und somit nicht eindrückbare, anfangs hellrote, dann nach der Art von Blutergüssen violette, bräunlich-grüne (Erythema contusiforme) Knoten auftreten, die auf Druck sehr schmerzhaft sind (Abb. 40). Diese wölben die Haut nur geringgradig vor, stehen einzeln oder fließen zu Platten zusammen.

Der *Verlauf* ist schubweise und wird mitunter durch Fieber, Gelenkschmerzen, zumindest aber durch Störungen des Allgemeinbefindens begleitet. Der Verlauf ist meist nur sehr kurz, er kann sich aber auch über mehrere Wochen hinziehen. Das weibliche Geschlecht (Jugendliche und Kinder) wird häufiger als das männliche befallen.

Differentialdiagnostisch kommen in Betracht: Erythrozyanose (lediglich im Winter ist die Haut über dem befallenen Herd kalt, kein Druckschmerz), Erythema induratum Bazin (besonders Beugeseiten der Unterschenkel, Knoten blau- und braunrot, nicht schmerzend, manchmal ulzerös zerfallend), Morbus Boeck, Vasculitis nodosa.

Therapie

Bettruhe und Hochlagerung der Extremitäten und feuchte Verbände mit essigsaurer Tonerde, Plesiocid, etc. Ferner per os Tetracycline (Mysteclin 2 × 2 Kaps.) und Triamcinolon in Form von Volon A 40 i.m. (1mal) oder Celestan Depot bzw. täglich Dexamonozon i.m. und per os, Elestol (3mal täglich 2 Dragees). Beim Erythema nodosum mycoticum kommt Griseofulvin in Form von Fulcin S, Likuden M (2 × 2 Tabl. täglich) in Frage. Auch hier wird die Lokaltherapie durch den Kreuzverband nach Pütter wesentlich unterstützt, auf die Herde selbst kann man 10%ige Ichthyol-Vaseline, Medigel etc. geben.

Erythema palmare et plantare

Ursache, Krankheitsbild und Diagnose

In den meisten Fällen haben wir es hier mit einem hereditären, dominant vererbten Krankheitsbild im Bereich der Handinnenflächen, besonders Daumen- und Kleinfingerballen, seltener der Plantae zu tun. Es gibt aber auch ein symptomatisches Erythema palmare, welches bei chronischer Hepatitis, bei Leberzirrhose, ferner bei chronischen Krankheiten wie Karzinomen etc. zu sehen ist. Es finden sich dann in diesem Bereich flekkige Rötungen als Ausdruck einer vermehrten Durchblutung der Peripherie, wie sie nicht selten auch während der Gravidität auftreten und nach der Entbindung wieder zurückgehen.

Therapie

Die Therapie hat die Beseitigung des Grundleidens zu berücksichtigen, ansonsten ist keine lokale Behandlung nötig und erfolgversprechend.

Erythema solare

Ursache, Krankheitsbild und Diagnose

Hier handelt es sich um eine akute Lichtschädigung durch kurzwelliges oder ultraviolettes Licht, wobei es zu einer Rötung und Schwellung und letztlich zu einer Bläschen- und Blasenbildung kommt. Sind größere Hautareale befallen, so treten neben Fieber und Erbrechen Kopfschmerzen auf und vielfach finden sich als Restherde Hyperpigmentierungen.

Therapie

Vermeidung des Sonnenbrandes durch Ilrido-Sonnenschutz (Creme, Gel, Milch, Schaum) oder durch Contralum etc. Bei akuten Erscheinungen behandeln wie eine Kontaktdermatitis: Volon A 40 i.m., Celestamine Tabletten (3 × 1 täglich), Celestan-V Lotio, Ultralan-Milch, Volonimat-Spray, Dexamed-Spray, Mediphon Puder etc. In manchen Fällen muß man eine Kreislaufunterstützung durchführen, Sedativa und Antihistaminika (Fenistil-Retard) geben.

Erythematodes (Lupus erythematodes)

Ursache, Krankheitsbild und Diagnose

a) *Chronischer Erythematodes:* Syndrom einer allergischen-hyperergischen Erkrankung, Licht, Erfrierung, Bestrahlungen, fokale Infekte etc.
b) *Akuter Erythematodes:* vermutlich Ausdruck einer Sepsis.

Beim Krankheitsbild des chronischen Erythematodes (Abb. 25, 26) stehen im Vordergrund: Erythem, Hyperkeratose und Atrophie als Kardinalsymptome. Somit hat der Erythematodes gegenüber der häufigsten Tuberkuloseform, dem Lupus vulgaris, keine klassische Effloreszenz, sondern sein Erscheinungsbild addiert sich aus dem eben Beschriebenen. Die Hauterscheinungen finden sich vorwiegend an unbedeckten Körperteilen (Nase, Wangen, Ohren, behaarter Kopf, Hände). Das weibliche Geschlecht wird – zwischen 20 und 40 Jahren – häufiger befallen als das männliche.

Während sich im Beginn das Krankheitsbild nur in einem hyperämischen, gering schuppenden Fleck äußert, gestaltet es sich später wie oben beschrieben sehr charakteristisch. Es finden sich dann z. B. im Bereich des Nasenrückens auf die Wangen übergreifend, in schmetterlingsähnlicher Form größere oder kleinere, häufig runde, scharfbegrenzte, rote bis blaurote, scheibenartige Herde mit peripherer Wachstumstendenz, welche mit festhaftenden, grau-weißlichen Schuppen bedeckt sind. Diese schmerzen beim Abkratzen (wichtiges Symptom!) und können nur mit Mühe abgehoben werden, wobei sie auf ihrer unteren Seite an die Oberfläche eines Reibeisens erinnernde zapfenförmige Fortsätze (Hornkegelchen) tragen, welche in die erweiterten Follikel eingepaßt sind. In der Umgebung der scheibenförmigen Herde finden sich Hyperkeratosen und Teleangiektasien.

Nach jahrelangem Bestand wird das Zentrum atrophisch (daneben Pigmentation und Gefäßreiserchen). Wir haben dann schwarz-weiß-rote Farbtönungen vor uns, wie sie sonst nur noch beim Xeroderma pigmentosum und bei der Acrodermatitis chronica atrophicans vorkommen. In seltenen Fällen wird auch die Mundschleimhaut befallen (besonders Lippenschleimhaut). Dem eben beschriebenen Krankheitsbild, welches als

Erythematodes chronicus discoides bezeichnet wird, steht das *Erythema faciei perstans* gegenüber, wobei es sich um eine erysipelartige Anschwellung im Gesicht handelt und livide Rötung und Gewebsverdichtung im Vordergrund stehen.

Akuter Erythematodes. Dieser kann aus der ersten Form hervorgehen, entwickelt sich aber meist spontan. Unter hohem Fieber, meist sehr schweren Störungen des Allgemeinbefindens sowie Gelenkschwellungen, Mitbeteiligung der Nieren und Pleuren, breiten sich die Hauterscheinungen in zahlreichen Flecken bzw. Scheiben über den ganzen Körper aus. Nicht selten positive Seroreaktionen, worauf zu achten ist. Meist tödlicher Ausgang. Seit Einführung der Kortikosteriode in die Therapie ist die Prognose etwas besser.

Differentialdiagnostisch können bei weniger ausgebildeten und noch nicht typischen Herden Verwechslungen vorkommen mit einer Dermatitis seborrhoica, einer Psoriasis vulgaris, einer Rosazea. Sind die Herde mehr subkutan, so erinnern ihre bräunliche Farbe sowie die kleinen Knoten an ein papulo- krustöses Syphilid. Beim akuten Erythematodes können anfangs Erythema- exsudativum-multiforme-ähnliche Bilder (auch Lichtdermatose) zur Debatte stehen. Auch können Arzneimittelexantheme das Bild eines Erythematodes acutus vortäuschen. Kommen rheumatoide Muskelschmerzen, Appetitlosigkeit, erhöhte Blutsenkungsgeschwindigkeit, leichte Nierenreizung, Leukopenie, seröse Exsudation in die Körperhöhlen und in die Gelenke und schließlich eine schwere verruköse Wand-Endokarditis hinzu, so haben wir es mit den Symptomen des *Libman-Sack'schen Syndroms* zu tun.

Therapie

Chronischer Erythematodes: Neben Ausschaltung der Ursache (Zahnfokus, Tonsillitis, Sinusitis) strengen Lichtschutz etc., innerlich Resochin: 14 Tage lang 3 × 1 täglich à 0,25, dann über mehrere Wochen täglich 1 Tablette, Gesamtdosis der 1. Kur etwa 18 bis 22 g, Wiederholungskur nach 4 Wochen. – Nicotinsäureamid und Vitamin E (100-300 mg täglich).

Die in früheren Zeiten durchgeführte innerliche Behandlung mit Gold und Wismut hatte Aussicht auf Erfolg, war aber wegen der Toxizität der Metalle nicht gefahrlos. – Holländer-Kur: 2mal täglich 0,5 g Chinin.hydrochloric.- Tabletten, 10 Minuten nach jeder Chiningabe erfolgt Pinselung des Herdes mit 10%iger Jod-Tinktur, dieser Turnus wird 3-5 Tage beibehalten, dann dreitägige Pause. Danach erneuter Turnus, dessen Gesamtzahl sich nach dem Effekt richtet. – Sehr Gutes sieht man auch bei der Kombination: Jodtinktur und weiße Präzipitatsalbe: morgens wird Jodtinktur, abends die Salbe aufgetragen. Die auftretende, stark entzündliche Reaktion klingt unter feuchten Kompressen (Zusatz von Plesiocid) ab. – Keine Röntgenbestrahlung!

Prophylaktisch (Rezidivverhütung): Contralum, Ilrido, breitrandige Hüte, Sonnenschirme. – Daneben auch Vermeidung starker Kälte, besonders bei gleichzeitiger Luftfeuchtigkeit, evtl. Berufswechsel, besonders bei Landwirten, Dachdeckern, Weichenstellern etc. Akuter Erythematodes: Kombinationen von Cortison, ACTH mit Antimalariamitteln setzen u. a. die Lichtempfindlichkeit herab, bzw. Antibiotika. – Wenn Kortikosteriode, dann hohe Initialdosen z. B. mit Celestan Tabletten (4 mg anfangs), Erhaltungsdosis 0,5-1,0 mg). Als Breitspektrum-Antibiotikum Sigmamycin, Vibramycin etc. Als Langzeit-Sulfonamid Durenat. Lokal je nach dem Erscheinungsbild Kompressen, hydrocortisonhaltige Salben, bei sekundärer Impetiginisation Ungt. APD, etc., allgemein Bluttransfusionen, Leberextrakte.

Erythrasma

Ursache

Diese bei Männern häufiger als bei Frauen, bei Kindern dagegen überhaupt nicht zu beobachtende Hauterkrankung wird durch das Mikrosporum minutissimum, jetzt Nocardia minutissima, oder auch durch Erythromycin-sensible Coryne-Bakterien verursacht.

Krankheitsbild und Diagnose

Besonders an den Berührungsstellen der Haut (Innenfläche der Oberschenkel, Analregion, Gelenkbeugen wie Axilla, Ellenbeugen) finden sich meist größere, scharf umschriebene, bogenförmig begrenzte, flächenhafte, scheibenförmige Herde von gelblicher, hellbrauner bis dunkelbrauner Farbe mit rötlichem Unterton und geringgradiger kleienförmiger Schuppung. Es bestehen keine besonderen subjektiven Beschwerden; die Erreger lassen sich fast nur im gefärbten Präparat nachweisen. Gegenüber dem intertriginösen Ekzem unterscheidet sich das Erythrasma durch das Fehlen der Primäreffloreszenzen sowie durch die scharfe Begrenzung.

Therapie

Pinselungen mit 2% Resorcin-Spiritus, Tinc. Arning (DRF), Antisporon, Tonoftal, Phebrocon, Merfen-Tinktur farblos, anschließend Exomycol-Gel, Moronal V-Salbe und prophylaktisch längeres Einpudern mit Moronal Puder, Phebrocon- und anderen antimykotischen Pudern. Kein Indikationsgebiet für Griseofulvin.

Erythrocyanosis crurum puellarum, Perniones

Ursache

Dysregulation im kutanen Endstrombahngebiet. Tritt an den der Kälte zugänglichsten Stellen zutage. Neben dem konstitutionellen Faktor im Rahmen des Gesamtorganismus kommt dem konditionellen als Krankheitsursache Bedeutung zu; darunter werden neben der heute oft recht unzweckmäßigen Kleidung (u. a. Nylon, Perlonstrümpfe, Gummizüge der Schlüpfer) vorangegangene Infekte (Typhus, Flecktyphus, Cholera, Ruhr, Tuberkulose, Lues), Erschöpfungszustände, Alkohol- und Nikotinmißbrauch gerechnet. Während beim Alkohol die schädliche Wirkung durch Gefäßlähmung bedingt ist, weist *Ratschow* beim Nikotin auf einen Adrenalinschaden (Tonuspeitschung) hin. Die Hauterscheinungen treten weniger während der kältesten Jahreszeit auf, sondern bereits beim ersten Frost, d. h. sobald die ersten Anforderungen an die wärmeregulierende Fähigkeit der Hautgefäße gestellt werden; auf den Einfluß bewegter Kälte (Wind und Wetter) wies besonders *Gottron* hin, was die Häufigkeit in naßkalter Übergangszeit (Frühjahr, Herbst) beleuchtet.

Krankheitsbild und Diagnose

Die Erythrocyanosis crurum puellarum (auch „Erythrocyanosis des jeunes filles lymphatiques" genannt) findet sich meist bei jungen Mädchen und pyknischen Frauen am unteren Drittel der Unterschenkel in symmetrischer Anordnung. Aber auch die Innenflächen der Knie und Oberschenkel können befallen werden. Es finden sich dann hier mehr flächenhafte, meist unscharf gegen die akrozyanotische Haut abgegrenzte teigige Infiltrate von lividroter Farbe. Meist besteht an den Unterschenkeln gleichzeitig eine

Hyperkeratosis follicularis. Hände und Füße sind meist gar nicht oder nur wesentlich schwächer befallen. Es gibt jedoch auch fließende Übergänge zur Akrozyanose.

Die *Perniones* finden sich an Händen, Füßen, Unterschenkeln als umschriebene, blaurote, teigigweiche, plattenartige Infiltrate, die ulzerös oder bullös sein können. Die Umgebung fühlt sich kalt an. Bei Erwärmen tritt starkes Jucken und Brennen in den Vordergrund. Nicht selten sind die Herde sehr schmerzhaft.

Differentialdiganose

Sarkoid Darier-Roussy, Morbus Boeck, Erythema nodosum, Erythematodes, Chilblain-Lupus, papulonekrotisches Tuberkulid, Spätsyphilis, Erythema induratum Bazin.

Therapie

Lokal hyperämisierende Maßnahmen wie Wechselbäder, Massagen und anschließendes Einreiben mit Akrotherm Salbe, Placenta-Serol, Hirudoid-Salbe u. ä. m. Innerlich Priscol, Ichthraletten, Sympatol, Vitamin E in hohen Dosen, Hormone (Cortiron). Auf warme Kleidung ist zu achten. – *Prophylaxe:* Gefäßtraining durch Bäder, Dampfbäder, Sauna, Gymnastik, Diathermie, Kurzwelle. – Gute Prognose, jedoch Rezidivneigung.

Kampferspiritus zum Einmassieren

Rp.:	Camphor.		2,0-3,0
	Ichthyol.		5,0
	Spir. 45%	ad	50,0

Erythrodermien

Ursache, Krankheitsbild und Diagnose

Hierbei handelt es sich um einen Sammelbegriff von Hautentzündungen, die meist vom „Scheitel bis zur Sohle“ beobachtet werden.

Wir unterscheiden gewöhnlich zwei Formen, die primären Erythrodermien und die sekundären. Zu den *primären Erythrodermien* werden diejenigen gerechnet, die eventuell nach Verabreichung von Arzneimitteln auftreten. Ferner werden diejenigen hinzugezählt, die man als Vorstadium der Mykosis fungoides ansieht, bei Lymphogranulomatose, bei Lymphadenose, bei Myelose, bei Retikulose etc. Diese kurzen Hinweise zeigen, wie bedeutungsvoll nicht nur die Anamnese ist, sondern auch genaue Untersuchungen von Blut, Sternalmark, Haut- und Drüsenhistologie etc.

Zu den *sekundären Erythrodermien* rechnet man diejenigen, die bei einem gleichzeitigen Ekzem, bei Lichen ruber planus, bei Psoriasis vulgaris, bei Pityriasis rubra pilaris, beim Pemphigus vulgaris auftreten. Aus dieser kurzen Erörterung wird ersichtlich, welche Bedeutung einer genauen Durchuntersuchung zukommt, nicht zuletzt auch im Hinblick auf die Frage, ob eventuell ein Fokus vorhanden ist.

Therapie

Diese richtet sich nach dem Grundleiden bzw. nach dem schädigenden Agens. Bei den sekundären Erythrodermien wird man vielfach durch Volon A 40 i.m., Celestan Depot, Volon- und Celestan Tabletten etc. eine befriedigende Beeinflussung erreichen. Die Lokaltherapie richtet sich nach dem Hautzustand und nach den üblichen Bedingungen der Dermatotherapie.

Erythroplasie (Queyrat)

Ursache

Unbekannt. Eine präkanzeröse Veränderung bei Männern um das fünfte Lebensjahrzehnt auf Schleimhäuten und Übergangsepithel, vorwiegend auf der Glans penis.

Krankheitsbild und Diagnose

Meist nur isolierte Herde, leicht erhaben, scharf begrenzt, rot, von wechselnder Größe, lack- oder samtartig, naß, glänzend, oft leicht blutend und mitunter plattenartig erhaben.

Diagnose histologisch sichern, da dem Morbus Bowen ähnlich.

Differentialdiagnose

Solitärherde von Psoriasis; Lichen ruber planus; Erythema exudativum multiforme; Arzneimittelexantheme; Balanitis erosiva; Balanoposthitis plasmacellularis; Pemphigus vulgaris; auch ein Spindelzellen-Ca.

Therapie

Da Möglichkeit des Überganges in ein Ca besteht, sofortige Exzision bei kleineren Herden oder Röntgentherapie (Weichstrahlgerät oder Chaoul), z. B. Dermopan, Stufe II-III, 29 oder 43 Kv, 25 mA. GHWT 4 oder 8 mm. 10 × 300 R – 500 R jeden 2. Tag eine Bestrahlung oder bis zur Erosivreaktion.

Nachbehandlung: Bei Nässen feuchte Kompressen mit Kamillentee. Azulon- oder Bepanthensalbe oder Hydrocortisonsalben.

Nachschau über 3-5 Jahre. Randrezidivgefahr!

Favus

Ursache, Krankheitsbild und Diagnose

Bei dieser in Deutschland seltenen, vielfach endemisch vorkommenden, durch Trichophyton Schönleini hervorgerufenen, *meldepflichtigen,* hauptsächlich den behaarten Kopf befallenden Mykose, steht das äußerst typische Bild der sogenannten Skutula im Vordergrund. Es handelt sich dabei um kleine, in der Mitte deutlich eingesunkene gedellte Schildchen oder Scheibchen, die von einer borkenartigen Masse bedeckt sind, welche eine grau- bis strohgelbe, schwefel- oder ockergelbe Farbe aufweist. Diese Skutula und die Atrophie geben das charakteristische Gepräge.

Bei längerem Bestehen der Erkrankung und besonders bei vernachlässigten Fällen verschwinden aber die typischen gelben Skutula ganz unter einer schmutzig-grau-weißlichen, bröckeligen Borkenmasse, welche die ganze Kopfhaut überzieht und an ein stark schuppendes chronisches seborrhoisches Kopfekzem erinnern könnte (Favus squamosus). Typische Skutula sind dann oft nur vereinzelt an der Peripherie nachzuweisen. Unter Betupfung der borkigen Masse mit Äther oder Alkohol tritt aber die schwefelgelbe Farbe wieder deutlich in Erscheinung. Der Favuspilz, welcher auch in die glanzlosen und wie mit Mehl bestäubt aussehenden Haare eindringt, ruft in der Haut nur einen geringen Grad entzündlicher Reaktion hervor. Die Pilzrasen erzeugen einen auffallenden, an Schimmel oder Mäusekäfige erinnernden Geruch. Beim Favus können auch Favide entstehen.

Differentialdiagnostisch muß man besonders an Mikrosporie, Trichophytie der Kopfhaut, an ein seborrhoisches, eventuell impetiginisiertes Kopfekzem oder an eine Psoriasis vulgaris capitis denken. Bei längerem Bestehen kommen aber auch Pseudopelade Brocq, Alopezie beim Lichen ruber und beim Lupus erythematodes in Frage. Kulturelle Pilzbestimmung, Trichophytinreaktion oft positiv.

Therapie

Griseofulvin in Form von Fulcin S, Likuden M (beim Erwachsenen 2 × 2 Tabletten täglich, bei Kindern 2 × 1 Tablette über mehrere Wochen). Außerdem Abweichen der Krusten und Skutula mit

Rp.:	Acidi salicylici	5,0-10,0
	Sulf. praecip.	10,0
	Ol. oliv.	ad 100,0

Danach Kopfwaschungen mit Praecutan flüssig, Sebopona flüssig, anschließend lokal Myco-Jellin, Fungiplex, Exomycol u. a. Antimykotika.

Folliculitis barbae

Ursache, Krankheitsbild und Diagnose

Meist durch Staphylokokken, bei therapierefraktären Fällen aber auch durch Candida albicans bedingt. In diesen Fällen finden sich im Nativpräparat dünne Myzelien, einzelne Sporen und Sporenhaufen, auch im Inneren der Haare werden dünne Pilzfäden nachgewiesen.

Bei dieser, sich vor allem auf die Bartgegend des Mannes lokalisierenden Erkrankung finden sich disseminiert papulo-pustulöse und papulokrustöse Effloreszenzen bzw. agminierte Herde an umschriebener Stelle. Die Prädilektionsstelle ist der Schnurrbart- sowie der Wangenbereich. Die Affektion hat einen chronischen Verlauf, und es wechseln Knötchen und

Pusteln im Bereich teils festsitzender Haare mit mehr oder weniger geringgradig entzündlichen Erscheinungen. Die Haare sind aber vielfach gelokkert und bleiben nicht selten nach Abheben der Krusten in diesen haften. Das Ende eines solchen Haares ist meist geschwollen und mit Eiter überzogen. Oft erfolgt eine Abheilung erst dann, wenn die Haare manuell oder durch Röntgenepilation entfernt worden sind.

Differentialdiagnostisch kommen vor allem in Betracht Akne pustulosa, kleinfleckige Impetigo, pustulöses Ekzem, follikulär gebundene Arzneimittelexantheme, Miliaria.

Therapie

Vielfach genügen 3-4mal täglich Betupfungen mit

Rp.:	Chloramphenicol		1,0
	Acid. salicylici		3,0
	Calmitoli		1,0
	Spirit. dil. (70%)	ad	100,0

oder/und Salben wie Ungt. Antipyodermal (= Ungt. APD) vor und nach dem Rasieren oder Cremes wie Sulmycin Creme. Bei therapieresistenten Fällen wird man zur Epilation der Haare mittels Epilationspinzette oder durch Röntgenbestrahlung greifen müssen. Die unbedingt sich daran anschließenden Bakterien- und Antibiotikaresistenzbestimmungen (Eiterpusteln und Haarwurzeln) werden zeigen, welches Antibiotikum innerlich in Betracht kommt.

Bei der durch *Candida albicans* bedingten Follikulitis sind die bisher besprochenen Behandlungsmethoden ergebnislos. Hier steht im Vordergrund das aus dem Streptomyces noursei isolierte Antibiotikum Nystatin, das bei uns als Moronal bekannt ist und vorwiegend lokal zur Wirkung kommt. Bei einer Reihe von Follikulitiden werden Zusammenhänge mit einem Fokus gesehen.

Folliculitis et Perifolliculitis capitis abscedens et suffodiens

Ursache, Krankheitsbild und Diagnose

Vielfach auf dem Boden einer Seborrhoe bei Männern angetroffen und durch Staphylokokken und/oder Streptokokken bedingt, finden sich meist am Hinterhaupt – bis zur Nackengegend reichend – entzündliche und zur Abszedierung führende Knoten, Pusteln und Krusten, deren Ausheilung unter Narbenbildung erfolgt. Man hat dann ein durch das Nebeneinandervorkommen von Narben und Knoten bedingtes grobhöckeriges Hautrelief, eine Alopezie mit Haarinseln an intakt gebliebenen Hautstellen, welche dann meist in büschel- oder streifenförmiger Anordnung oder auch als Büschelhaare angetroffen werden, sowie eine mehr oder weniger weit verzweigte Unterminierung der befallenen Hautpartien.

Differentialdiagnose

Akne conglobata.

Therapie

Äußere Anwendung von Antibiotika etc. in wäßrigen oder alkoholischen Lösungen oder auch als Cremes wird weniger Erfolg haben als chirurgische Maßnahmen, zu denen – je nach Ausfall der Bakterien- und Antibiotikaresistenzbestimmung – langfristige zusätzliche Antibiotikagaben kommen, eventuell unterstützt durch eine unspezifische Reizkörpertherapie (Echinacin i.v., Plenosol Stärke O i.v.).

Fox-Fordycesche Krankheit (Morbus Fox-Fordyce)

Ursache, Krankheitsbild und Diagnose

Vermutlich endokrine Dysregulation mit Auswirkung auf die apokrinen Schweißdrüsen durch Verschluß des Drüsenausführungsganges, was zu einer entzündlichen Reaktion und zu starkem Juckreiz führt. Soll der Neurodermitis nahestehen? Apokrine Miliaria?

Bei Frauen zwischen der Pubertät und Menopause vorkommend.

Erscheinungen streng an Hautareale mit apokrinen Schweißdrüsen (Achselhöhlen, Umgebung der Maxillen und des Nabels, perigenital und perianal) gebunden.

Nebeneinander stehen kleine flache oder spitzkegelige, körnige, feste, glänzende, hautfarbene Knötchen. Die Haare sind häufig abgebrochen. Die Haut ist lichenifiziert. Quälender intensiver Juckreiz, der sich vor und während der Menses steigert. In der Gravidität Spontanremissionen möglich. Sonst jahrelang sistierend.

Therapie

Undankbar!

Antipruriginöse Mittel lokal und allgemein, z. B. Cortison-Salben, Teer-Salben u. a. m.

Hautschälungen.

Hormonelle Behandlung bei nachweisbaren Störungen.

Versuch mit einer paradoxen Hormonkur (Testosteron).

Injektionen mit Schwangerenserum.

Versuche mit Rö-Strahlen meist unbefriedigend.

Intrafokale Hydrocortison-Injektionen (schmerzhaft).

Furunkel, Karbunkel

Ursache, Krankheitsbild und Diagnose

Staphylokokkeninfektion, in seltenen Fällen auch Infektion mit Candida albicans. In der Mehrzahl der Fälle erfolgt die Infektion exogen, begünstigend wirken Stoffwechselkrankheiten, vor allem Diabetes mellitus, bei dem besonders auf latente Formen zu achten ist, aber auch Ernährungsstörungen, Fettleibigkeit, Gicht, Magen-Darm-Erkrankungen, Unterernährung, Nephritiden, Morbus Cushing. Besonders sollte aber auf Tonsillitiden und andere Fokalherde geachtet werden.

Der Furunkel als Entzündung mehrerer Haarwurzeln und deren Umgebung tritt entweder einzeln oder in der Mehrzahl auf. In letzterem Fall sprechen wir von *multiplen Furunkeln,* während der Begriff der Furunkulose besser für eine Anzahl von Furunkelherden im Einklang mit einem inneren Leiden wie Diabetes mellitus, Adipositas, Magen-Darm-Erkrankungen etc. vorbehalten bleiben sollte.

Der *einzelne Furunkel* als fortgeschrittene Follikulitis und Perifollikulitis bietet sich klinisch anfangs als kleine, umschriebene Infiltration nebst Rötung mit mehr oder weniger großer Schmerzhaftigkeit dar. Dann finden sich: Pusteln und nicht selten Lymphadenitis. Hinzu tritt beim Größerwerden des Herdes eine Temperatursteigerung. Während der Knoten immer größer und schmerzhafter wird, findet sich zentral ein tiefreichender nekrotischer graugrüner Pfropf, der sich je nach der gewählten Behandlungsart mehr oder weniger rasch abstößt.

Von einem *Karbunkel* sprechen wir, wenn mehrere Furunkel dicht nebeneinander stehen, eine größere Infiltration vorliegt und die einzelnen Nekrosen zusammenkommen.

Der Furunkel bevorzugt hinsichtlich seines Sitzes: Nacken, seitliche Halspartien, Gesäßgegend, Gürtelzone, d. h. Stellen, die Druck und Reibung unterliegen. Praktisch können wir ihn aber an jeder Stelle des Körpers lokalisiert finden. Den Karbunkel finden wir besonders an Nacken und Rücken.

Der Furunkel befällt mit Vorliebe Jugendliche und Erwachsene mittleren Alters, den Karbunkel treffen wir hauptsächlich bei Älteren. Neben Empfänglichkeit, Konstitution, Alter, Geschlecht, sozialen Verhältnissen, Masse und Virulenz der Bakterien treten hinsichtlich der Frage weiterer dispositioneller Faktoren außer inneren Erkrankungen und Würmern auch noch Witterungseinflüsse hinzu. So wird bei einem hohen Feuchtigkeitsgehalt der Luft ein Erkrankungsanstieg beobachtet.

Einer besonderen Erwähnung bedarf kurz noch der *an Lippen, Nase oder Augenumgebung lokalisierte Furunkel.* Hier besteht die Gefahr einer Sinusthrombose, wobei gerade hierbei das Verbot von Drücken oder Quetschen ganz besonders zu beachten ist (auch Sprech- und Kauverbot).

Therapie

Ein im Entstehen begriffener Furunkel, besonders wenn er an Nase, Oberlippe oder Augengegend lokalisiert ist, kann durch eine Röntgen-Entzündungsbestrahlung in der weiteren Entwicklung abgebremst werden. Wirksam sind ferner Ichthyol Salben-Verbände. Bei schon ausgeprägten Furunkeln ist die Umgebung mit Schüttelpuder abzudecken und reines Ichthyol auf die Herdmitte aufzutragen. Sollux-Bestrahlungen und Alkohol-Kompressen wirken unterstützend.

Bei ausgedehnten Furunkeln, Furunkulosis und Karbunkeln gilt heute die gezielte *Antibiotikatherapie* als Mittel der Wahl. In den meisten Fällen wird man mit Megacillin (täglich 1 Amp. i.m.) so lange behandeln, bis man einen Bakterien- und Antibiotikaresistenzbefund hat, auf den man nicht verzichten sollte. Gleichzeitige Mitbehandlung von Allgemeinerkrankung. Bei bereits erfolgter Einschmelzung Inzision und Einlegen eines Gazestreifens.

Granuloma anulare

Ursache, Krankheitsbild und Diagnose

Ringgranulom unbekannter Ursache

Früher wurde es vielfach zum Formenkreis der Hauttuberkulose gezählt. Heute wird auch eine rheumatische Genese diskutiert.

Im ausgeprägten Stadium findet sich besonders über Handrücken, Finger oder Fußrücken ein zirzinärer bzw. serpiginöser, das Hautniveau randwärts deutlich überragender Herd von gelber bis roter Farbe, der peripher fortschreitet und zentral deutlich eine eingesunkene, etwas atrophische blaßrote Haut erkennen läßt (Abb. 43). Der vielfach glänzende Randwall hat eine durchschnittliche Breite von 2-5 mm, er fällt nach der gesunden Haut hin steil ab und läßt oftmals eine Zusammensetzung aus kleinlinsengroßen Knötchen erkennen, die dann die jeweiligen Figuren ergeben, die nicht unbedingt immer geschlossen sind, so daß es auch Halbringformen gibt.

Zur Unterstützung der Diagnose sollte unbedingt die feingewebliche Untersuchung eines exzidierten Granuloms gehören, kommen doch *differentialdiagnostisch* hauptsächlich das Erythema elevatum diutinum und die Necrobiosis lipoidica diabeticorum in Betracht.

Therapie

Vielfach Selbstheilung nach Jahren, eventuell auch nach einer Probeexzision oder nach Salbenverbänden (Jellin Ultra, Celestan-V Creme, Topsym) mit Plastikfolien-Verschluß. Auch die Röntgenbestrahlung ist bei hartnäckigen Herden empfohlen worden (3-4mal 150-200 R in zehn- bis zwanzigtägigen Abständen, Nahbestrahlungsbedingungen, Dermopan). Die intraläsionale, fächerförmige Injektion von Volon A 10, gemischt mit einem Lokalanästhetikum (1:1) läßt die meisten Herde zum Verschwinden bringen.

Granuloma glutaeale infantum

Ursache, Krankheitsbild und Diagnose

Vermutlich ausgelöst durch exogene Noxen wie Biowaschmittel und Weichspüler, wovon Reste in Windeln zurückgeblieben sind.

Sitz dieser Säuglingsdermatose (3. bis 7. Lebensmonat) sind das Gesäß, die Ano-Genitalgegend sowie Unterbauch und Oberschenkelinnenseiten. Klinisch finden sich kissen- bis plattenartige bzw. multiple solide, halbkugelig sich vorwölbende Knoten von blauroter Farbe, welche kaum subjektive Beschwerden machen. Die regionären Lymphknoten sind vielfach deutlich vergrößert, der Allgemeinzustand ist beeinträchtigt. Oft entwikkeln sich diese Granulome im Anschluß an eine Dermatitis im Bereich von Windelkontaktstellen. Die Abheilung erfolgt nach 4-6 Monaten unter Hinterlassung eines hellbraunen Fleckes von zigarettenpapierähnlichem Aussehen.

Therapie

Lediglich symptomatisch, da weder durch Antibiotika noch durch resorptionsfördernde Salben eine Beeinflussung gesehen wird. Vielfach Spontanrückbildung. Auf die Vermeidung von Weichspülern und Biowaschmitteln ist besonders hinzuweisen. Oftmals werden Waschmittel aus reiner Seife vertragen. Eventuell Übergang auf Einmalwindeln. Die Lokalbehandlung kann sich z. B. auf Schüttelmixturen beschränken wie

Rp.:	Acidi salicylici		3,0
	Moronal Suspension		12,0
	Lot.alb.aquos. (DRF)	ad	100,0

Granuloma teleangiectaticum pediculatum benignum (seu pyogenicum)

Ursache, Krankheitsbild und Diagnose

Diese leicht blutenden gestielten Angiome von etwa 1 cm Durchmesser treten an allen möglichen Körperstellen meist einzeln, selten multipel auf. Lokale bakterielle Infekte fördern Wachstum, nekrotischen Zerfall und die nachfolgende Blutungsneigung.

Differentialdiagnostisch sollte unbedingt an ein Melanom gedacht und somit nach der Totalexzision eine histologische Untersuchung vorgenommen werden.

Therapie

Lokalanästhesie, Entfernung mit der Kaltstromschlinge, Druckverband.

Granulosis rubra nasi

Ursache, Krankheitsbild und Diagnose

Der früher angenommene Zusammenhang mit Tuberkulose hat sich nicht bestätigt. In manchen Fällen findet man ein unregelmäßig dominant vererbbares Auftreten. Bei lokaler Hyperhidrosis im Nasenbereich – als Ausdruck einer vegetativen familiären Dysfunktion – ist die Nase rot bis blaurot, wobei stecknadelspitz- bis stecknadelkopfgroße dunkelrote Knötchen und Bläschen zu sehen sind.

Diese Hauterscheinungen heilen in der Pubertät vielfach von selbst ab und lassen *differentialdiagnostisch* an Lupus vulgaris (Histologie, Glasspateldruck) und an die im Kindesalter sehr seltene Rosazea denken.

Therapie

Neben Bellergal eventuell Ichthraletten oder Ichthophen i.v., daneben Tupfungen mit Volan A-Tinktur, abends Ichtho-Cortin fettfrei. Bei Hyperhidrosis Ansudor Lotio und Ansudoral (tgl. 1-3 Drag.).

Hämorrhagien, Purpura-Gruppe

Ursache

Man unterscheidet pathogenetisch
1. Störungen der Thrombozytenzahl und Funktion (Thrombopathien, Thrombopenien),
2. Störungen vaskulärer Art (vaskuläre Purpuraformen) und
3. Störungen der Blutgerinnung (Koagulationen).

Kombinationen sind gegeben, eine Trennung ist nicht immer möglich.

Krankheitsbild, Diagnose und Therapie

ad 1. *Bei den thrombozytogenen Störungen* steht das Symptom einer Schädigung der thrombozytenbildenden Knochenmarksanteile im Vordergrund.

a) *Symptomatische Thrombopenien:* meist sekundär im Verlauf von Infektionskrankheiten, Allergien, z. B. gegenüber Nahrungsmitteln, nach Arzneimittelgebrauch (Barbiturate, Chinin, Sulfonamide u. a. m.) und bei Leukämien, malignen Geschwülsten mit schweren Milz-Leber-Nieren-Veränderungen und Schädigungen der Kapillarendothelien einhergehend.
Haut zeigt großflächige, kutane und subkutane Blutungen, auch Schleimhautblutungen, Hämaturie und blutige Stühle.
Therapie: Verdächtige Medikamente absetzen, NNR-Hormone und Blutersatz.

b) *Morbus maculosus (Werlhof):* Akute und chronische intermittierende Formen häufig bei jüngeren Menschen aus dem Wohlbefinden beginnend. Haut und Schleimhäute zeigen unregelmäßig verteilte Petechien oder Suffusionen, auch massive Hämatome. Thrombopenie als wichtigstes Symptom. *Rumpel-Leede*'sches Phänomen positiv. Blutungs- und Gerinnungszeiten verringert.
Therapie: Rutin, Vit. C, Calcium, Blutersatz, ACTH und NNR-Hormone. Bei chronischen Formen Milzexstirpation.
Prognose: Im allgemeinen gut.

ad 2. Im Vordergrund steht die *vaskuläre Störung,* daher keine Gerinnungsstörung. Thrombozytenzahl und -funktion sind normal. Ursachen: Vitaminmangel, Allergie, Gefäßanomalien, Stoffwechselstörungen.

a) *Purpura rheumatica (Schönlein-Henoch)* (Peliosis rheumatica, anaphylaktoide Purpura, Kapillartoxikose).
Ursache: Wahrscheinlich eine allergisch-hyperergische Gefäßschädigung, Rumpel-Leede ist positiv. Eine schwere Form ist die *Purpura fulminans.* Auf dem Grunde eines Erythems oder einer Urtikaria u. a. entwickeln sich symmetrisch punktförmige und fleckenförmige Hautblutungen. Keine Schmerzen, jedoch mitunter Fieber und rheumatoide Beschwerden.

Differentialdiagnose: Periarteriitis nodosa; hämorrhagisch multiformes Erythem.
Therapie: Vitamin C, Rutin, NNR-Hormone, Fokussanierung.

b) *Purpura senilis;* punktförmige Blutungen vorwiegend an den Streckseiten der Extremitäten alter Menschen durch Degeneration der Gefäßwände.

c) *Skorbut und Möller-Barlowsche Erkrankung.* Vaskuläre Blutungsneigung (Zahnfleisch) durch Vitamin C-Mangel und ungenügende Versorgung mit anderen Vitaminen.

d) *Purpura anularis teleangiectodes (Majocchi).* Seltene Erkrankung, meist über Jahre bestehend, symmetrisch an den Beinen auftretend. Hier punktförmige rote Teleangiektasien, die zu anulären oder serpiginösen Herden führen. Häufig petechiale Blutungen. Durch Hämosiderinbildung gelblich-bräunliche bis rot-braune Einlagerungen. Im Zentrum der Herde zarte Atrophien. Der Morbus Schamberg stellt eine Variante dar.

e) *Morbus Osler* (Teleangiectasia hereditaria haemorrhagica): Dominant vererbbares Leiden, das zu nävoiden Systemerkrankungen gehört und Neigung zu starken Haut- und Schleimhautblutungen zeigt. In der Jugend schon meist unstillbares Nasenbluten. Reichliche Angiektasien im Gesicht, an den Händen und den Schleimhäuten.
Therapie: Rutin.

ad 3. Störungen der Blutgerinnung (Hämophilie, Bluter-Krankheiten) gehören in die Hand des Internisten.

Hämorrhoiden

Ursache, Krankheitsbild und Diagnose

Die üblicherweise erfolgende Einteilung in äußere und innere Hämorrhoiden sollte insofern unterbleiben, als es äußere Hämorrhoiden ohne innere nicht gibt. Dies zeigen die therapeutischen Erfahrungen mit der Verödungstherapie, worauf noch kurz einzugehen sein wird. Klinisch stehen im Vordergrund Vorstülpungen der Analschleimhaut, Blutungen nach dem Stuhlgang, feuchter Analring, Analekzem. Daneben finden sich sehr häufig die schmerzhaften perianalen Spontanthrombosen, die lediglich durch Stichinzision und Ausdrücken des Thrombus erfolgreich angegangen werden können. Man kann die Hämorrhoiden nicht tasten, sondern lediglich mit dem Proktoskop, nicht mit dem Rektoskop, nachweisen.

Differentialdiagnose

Perianale Spontanthrombose, Lues II (Condylomata lata), Condylomata acuminata.

Therapie

Wenn früher jahre- bis jahrzehntelange Gaben von Salben und Suppositorien im Vordergrund standen, ist heute die Therapie der Wahl die *Injektion einer Verödungsflüssigkeit* mit einer Spezialnadel unter die Schleimhaut der Hämorrhoiden-Basis, z. B. mit Proctocuran nach vorausgegangener Proktoskopie. Die vielfach mitvorhandenen Analekzeme mit ihrem Juckreiz heilen oft unter der Verödungstherapie ab.

Unterstützend wirken nach der Verödung Analpinselungen mit Tinct. Arning (DRF) und Mull-Einlagen mit

RP. Calmitoli		0,5
Tumenolammonii		5,0
Pasta Zinci mollis	ad	50,0

oder Volon A-Creme, Celestan-V Creme etc.

Herpes simplex

Ursache, Krankheitsbild und Diagnose

Virus-Infektion, bei der es zu keiner Immunität kommt. Die Übertragung erfolgt durch Tröpfchen- oder Schmierinfektion; auch kann die Erkrankung von gesunden Dauerausscheidern übertragen werden. Die Inkubationszeit beträgt 3 bis 4 Tage. Es ist zwischen einer Erst- und einer rekurrierenden Infektion zu unterscheiden. Die Erstansteckung fällt zumeist in das 1. bis 5. Lebensjahr. Die Rezidive treten in Abhängigkeit von veränderten Strombahngeschwindigkeiten auf, wie sie bei starker Sonnenbestrahlung, im Prämenstruum (Herpes menstrualis), bei fieberhaften Infektionskrankheiten, Umstimmungsbehandlungen, Malaria, Vakzine (Herpes simplex febrilis) zu finden sind. Die Neigung zu Rezidiven ist in der Jugend größer, da bei der Altershaut allmählich eine Verödung der terminalen Strombahnteile und eine Abnahme der peripheren Durchblutung stattfindet (Abb. 27).

Vorzugsweise an Übergangsstellen von Haut zu Schleimhaut kommt es nach anfänglichem Jucken, Brennen oder gar einer Gefühllosigkeit an diesen Stellen oder einem Spannungsgefühl zur Entwicklung mehrerer zunächst einzeln stehender stecknadel- bis linsengroßer, kleiner bis prallgefüllter Bläschen (anfangs klar-seröse Flüssigkeit), die bald zusammenfließen und gelblich-eitrig aussehen und deren Blasendecke platzt. Es werden auch Bläschengruppen beobachtet, deren Blasendecke zu einer durchsichtigen, gelblich-braunen bis hämorrhagisch-schwärzlichen Kruste eintrocknet. Mehrere Krusten können zu einer größeren konfluieren, was besonders bei Sitz an der Lippe zu Einrissen führt. Die Krusten bzw. Borken fallen nach etwa 10 Tagen spontan ab. Tritt keine Sekundärinfektion zusätzlich auf, so ist der Herpes simplex nach 14 Tagen narbenlos abgeheilt. Was die Lokalisation betrifft, so finden sich in jedem Lebensalter Bläschengruppen besonders gerne im Mund- und Lippenbereich (Herpes simplex labialis), ferner am Genitale (Herpes simplex genitalis), an der Kornea (Herpes simplex corneae), intraurethral oder auch in der Glutaealgegend (Herpes glutaealis).

Differentialdiagnostisch kommen besonders in Frage Impetigo contagiosa, Herpes zoster, bei Lokalisationen am Genitale besonders Ulcus molle und Lues. Erhebliche Schwellungen der regionären Lymphdrüsen sind möglich, jedoch sind diese beim Herpes simplex, im Gegensatz zur Lues, druckschmerzhaft.

Therapie

Lokal stehen hier antivirale Salben wie Virunguent-P, das 5-Jod-2-Desoxyuridin enthält, im Vordergrund. Diese muß aber 5-6mal täglich aufgetragen werden. Neuerdings lokal auch Viru-Merz.

Vakzinebehandlung: Im erscheinungsfreien Intervall sollte mit einer typenspezifisch abgetöteten Vakzine, wie z. B. Lupidon H (beim Herpes labialis) und Lupidon G (beim Herpes genitalis) immunisiert werden. 1 Ampulle wird wöchentlich subkutan über etwa 12 Wochen injiziert. Tritt Erscheinungsfreiheit ein, so sollten die Injektionsfolgen zunächst auf 14 Tage, dann auf 3 Wochen, auf 4 Wochen, auf 5, auf 6 bis auf 12 Wochen reduziert werden.

Herpes zoster

Ursache, Krankheitsbild und Diagnose

Virus-Infektion (vermutlich identisch mit dem Varizellen-Virus). Von Zosterkranken können Infektionen ausgehen, die sich besonders bei Kindern als Varizellen manifestieren. Im allgemeinen ist der Herpes zoster jedoch wenig kontagiös. Er tritt in allen Lebensaltern auf, vorzugsweise bei älteren Personen. Die Infektion erfolgt auf hämatogenem Wege. Es werden neben der Haut Nerven, und zwar fast ausschließlich einseitig bestimmte Segmente befallen. Weiterhin ist eine Erkrankung des Auges – Herpes zoster ophthalmicus – und des Ohres – Herpes zoster oticus – möglich. – Die Inkubationszeit beträgt 4-20 Tage (Abb. 28, 29).

Als *Prodromalerscheinungen* sind zu nennen: leicht erhöhte Körpertemperatur, Störung des Allgemeinbefindens (Müdigkeit, Magen-Darmstörungen, Kopf-, Halsschmerzen, Nackensteifigkeit etc.) und im Segmentbereich eines oder mehrerer Nerven heftige Schmerzen sowie Brennen und Rötung auf der Haut.

Nach wenigen Tagen kommt es zur eruptiven Entwicklung anfangs stecknadelkopfgroßer Bläschen, die zu größeren Bläschengruppen zusammenfließen können. Charakteristisch ist die halbseitige, auf bestimmte Segmentbereiche beschränkte Lokalisation. Die Bläschen sind anfangs prall und mit klarem Inhalt gefüllt, der nach 2 bis 3 Tagen eitrig und vereinzelt auch hämorrhagisch wird.

Im weiteren Verlauf erfolgt Eindellung der Bläschen und Krustenbildung. Bei nekrotischer Veränderung des Bläschengrundes entwickelt sich der Herpes zoster gangraenosus, der unter Narbenbildung abheilt und meist am Stirnast des Trigeminus lokalisiert ist. Prädilektionsstellen des Herpes zoster sind Spinalganglien, es folgen Zervikalganglien und Trigeminus I. Selten werden lumbale und sakrale Zosterfälle mit Genital- und Blasenschleimhautbefall sowie Zoster an den Extremitäten beobachtet. In unkomplizierten Fällen bestehen die Hauterscheinungen 2 bis 3 Wochen, bei Herpes zoster gangraenosus 6 bis 8 Wochen, während die oft beträchtlichen Neuralgien weitaus länger anhalten.

Beim kindlichen Zoster fehlen Prodromalerscheinungen und Neuralgien.

Die *Gesamtkrankheitsdauer* wird mit 10 Tagen angegeben. Die *Abheilung* des normalen Zosters erfolgt unter Hinterlassung feiner, dunkel gefärbter Närbchen, sehr selten sind Keloide. Die regionären Lymphdrüsen sind meist geschwollen und schmerzhaft.

Im allgemeinen finden sich beim Zoster keine Rezidive. Das Überstehen der Erkrankung ruft eine gewisse Immunität hervor. Der Zoster kann sich außer nach toxischen Einwirkungen wie Jod, Arsen, Blei etc. auch im Verlauf innerer Erkrankungen finden, so z. B. bei Karzinom, Leberschaden, Tuberkulose, Morbus Hodgkin, Leukämie. Als schwerste Form kennen wir den Herpes zoster generalisatus. Dieser erweckt stets den Verdacht auf das Vorliegen von Leukämie oder Lymphogranulomatose, auch Retikulose und Karzinom.

Differentialdiagnostisch sollte man denken an: Impetigo contagiosa, Erysipel, Herpes simplex; bei Mundschleimhautbefall: Stomatitis aphthosa; bei Befall des Genitale: Ulcera mollia, Lues; bei Zoster generalisatus: Varizellen, Variolois, vesikulo-papulöse Syphilide, bullöse Exantheme. – Komplikationen: Sekundärinfektion, Neuralgien, Hyperästhesien, Muskelparesen, sekretorische Störungen, Meningitiden, Enzephalitiden, Keratitiden, Perforation der Kornea, Iridozyklitiden (Zoster ophthalmicus), Gaumensegel- und Stimmbandlähmung (Zoster oticus) o. ä.

Therapie

Im Vordergrund steht zunächst die Beherrschung der Neuralgien mittels hoher Dosen Vitamin B in Form von Medivitan, welches anfangs täglich i.m. gegeben werden sollte. Nach etwa 8-10 Tagen wird man auf einen 2, dann 3-4tägigen Behandlungsrhythmus übergehen. Daneben per os Dihydroergotamin-Sandoz (Dihydergot, Dihydergot retard), Streemot Siebtabletten, Gelonida, Dolviran etc. Kortikosteroide sollten nur in schwersten Fällen und dann in Kombination mit einem Antibiotikum gegeben werden. Lokal: Zuerst Calmitol-Schüttel-Mixtur, eventuell bei sekundärer Infektion mit Zusatz von Rivanol. Als Gel: Brand- und Wundgel-Medice, Soventol Gel. Im krustösen Stadium Salben wie Ungt. Antipyodermal (Ungt. APD), Volon A-Salbe mit Zusatz von 2-3% Salicyl.

Hidroa aestivalia
Hidroa vacciniformia

Ursache, Krankheitsbild und Diagnose

Eine idiopathische Lichtdermatose mit Störungen des Porphyrinstoffwechsels, deren Entstehung und Verlauf maßgeblich von Lichtstrahlen beeinflußt wird. Bedeutungsvoll sind das sichtbare Sonnenspektrum mit Wellenlängen von 760 bis 400 mμ und der ultraviolette Strahlenbereich mit den Wellenlängen 400 bis 315 mμ und 315 bis 280 mμ.

Nach Sonneneinwirkung treten schon im Kindesalter an allen von den Kleidern nicht bedeckten Hautpartien Blasen auf, die sanguinolenten Inhalt haben und mit Narben abheilen. Dieser Zustand begleitet die befallenen Individuen zeit ihres Lebens. Es finden sich Leberstörungen. Porphyrinurie in pathologischer Menge und Art nicht nachweisbar. Die Krankheit ist vererbbar, wobei ein rezessiver Erbgang zu bestehen scheint. Das männliche Geschlecht wird bevorzugt befallen; Konsanguinität der Eltern begünstigt das Entstehen der Krankheit.

Bei Lichtdermatosen kommt es auch zu Störungen des Porphyrinstoffwechsels infolge des Leberleidens. Diese Form der Lichtdermatose bezeichnet man als *Porphyria cutanea tarda.* Sie tritt in fortgeschrittenem Alter häufig bei *Alkoholikern* mit einem *Leberparenchymschaden* auf.

Therapie

Wirksamste Behandlung besteht darin, die starke Lichteinwirkung zu meiden bzw. den Kranken vor dem Sonnenlicht durch Tragen langer Ärmel, Strümpfe, Handschuhe und breitrandiger Hüte zu schützen. Die Anwendung von Lichtschutzmitteln ist zu versuchen, mit denen man eine

Abschirmung des UV-Anteils erreicht, der das Erythem verursacht. Die Lichtschutzmittel sind in Salbenform oder als öl- oder fettfreie Flüssigkeiten im Handel, z. B. Contralum, Ilrido Creme u. a.

Die Lichtempfindlichkeit kann auch durch Verabfolgung von Nikotinsäureamid, Pantothensäure und Folinsäure, die im Vitamin-B-Komplex bzw. im Polybion enthalten sind, herabgesetzt werden. Hierbei wird die Bildung von Prophyrinen verhindert. Die Dosierung beträgt 3 – 2 Dragees täglich. Verordnet man nur Nikotinsäureamid allein, so genügen 3 × 50 mg täglich bzw. Nicobion 1 Tbl. (= 200 mg). Auch Lactoflavin, 2- bis 3mal täglich 1 Ampulle i. m. hat sich bewährt. Resochin $\frac{1}{4}$-1 Tabl. 2 × wöchtl.

Bei schweren Fällen Nebennierenrindenhormonbehandlung. Wegen der fast immer nachweisbaren Leberparenchymschäden sollte eine Leberschutztherapie einschl. diätetischer Maßnahmen mit Leberextrakten, wie z. B. Hepatrat forte, Laevulose und lipotropen Substanzen (Hepsan) eingeleitet werden.

Alkoholverbot!

Hidroadenitis suppurativa

Ursache, Krankheitsbild und Diagnose

Staphylokokken-Infektion, für deren Entwicklung nicht selten eine lokale Traumatisierung (Schwitzen, Reiben, Scheuern von Kleidungsstükken, Depilationsversuche, Schweißblätter u. ä. m.) oder andere Hauterkrankungen (Skabies, Dermatomykosen, Pyodermien etc.) verantwortlich sind.

Die Hidroadenitis wird vorwiegend im 2. bis 4. Lebensjahrzehnt beobachtet und tritt häufiger bei Frauen als bei Männern auf. Unter den Achselhöhlen finden sich zunächst erbsen- bis haselnußgroße, halbkugelige Knötchen, welche kutan oder subkutan liegen; bei leichtem Jucken oder Spannungsgefühl verbreiten sie sich rasch, vereitern und dringen gegen die Oberfläche vor. Die Haut kann dabei die normale Farbe behalten oder sich bläulich- rot verfärben. Neue Knötchen treten auf, diese vergrößern sich und verschmelzen, so daß Neubildungen mit Abszedierungen abwechseln. Sie neigen zur spontanen Entleerung von dünnflüssigem Sekret. Die

Umgebung ist meist infiltriert, teilweise auch der gesamte Achselhöhlenbereich, was mit großer Schmerzhaftigkeit und Temperaturerhöhung verbunden ist und unter Umständen zu lymphangitischer Weiterleitung nach dem Oberarm führen kann; starke Bewegungseinschränkung.

In der Regel ist zunächst eine Achselgrube befallen, im Verlauf der Erkrankung werden die Hauterscheinungen an der zweiten Achselgrube bzw. an deren Körperregion mit apokriner Drüsenversorgung festgestellt.

Differentialdiagnostisch kommen Furunkel, Tuberkulose der Axillardrüsen und Akne conglobata in Betracht.

Therapie

Ichthyol-Verbände in Kombination mit Rotlichtbestrahlungen, möglichste Ruhigstellung des Armes in Abduktion, Stichinzision bei entsprechender Reife des Herdes. Eventuell Röntgen-Entzündungsbestrahlung. Bei ausgedehnter Erkrankung: parenterale Medikation von Antibiotika wie Megacillin, möglichst nach vorausgegangener Bakterien- und Antibiotikaresistenzbestimmung. Bei Rezidiven Röntgen-Epilationsdosis und Suche nach begünstigenden Stoffwechselkrankheiten, besonders Diabetes mellitus.

Histiozytom

Ursache, Krankheitsbild und Diagnose

Gar nicht so selten auftretend, wie allgemein angenommen wird, findet sich das Histiozytom als knötchenförmiger, solitärer, sich derb anfühlender Tumor besonders im Bereich von Armen, Beinen und Stamm. Aber auch an anderen Lokalisationsstellen ist an das Vorliegen eines in die Tiefe gehenden, meist eine rötlich-dunkelbraune Farbe aufweisenden, vielfach mit Fibromen verwechselten Tumors zu denken, dessen Durchmesser ca. 1,5 cm beträgt und dessen Form rundlich ist. Die Herde stehen einzeln und überragen nur wenig das Hautniveau. Die Ursache ist ungeklärt. Vor allem bei jüngeren Männern zur Beobachtung kommend, gibt es ganz vereinzelte Fälle, bei denen die Histiozytome maligne entarten. Subjektiv machen sie höchstens geringgradig Schmerzen und Stechen an der Stelle ihres Sitzes.

Differentialdiagnostisch ist vor allem an ein Fibrom, Leiomyom, Naevuszellnaevus, Melanom zu denken.

Therapie

Diese besteht in einer Exzision in toto weit im Gesunden. Die in jedem Fall anzuschließende mikroskopische Untersuchung des Knötchens wird zeigen, ob eventuell eine maligne Veränderung erfolgte. In diesen Fällen ist eine nachfolgende Röntgenbestrahlung indiziert.

Hyperhidrosis

Ursache, Krankheitsbild und Diagnose

Quantitative Steigerung der normalen Schweißsekretion. Diese ist universell bzw. generalisiert oder lokalisiert zu beobachten. Sie wird ausgelöst durch starke Hitze, intensive Muskelanstrengung bei der Arbeit, Sport etc. und findet sich bei fieberhaften Erkrankungen, Hyperthyreosen, als Folge von Nervenerkrankungen (Tabes, Syringomyelie, Rückenmarksläsionen), Schwangerschaft, Tuberkulose, Rheumatismus, toxischen und pharmakologischen Substanzen wie Kokain, Nikotin, Salicylverbindungen, Kortison, Schlangen- und Fischgiften etc.

Die Störungen der Schweißdrüsenfunktionen finden sich nicht nur als generalisierte Hyperhidrosis, sondern individuell unterschiedlich an verschiedenen Körperstellen, insbesondere auf der Stirn und dem behaarten Kopf, auf der Mitte des Rückens und der Brust, unterhalb der Achseln (Hyperhidrosis axillarum) und an den Füßen und Händen (Hyperhidrosis pedum et manuum). Hyperhidrosis manuum kann sowohl beruflich bedingt (Chlorkalk, Dauerwellenflüssigkeit etc.) als auch beruflich sehr hinderlich sein (Feinmechanik, Verkäufer, Goldschmied etc.).

Im Vordergrund steht bei der Hyperhidrosis pedum der oft sehr starke, wenig angenehme Geruch. Die Hornschicht der Füße ist aufgequollen und sieht „wurmstichig" aus, hier kommt es gerne zu Erosionen mit und ohne Dermatomykosen und in deren Gefolge zu vielfach rezidivierenden Erysipelen.

Therapie

Die *innerliche Therapie* richtet sich vorwiegend nach der auslösenden Noxe (Behandlung der Grundkrankheit). Hier haben sich zentral-vegetativ dämpfende Pharmaka wie Luminal, Prominal, Bellergal, Bellasanol, Hovaletten forte etc. bewährt.

Aber auch durch die längerdauernde Einnahme von Ansudoral Dragees kann man eine Regulierung des Wärmehaushaltes erreichen.

Als wichtigste *lokale Maßnahme* ist aber häufiges Waschen und Wechseln der Leibwäsche und Strümpfe anzuführen. Auch kann eine gewisse Schweißminderung durch Teil- oder Vollbäder mit ganz schwacher wäßriger Kalium Permanganatlösung (ca. 1:3000-5000), durch Zusatz von Essig, Tannin, Eichenrinde oder Plesiocid erreicht werden. Auf luftdurchlässige, saugfähige und kochbare Kleidung ist zu achten. Nach den Waschungen gründliches Abtrocknen und Auftragen von Ansudor-Lotio und/oder Ansudor-Puder. Bei therapieresistenten lokalisierten Fällen – wie einseitigem Hand- oder Fußschweiß – können Röntgenbestrahlungen als „letzte“ Maßnahme erfolgen.

Hypertrichosis

Ursache, Krankheitsbild und Diagnose

Innersekretorisch bedingt, z. B. bei Tumoren der Nebennierenrinde oder des Ovars. Auch nach irritativen und nervalen Reizen z. B. durch Pflaster, Salben oder nach Nervenverletzungen. Rassische bzw. konstitutionelle Anlagen.

Bei der *Hypertrichosis universalis* (Hirsuties universalis) sind die Lanugohaare erhalten geblieben und bedecken wie ein Fell die ganze Körperoberfläche.

Die *lokale Hypertrichosis* (Hirsuties localis) ist häufiger. Es ist eine lokale Mißbildung, die auch mit einem Pigmentnaevus (Tierfellnaevus) vergesellschaftet sein kann; auch als Begleiterscheinung einer Spina bifida occulta entlang der Wirbelsäule.

Man kann daher zwischen einer angeborenen und erworbenen, einer allgemeinen und herdförmigen Hypertrichosis unterscheiden.

Therapie

Die Behandlung ist schwierig.

Bei innersekretorischen Störungen ist der Patient von einem Internisten bzw. Endokrinologen zu behandeln.

Bei lokaler Hypertrichosis (z. B. Frauenbart):

1. Elektrolyse und Elektrokoagulation der einzelnen Follikel. Die Haarpapille wird hier durch Strom zerstört. Das Verfahren erfordert ärztliches Geschick und Geduld. Cave Keloidbildung!
2. Haare und zu enthaarende Stelle mit Pernatolseife einseifen oder mit 10%igem Wasserstoffsuperoxyd betupfen und anschließend mit einem Bimsstein polieren.
3. Am besten hat sich in den letzten Jahren die Entfernung der Haare mit dem *elektrischen Rasierapparat* bewährt. Die Haare werden durch die tägliche Rasur nicht stärker, wie immer behauptet wird.
4. Vor Rö-Strahlenepilation muß gewarnt werden.

Ichthyosis vulgaris

Ursache, Krankheitsbild und Diagnose

Anlagebedingte Verhornungsanomalien. Beginn frühestens vom 3. Lebensmonat an (Ichthyosis congenita). Meist unregelmäßig dominant vererbt bei gestörtem Verhornungsprozeß (Abb. 60).

Trockenheit und vermehrte Schuppung der Haut ohne Entzündungserscheinungen. Vorwiegend an Extremitäten und Stamm, mit Aussparung der Gelenkbeugen. Behaarung in ausgeprägten Fällen reduziert. Schweißproduktion vermindert. Erscheinungen daher im Sommer nicht so lästig. Erhöhte Ekzembereitschaft. Auf eine endokrine Ätiologie weisen hin: Häufige Genitalhypoplasie und Hypothyreoidismus.

Ichthyosis simplex, geringgradige, puderförmige Schuppung; Ichthyosis nigricans, dunkle Färbung der Schuppung; Ichthyosis serpentina, vieleckige, schlangenhautähnliche Schuppung; Follikuläre Ichthyosis, Lichen spinulosus.

Therapie

Äußerlich: Rein symptomatisch protahierte warme Seifenbäder mit Zusätzen wie Medizinal Praecutan, Weizenkleie oder Plesiocid. Nachfolgendes Einfetten mit 3%iger Salicylsalbe (Cave Ganzbehandlung!) oder mit

Rp.:	Acid. salicyl.			3,0
	Pastae Zinci mollis		ad	100,0
	M. D. S. „Pasta Lassar". Äußerlich			
Rp.:	Acid salicyl.			3,0
	Glycerin.			
	Eucerin. anhydr.	$\overline{\text{aa}}$	ad	100,0
	M. D. S. Äußerlich!			
Rp.:	Acid. salicyl.			3,0
	Ol. Ricini			10,0
	Glycerin.			
	Eucerin. anhydr.		$\overline{\text{aa}}$	20,0
	Vaselin flav.		ad	100,0
	M. D. S. Äußerlich!			

Linola Öl, Linola-fett, Linola-H-fett.

Günstig sind: Zusätze mit Schwefel (2-5%), Teer und Liantral (1-3%), je nach dem Erscheinungsbild. Tierische Fette als Salbengrundlage werden mitunter besser vertragen als mineralische Fette, z. B. Adeps suillus. Im Sommer viel Badesport treiben (Seebäder und Kleiebäder) Balneum Hermal, Seba med.

Interne Behandlung: Vit. A (Vogan oder Arovittropfen in hohen Dosen). Tgl. insgesamt 100 000 E. bis 250 000 E. über mehrere Wochen und Monate, meist nur vorübergehende Besserung. Später Einstellung auf eine bestimmte Höhe der Dosis (Substitutionstherapie).

Impetigo contagiosa

Ursache, Krankheitsbild und Diagnose

Staphylokokken- und Streptokokken-Infektion, sehr große Kontagiosität. Besonders bei und für Kinder ansteckend.

Man muß unterscheiden zwischen der Impetigo contagiosa streptogenes und der Impetigo contagiosa staphylogenes. Während bei der ersteren eine honiggelbe, durchsichtige Kruste vorherrscht, ist diese bei der zweiten Form weiß oder grünlich und undurchsichtig. Hier finden sich vor allem im

Gesicht zunächst wenig prall gefüllte Bläschen, die platzen. Das Zentrum trocknet ein, es bilden sich dann runde oder serpiginöse Herde in raschem Wachstum unter Hinterlassung eines livid-roten Fleckes. Der Rand ist vielfach leicht gerötet. Jedes Alter kann befallen werden. Mit Vorliebe finden sich diese Herde aber bei Kindern um den Mund und die Nase herum und an den Händen. Sekundär kann die Impetigo bei bestehenden Dermatosen auftreten. So führt das Kratzen bei Pedikulosis, Seborrhoea oleosa capitis, bei Skabies, nach Insektenstichen etc. zum Auftreten von Pyodermien im Sinne von Impetigoformen. Tritt eine Impetigo verbreitet auf, so ist zu eruieren, ob nicht eine andersartige Grundkrankheit dahintersteckt (Diabetes mellitus, Lymphogranulomatose, Leukämie etc.).

Differentialdiagnostisch kommen vor allem Folliculitis barbae, Herpes simplex in Betracht.

Therapie

Diese hat zu berücksichtigen, daß sowohl die Krusten entfernt als auch eine chemotherapeutische Wirkung erreicht wird. Diese erzielt man am besten durch die keratolytische, hautverträgliche Sulfonamid-Creme Ungt. Antipyodermal (= Ungt. APD). Man kann aber auch 2-5% Salicyl in – korporieren in Volon A-Salbe, Sulmycin Creme bzw. Sulmycin mit Celestan-V, Ultralan Creme etc. Bei kleineren Affektionen genügt auch Wundgel Medice, das durch Farblosigkeit und Haftfähigkeit imponiert. Bei ausgedehnten Krankheitserscheinungen empfiehlt sich eine zusätzliche interne Langzeitsulfonamidbehandlung, z. B. mit Durenat oder eine Antibiotikabehandlung mit Megacillin, Neo-Erycinum o. ä., möglichst nach vorheriger Bakterien- und Antibiotikaresistenzbestimmung.

Impetigo follicularis Bockhart

(Folliculitis staphylogenes superficialis)

Ursache, Krankheitsbild und Diagnose

Staphylokokken, meist Staphylokokkus aureus.

Die Primäreffloreszenz imponiert durch eine an Haare gebundene oberflächliche follikuläre Pustelbildung. Die einzelnen Pusteln sind stecknadelkopf- bis höchstens linsengroß. In der Mitte sind sie von einem Haar durchbohrt. Sie entwickeln sich innerhalb kurzer Zeit zu einem kegelförmig bis steil aus der Haut herausragenden, mit gelblichem Eiter gefüllten Knötchen und sind von einem schmalen roten Randsaum umgeben. Platzt das Knötchen oder wird es aufgeritzt bzw. aufgekratzt, so entleert sich ein Tröpfchen dickflüssigen Eiters. Das nachfolgende Serum erstarrt zu einer grün- bis braungelben Kruste. Nach Beendigung der Eiterung schiebt sich vom Rand aus ein Epithelsaum vor. Uneröffnet trocknet die Pustel innerhalb von 5 Tagen ein, nachdem sich ein kleines gelbliches Krüstchen gebildet hat. Stehen zahlreiche Pusteln nebeneinander, so ist die dazwischenliegende Haut diffus gerötet.

Als selbständiges Krankheitsbild wird die Impetigo follicularis Bockhart relativ selten beobachtet, meist entwickelt sie sich sekundär als Komplikation bestehender Dermatosen (Skabies, Neurodermitis, in der Umgebung von Furunkeln durch Keimverschleppung u. ä. m.), nach Verabreichung teerhaltiger Salben etc., Ölen, Pflastern, hautreizenden Umschlägen usw. Besonders gerne treten die Pusteln an feuchten oder der Reibung ausgesetzten Körperstellen auf, so Axillen, Inguines, Submammärgegend bei Frauen, Gesäß bei Säuglingen, Motorradfahrern und Reitern.

Differentialdiagnose

Follikulitiden anderer Erreger (u. a. Candida albicans), Furunkel, Sykosis, Impetigo contagiosa, klein papulöse Syphilide sowie Akne-Pusteln.

Therapie

Auch dieses Krankheitsbild ist eine Domäne für die keratolytisch wirkende hautverträgliche Sulfonamidsalbe Ungt. Antipyodermal (= Ungt. APD), man kann aber auch rezeptieren

Rp.:	Rivanoli	0,25
	Acidi salicylici	3,0
	Pasta Zinci mollis	ad 100,0

Bei stärkerer Eiterbildung Eröffnung der einzelnen Pusteln und nach Beseitigung des Eiterpfropfens Auftragen eines 1%igen Antibiotika-Spiritus (Erythromycin, Neomycin) und nachfolgende Abdeckung mit einem antibakteriell wirksamen Gel (Wundgel Medice) oder Spray (Volon A-Spray). Bei ausgedehntem Befall innerliche Sulfonamid- oder Antibiotikagaben, je nach Ausfall der Bakterien und Antibiotikaresistenzbestimmung.

Können Bäder gemacht werden, so sollte diesen Kalium Permanganat, Plesiocid zugesetzt werden.

Induratio penis plastica

Ursache, Krankheitsbild und Diagnose:

Genotypisch bedingtes (dominant vererbliches?) Leiden mit einer besonderen fibroplastischen Diathese. Meist kombiniert mit *Dupuytren*scher Kontraktur (10-25%), mit Keloidbereitschaft (oder) Fibrosis mammae virilis. Bevorzugung des 5. und 6. Lebensjahrzehnts (Polyfibromatose).

Endokrine Dysfunktionen (E-Hypovitaminose?).

Charakterisiert durch harte, derbe Platten oder Stränge in den Corpora cavernosa penis, die eine Abknickung des Gliedes bei der Erektion bedingen.

Therapie

1. *Chirurgische Entfernung* der verkalkten und verknorpelten Platten wird heute selten durchgeführt.
2. *Rö-Strahlen* unter Abdeckung der Keimdrüsen, z. B. Chaoul, 1500-2500 R. Serie unterteilt in tägliche Sitzungen zu je 300 R.
   Oder: 200-800 R in ein- bis mehrwöchigen Abständen bis zu einer Gesamtdosis von 400-4000 R oder 400-500 R in 5,0 cm Abstand bei Filterung von 5 mm Cellon in 4wöchentlichen Abständen bis zu 4- 7 Bestrahlungen (nicht mehr als 5000 R).
3. *Radium-Kontaktbestrahlung:* 3mal 600 R oder 20-40 mm e h i mm Messing alle 14 Tage etwa 20 Wochen lang bis zu 20 Sitzungen. Eine weitere Serie nach 6 Monaten.
4. *Vit. E-Behandlung:* Ephynal = tgl. 2-5 Dragées zu 100 mg oder 1-2 Ampullen zu 100 mg i. m. über Wochen. Insgesamt mindestens 10 000-20 000 mg. Evion = Dosierung wie oben. Günstige Erfolge.
5. *Penicillin:* 10 Mega (tgl. 1,0 Mega).
6. *Hydrocortison:* Hydrocortisonacetat, z. B. Hydrocortison-Kristallsuspension. 1 OP = 1,0 ml = 25 mg (intrafokal bis 25 mg = 0,1-1,0 ml

2mal wöchentl. Hierbei mehrere Depots setzen). Je nach Größe der zu behandelnden Bezirke. Besser Solu-Decortin-H i. f., Celestan solubile. Gute Rückbildung, wenn Erkrankung nicht zu lange besteht. Methoden können auch kombiniert angewandt werden.

7. *Hyaluronidase-Injektionen* mit Novocainzusatz (z. B. Kinetin). Wirksam nur bei frischen Fällen.
8. Impletol (Paravertebrale Novocain-Injektionen).
   NNR-Hormone (tgl. bis zu 100 mg).

Insekten und Haut

Ursache, Krankheitsbild, Diagnose und Therapie

In kein anderes Krankheitsbild passende, besonders an den unbedeckten Körperstellen lokalisierte, kleinfleckig gerötete und zentral etwas hämorrhagische, stark juckende Erscheinungen lassen u. a. den Verdacht auf einen Kontakt mit Fliegen- oder Mückenarten aufkommen. Aus den anfangs fleckförmigen Herden werden vielfach papulöse und urtikarielle Eruptionen, welche bei einzelnen tropischen Arten, z. B. Moskitos, von ausgedehnten Ödemen begleitet sein können.

Insektenstiche und Bisse

Aber auch der gemeine Floh *(Pulex irritans)* und die Wanze *(Cimex lectularius)* rufen durch Stiche und Bisse in die menschliche Haut umschriebene lokale Reizerscheinungen hervor. Diese entstehen vor allem dadurch, daß sie Sekret in die Haut absondern. Ist der Floh die Ursache, so findet man Roseola-ähnliche, stark hyperämische, einige Stunden bestehenbleibende Flecke, die im Zentrum – der Einstichstelle entsprechend – eine punktförmige Hämorrhagie aufweisen. Der Wanzenstich erzeugt häufiger Quaddeln, welche recht beträchtliche Größe annehmen, heftig jucken und brennen.

Starke lokale Ödeme und Entzündungen mit zentralen Hämorrhagien sieht man *nach Stichen von Bienen, Wespen, Hornissen.* Werden Menschen von diesen Insekten in größerer Zahl überfallen und gestochen, so kann es zu schweren toxischen Erscheinungen, sogar mit tödlichem Ausgang kommen. Bedenklich sind vor allem Stiche in die Mund- oder

Rachenschleimhaut, weil es dabei durch hochgradige Ödeme (Glottisödem) zu Erstickungsgefahr kommen kann.

Die **Therapie** sieht neben der energischen Bekämpfung und möglichsten Ausrottung des Ungeziefers lokal beruhigende Maßnahmen vor, wie Volon A-Tinktur, Calmitol-Schüttelmixtur, Soventol-Gel, per os Fenistil Retard, Celestamine-Tabletten, in schweren Fällen intravenöse Gaben eines Kortikosteroides.

Myiasis linearis

Erwähnenswert ist ferner ein durchschnittlich 1 mm großer Parasit, der Hautmaulwurf, welcher als Erreger eines typischen Krankheitsbildes gilt, der Myiasis linearis, welche am häufigsten in Rußland und Amerika, mehrmals in Österreich, aber nur ganz vereinzelt in anderen Ländern zur Beobachtung gekommen ist. Das klinische Bild ist durch die Bildung eines dünnen, $\frac{1}{2}$ bis höchstens 3 mm breiten, leicht erhabenen roten Streifens, der der Minierarbeit des Parasiten in Form eines Ganges entspricht, gekennzeichnet. Derselbe kann sich mit der Zeit über große Hautpartien erstrecken und dabei die verschiedensten Linien-, Serpentinen- und Zickzack-Formen annehmen. Das Ende des Ganges ist meist durch einen schwarzen Punkt gekennzeichnet, den man bei Lupenbetrachtung als die Larve erkennen kann. Innerhalb eines Tages legt eine solche Larve eine Hautstrecke von 1-15 cm zurück. Therapeutisch ist das sicherste Heilverfahren die Exzision eines größeren Hautstückes mit der ganzen Umgebung des aktiven Gangendes.

Myiasis externa

Sonst kommen von Insekten noch Fliegenlarven, teils als Hautschmarotzer, teils als Hautparasiten in Betracht. Die durch dieselben hervorgerufenen krankhaften Hauterscheinungen bezeichnet man als Myiasis externa. Dieses Krankheitsbild kommt dadurch zustande, daß die Fliegen ihre Eier selbst nur durch Vermittlung eines Zwischenwirtes in Wundflächen der Haut ablegen, in denen sie dann ihre weitere Entwicklung zur Larve durchmachen. Mit Vorliebe erfolgt die Eierablage in vernachlässigten, stark sezernierenden, übelriechenden Wunden und Geschwüren. Die Behandlung besteht bei der Ansiedlung der Larven in Wunden und Geschwüren in Entfernung der Maden und zweckentsprechender ärztlicher Versorgung der Geschwüre.

Sandfloh

Der Sandfloh ist ein gefürchteter, in Südamerika, Afrika und Westindien vorkommender, kleiner, etwa 1 mm langer Parasit, welcher sich in trokkenem Sand in nächster Umgebung menschlicher Wohnstätten oder in solchen selbst aufhält. Das befruchtete Weibchen bohrt sich bei barfußgehenden Personen in die Epidermis der Füße und Unterschenkel ein, wobei es die Fußsohlen, die Zehen, die Interdigitalräume, die Haut unter den Nägeln bevorzugt.

Während anfangs das Eindringen des Parasiten sich kaum bemerkbar macht, pflegt nach Verlauf einiger Tage unter der Entwicklung zahlreicher Eier im Uterus der Leib des Tieres mächtig kugelförmig bis zu Erbsengröße anzuschwellen und dann als halbkugeliges Gebilde das Hautniveau zu überragen. Auch jetzt noch können – abgesehen von Juckreiz – stärkere subjektive und objektive Erscheinungen fehlen. Solche stellen sich auch weiterhin nicht ein, wenn der Floh seine Eier nach außen entleert, woraufhin er kurze Zeit später von selbst abzufallen pflegt.

Anders gestaltet sich das Bild, wenn durch stärkeres Kratzen infolge des Juckreizes das Tier verletzt wird und dabei die ausgequetschten Eier in das Hautgewebe gelangen. Dabei kann es dann unter meist sehr heftigen und qualvollen Schmerzen zu stärkerer lokaler Entzündung und Abszeßbildung kommen, an welche sich in manchen Fällen infolge Mischinfektion mit Eitererregern auch schwere phlegmonöse Prozesse, Lymphangitis, hartnäckige Geschwürsbildungen, Gangrän, ja selbst Sepsis anschließen können.

Therapeutisch kommt in erster Linie operative Entfernung des Eindringlings in Betracht. Dabei muß aber kunstgerecht verfahren werden, damit nicht beim Eingriff der Leib des Flohes platzt und so austretende Eier in das umgebende Gewebe gelangen und die eben geschilderten schweren Komplikationen verursachen. Durch Auflegen von Terpentin, Äther, Chloräthyl kann man das Tier auch zuerst betäuben und abtöten und dann vorsichtig extrahieren.

Besten Schutz bietet das Tragen geeigneter Fußbekleidung.

Intertriginöse Candidamykose

Ursache, Krankheitsbild und Diagnose

Nachweis entweder mikroskopisch oder/und auf dem CAN-Nährboden (Temmler) oder durch Kulturen in entsprechend mykologisch eingerichteten Laboratorien.

Häufiger als früher finden sich in den Hautfalten besonders adipöser, seborrhoischer oder diabetischer Frauen (Achselhöhlen, Brust, Nabel, Ano-Genitalgegend, Innenseite der Oberschenkel) lebhaft gerötete, leicht erhabene, scheibenförmige, vielfach handtellergroße Erytheme, in deren Zentrum Rhagaden erkennbar sind. In der Peripherie sieht man bei ausgeprägten Herden einen polyzyklischen Schuppensaum nebst in Gruppen angeordneten sattroten papulopustulösen Eruptionen, die sich vielfach auch nur im Bereich des Anus finden und hier mit heftigem Juckreiz einhergehen. Mitunter liegt eine Candidiasis des Darmes vor (nicht nur postantibiotisch).

Differentialdiagnose

Intertriginöses Ekzem, Erythrasma, Ekzema marginatum, chronisches Ekzem der Ano-Genitalgegend sowie der Kruralgegend. Bei resistenten Fällen ist immer an eine Candidamykose zu denken.

Therapie

Täglich Pinselungen mit 0,15%iger Amphotericin B-Lösung, Tinkt. Arning DRF, welche 2-3mal tgl. aufgetragen werden sollte, Moronal, Tonoftal-N in den verschiedensten Zubereitungsformen, Candio-Hermal. Bei Candidiasis des Darmes 3mal täglich 1 Moronal Dragee zu 500 000 E 8 Tage lang bzw. Tromacaps, Candio-Hermal Dragees. Bei zusätzlicher bakterieller Infektion Mysteclin Kapseln (2 × 2 tägl.).

Kallus, Kallositas, Tyloma

Ursache, Krankheitsbild und Diagnose

Zu den Hypertrophien der Epidermis und des Papillarkörpers gehörend, findet sich meist eine umschriebene, scharf begrenzte, sich hart und derb anfühlende hornartige Verdickung der Haut von gelbbrauner bis dunkelbrauner Färbung mit glatter nicht schuppender Oberfläche, auf welcher sich die normale Hautfelderung verwischt. Sie findet sich vorwiegend an Hautstellen, an welchen die Haut unmittelbar dem Knochen anliegt und welche einem ständigen Druck ausgesetzt sind. Somit bilden die Hände und Füße Prädilektionsstellen. Meist sind es mechanische Irritationen. Chemische Einflüsse durch Säuren, Alkalien, Anilinfarbstoffe, Harze, besonders Öle, können fördernd wirken. Bei einigen Berufsarten finden sich derartige Schwielenbildungen gerne.

Therapie

Die Schwielenbildung hört meist dann auf, wenn der Druck verschwindet. Ansonsten kommen nur keratolytische Mittel mit Salic.-Säure (5-20%) in Betracht. Zuvor eventuell Seifenbäder und langsames Abtragen der obersten Schichten mittels Schere, Skalpell etc. Umschriebene Keratosen können zuvor mit Collodium salicylatum (DRF) bepinselt werden. Bei Fußschwielen eventuell Änderung des Schuhwerkes.

Karzinome der Haut

Ursache, Krankheitsbild und Diagnose

Bei primären Hautkarzinomen spielen vielfach chronische lokale Reize oder geringfügige Traumen eine Rolle. Hieraus entstehen u. a. die Karzinome der Pfeifenraucher, Baumwollspinner, Brillenträger und das Karzinom nach Röntgenbestrahlungen beim Lupus vulgaris. Auch wirkt längerdauernde, intensive Sonnenbestrahlung krebsfördernd. Bei Winzern und bei früher mit Arsen behandelten Psoriatikern finden sich gerne multiple Karzinome der Haut, die sogenannten Arsen-Karzinome.

Die sekundären Hautkarzinome sind als Metastasen eines Krebses innerer Organe aufzufassen. Diese können nicht nur infolge Metastasierung auf dem Blut- und Lymphwege auftreten, sondern auch als Implantationskarzinome (mit Vorliebe in Operationsnarben), als Kontinuitätskarzinome (Weiterkriechen eines primären Karzinoms in Nachbarschaft der Haut) und als Abklatschkarzinome erscheinen. Groborientierend unterscheiden wir:

1. **Basalzellenkarzinom** (Carcinoma basocellulare)
   a) Ulcus rodens (wächst oberflächlich, neigt zu peripherer Ausbreitung)
   b) Ulcus terebrans (dringt in die Tiefe vor)
2. **Spindel- oder Stachelzellenkarzinom** (Carcinoma spinocellulare)
3. **Metatypisches Karzinom**
4. **Sekundäre Karzinome.**

Der **Basalzellenkrebs** (Abb. 1, 2, 3, 4, 5), in 30-50% der Fälle auftretend, ist nur örtlich bösartig und macht keine oder nur selten Lymphdrüsenmetastasen. Er lokalisiert sich mit Vorliebe im Gesicht und entwickelt sich nur langsam (12-30 Jahre). Meist in höherem Alter in Erscheinung tretend, trägt er ausgesprochen benignen Charakter und verläuft innerhalb vieler Jahre bis Jahrzehnte harmlos und gutartig, bis dann plötzlich eine „pilzförmige" Wucherung als Ausdruck eines raschen Wachstums nach der Oberfläche oder ein solches nach der Tiefe mit einem gleichzeitig eintretenden geschwürigen Zerfall darauf aufmerksam macht, daß die Geschwulst ihren benignen Charakter verloren hat. Typisch ist die derbe, wallartige Randzone, die einen wachs- oder perlmutterartigen Glanz aufweist. Klinisch haben wir es meist mit einem Ulcus rodens oder einem Ulcus terebrans zu tun.

Das **Ulcus rodens** entwickelt sich fast ausnahmslos im Gesicht, und hier wieder mit Vorliebe in nächster Umgebung der Augen und der Nase, aus einem kleinen, etwa stecknadelkopfgroßen bis hanfkorngroßen, transparenten, mattglänzenden, glatten, perlartigen Knötchen, das mangelnde entzündliche Erscheinungen, aber sehr derbe Konsistenz aufweist. Unter Einsinken der zentralen Partie schreitet das Wachstum peripherwärts nur langsam weiter. Mit der Zeit kommt es im Zentrum zu einer kleinen Erosion mit sich immer wieder erneuernder Krustenbildung, welche schließlich zu einer ganz oberflächlichen Ulzeration führt. Die Randzone ist sehr derb und wallartig erhaben oder zeigt eine ganz schmale derbe

Leiste, welche ausgesprochenen Perlmutterglanz hat. Spannt man mit den Fingern die Haut der Randzone, so gewinnt man den Eindruck, als ob es sich um in die Haut eingelagertes Knorpelgewebe handele. Kommt es bei dem ungemein langwierigen, im allgemeinen gutartigen Verlauf zu einem Tiefenwachstum oder Übergreifen auf die benachbarten Gewebe, haben wir es mit dem **Ulcus terebrans** zu tun.

Der **Stachelzellenkrebs** (Abb. 6-8), welcher sich mit Vorliebe an den Extremitäten und im Gesicht findet und hier wieder die Übergangsstellen von Haut zu Schleimhaut (Lippe, Nase) bevorzugt, ist in 50% der Fälle recht bösartig, entwickelt sich relativ rasch und weist sehr bald ein Befallensein der Lymphdrüsen auf.

Im Vordergrund der Veränderung stehen starke Infiltrationen der Haut und rasches Tiefenwachstum. Klinisch sieht man verschieden große, derbe, knotige, nicht druckempfindliche, mit der Unterlage meist verwachsene Erhebungen, bisweilen auch Wucherungen papillomatöser Art, so daß es je nach dem Sitz der Gebilde zu himbeer-, blumenkohl- oder hahnenkammartigen Wucherungen kommen kann, deren Oberfläche durch tiefe Furchen zerklüftet ist, wodurch sie sich leicht von der Haut in ihrer ganzen Fläche aufsitzenden breiten, nässenden Papeln (Lues II) unterscheiden lassen. Verhältnismäßig frühzeitig kommt es zu zentralem geschwürigem Zerfall, wobei die Geschwürsränder wallartig erhaben, überhängend, knorpelhart und mit der Umgebung verwachsen sind. Der Geschwürsgrund ist uneben, höckerig und blutet leicht. Neben Drüsenmetastasen finden wir in vielen Fällen Abmagerung und Kachexie.

Das **metatypische Hautkarzinom**, welches als eine Kombinations- oder Übergangsform zwischen Basalzellen- und Stachelzellenkrebsen betrachtet wird, kommt in 10-15% der Fälle vor und stellt histologisch eine Mischform dar. Anfänglich bleibt es oft stationär und gleicht sehr den typischen Erscheinungen, auch bezüglich der Lokalisation. Der lange gutartige Verlauf kann sich plötzlich ändern, der metatypische Krebs fängt zu wachsen an und zerfällt geschwürig.

Lymphdrüsenschwellungen als Zeichen einer Metastasierung sind nicht allzu selten. Durch Lostrennung und Verschleppung von Zellen und Zellgruppen des Primärtumors können auf der Haut in solitär-knotiger oder diffus ausgebreiteter Form Knötchen auftreten, welche in ihrem histologischen Bild dem Bau ihres Ursprungsherdes oft weitgehend, aber nicht immer gleichen.

Eine beginnende *Hautmetastasierung* kündigt sich damit an, daß sich schmerzlose, größere bis kleinere auf ihrer Unterlage verschiebliche Knoten von derber Konsistenz in die Haut, die anfangs normale Färbung aufweist, eingelagert finden. Später zeigen sich Rötung, bläuliche Färbung und Teleangiektasien, Verdünnung der Haut und schließlich Ulzeration.

Die **Hautmetastasen** treten außer nach viszeralen Karzinomen in der Reihenfolge des häufigsten Auftretens (Magen, Uterus, Rektum, Ösophagus, Lunge, Leber, Pankreas) besonders zahlreich an primären Hautkarzinomen und hier wieder besonders nach Brustkrebsen in Form eines lentikulären, sklerodermieähnlichen oder erysipelatösen Karzinoms auf. Im Gefolge von Brustkrebsen ist zu trennen zwischen Hautkarzinomen auf Grund echter Metastasenbildung oder auf Grund eines kontinuierlichen Weiterwachsens. Das Auftreten von Hautmetastasen kann als Signum mali ominis betrachtet werden. Das Allgemeinbefinden ist dabei meist schon sehr gestört.

Therapie

Die *Röntgenbestrahlung* hat mit der Einführung der Chaoul'schen Nahbestrahlung eine große Erweiterung erfahren. Je nach Schule und persönlicher Einstellung wird man auch heute noch neben der *Exzision* mit nachfolgender histologischer Untersuchung die Röntgenbestrahlung nennen müssen. Hierbei wird man bei Basaliomen niemals unter 3000 R und bei Spinaliomen meist 6000-9000 R als Gesamtdosen geben müssen. – Mit Vorsicht anzuwenden ist die 5- Fluoro-urazil-Salbe (Efidux-Salbe); sollte man hierbei doch strengste Indikationen und langfristige Nachbeobachtungen fordern.

Melanom, s. S. 167

Keloide

Ursache, Krankheitsbild und Diagnose

Weitgehend unbekannte Ursache. Persönliche Disposition. Das Wesentliche in der Pathogenese der Keloide ist nach *Gottron* in der Abwegigkeit peripherer Strombahnverhältnisse und der dadurch bedingten andersartigen Blut-Gewebs-Austauschvorgänge zu sehen.

Das Keloid stellt sich als ein mehr oder weniger scharf umschriebener Tumor dar, welcher das Hautniveau bis zu etwa 1 cm Höhe überragt, sich sehr derb, ja hart anfühlt und verschiedenartige Gestalten und Formen annehmen kann. Meist handelt es sich um flach-erhabene, wulst- oder platten-, auch bandförmige Geschwülste von glänzend weißer, gelblicher oder auch rosaroter bis roter Farbe, mit glatter Oberfläche, welche häufig feine Teleangiektasien durchschimmern lassen. Recht charakteristisch sind in ihrem Aussehen spangen- oder bisquitähnliche Formen, welche mit krebsscherenartigen Ausläufern sich in die Umgebung verlieren. Die auf der Basis von Narben sich entwickelnden Keloide greifen oft auffallend weit auf das umliegende Gewebe über.

In seiner *histologischen Struktur* entspricht das Keloid harten Fibromen. Das Wesentliche sind bei der Entstehung die Verdichtung und Massenzunahme der kollagenen Bindegewebsfasern, die aus sich heraus wuchern.

Die *Prädilektionsstellen* sind Sternal- und Schulterblattgegend, Hals, seltener Gesicht und Extremitäten. Sowohl die Prädilektionsstellen wie auch die Bereitschaft zur Entwicklung der Keloide wechseln in Abhängigkeit vom Lebensalter. Ein klinischer Unterschied zwischen Spontan- und Narbenkeloid besteht nicht. Wahrscheinlich werden die Spontankeloide auch durch kleine Traumen oder Läsionen ausgelöst, die jedoch nicht Beachtung fanden.

Differentialdiagnostisch muß geachtet werden auf harte Fibrome, hypertrophische Narben, Dermatomyom.

Therapie

Die „besten Ergebnisse“ zeitigt immer noch die Kombination: operative Entfernung des Keloides mit nachfolgender Röntgenkontaktbestrahlung. In diesen Fällen gibt man unter den Bedingungen vom Dermopan (Stufe 3) sofort nach der operativen Entfernung des Herdes, in welchen zusätzlich Volon A 10 (gemischt mit Scandicain) injiziert wurde, in 2-3tägigem Abstand 5-6mal 300-400 R. Die Röntgenbestrahlung ist vor allem bei frischen Keloiden wirksam. Für Keloide, die älter als 1 Jahr sind, kann die Röntgenbestrahlung nicht mehr empfohlen werden. Wird eine Behandlung aber doch gewünscht, so könnte man 4wöchentlich, eventuell auch alle 8-14 Tage, je 500 R bis zu einer Gesamtdosis von etwa 3000-4000 R geben (lange Nachwirkungszeit!). Nach einer halbjährlichen Pause könnte eventuell eine zweite Bestrahlungsserie erfolgen. Unterstützend können perorale Gaben von Vitamin E in hohen Dosen und lokale Einreibungen mit Contractubex compositum, Medicreme etc. wirken.

Prophylaxe bei Keloiden: Bevor man eine Exzision macht, sollte man sich die Pockennarben oder andere Operationsnarben ansehen, ob eine Disposition zur Keloidbildung besteht. Eventuell sollte man dann aus kosmetischen Gründen von einer Entfernung abraten.

Keratoakanthom; Molluscum sebaceum

Ursache, Krankheitsbild und Diagnose

Unbekannt. Epithelialer Tumor. Gutartige Spinaliom-Variante? Virusinfektion? Auslösung durch Teer, Sonne und Traumen beobachtet. Pseudokanzer.

Im Verlauf von meist wenigen Wochen bildet sich beim typischen solitären K. ein halbkugeliger Knoten von 0,5-2,0 cm mit einer zentralen Eindellung und gelblicher Verfärbung. Wichtiges Kennzeichen stellt dabei das sehr schnelle Wachstum dar. Ähnlichkeit mit einem Molluscum contagiosum (Abb. 15).

Nach Wochen oder Monaten werden die Hornmassen abgestoßen, der Tumor bildet sich zurück und heilt mit zarter Narbenbildung ab.

80% der solitären K. sitzen am Kopf und hier an Wangen, Nase, dann an Stirn, Schläfe und Ohren (zu 10% an den Armen). Die Hälfte der Patienten ist älter als 60 Jahre; anscheinend beim Manne häufiger.

Differentialdiagnose

Stachelzellen-Karzinom; Molluscum contagiosum; Talgdrüsen- Adenom.

Therapie

Aktives Vorgehen, trotz spontaner Heilung, angebracht. Chirurgische Entfernung (und histologische Untersuchung). Rö-Bestrahlung (s. Spinaliom-Therapie) Rezidive nicht selten.

Keratoma palmare et plantare hereditarium

Ursache, Krankheitsbild und Diagnose

Angeborene Verhornungsanomalie, die in der Regel einen dominanten Erbgang aufzeigt. Beginn im 1. und 2. Lebensjahr.

Symmetrisch an Handflächen und Fußsohlen schwielige hornige Auflagerungen, die von mehr und weniger stark ausgeprägten Rillen und Rissen durchzogen sind. Die Farbe hat einen eigentümlichen gelblichen Schimmer. Ein rosa-rötlicher Saum umgibt die verhornte Partie. Meist besteht noch eine Hyperhidrosis, die die Hornplatte weicher macht. Gelegentlich ist die Bewegungsfähigkeit eingeschränkt.

Differentialdiagnose

Weitere Varianten erbbedingter Keratosen: Keratoma palmoplantare areatum, striatum, dissipatum; Tylotisches Ekzem; Arsenhyperkeratosen.

Therapie

Eine Behandlung kann nur vorübergehende Erleichterung bringen. Die Abschälung der Hornmassen ist zu empfehlen, und zwar mechanisch durch 10%ige Salicyl-Vaseline und heiße Hand- und Fußbäder. Okklusiv-Verbände mit fetten fluorierten Steroidsalben (z. B. Celestan V-Salbe u. a.). Auch Calmurid Salbe.

Einpflastern mit Salizylseifenguttaplast kann versucht werden; desgleichen Rö-Tiefenbestrahlungen.

Interne Behandlung: Vit. A (Vogan- oder Arovit-Tropfen in hohen Dosen) tgl. insgesamt 100 000 bis 250 000 E. über mehrere Wochen und Monate. Meist nur vorübergehende Besserung. Eine spätere Einstellung auf eine bestimmte Höhe von Vit. A-Gaben (Substitutionstherapie) ist notwendig.

Kraurosis penis et vulvae

Ursache, Krankheitsbild und Diagnose

Bei Frauen mehr als bei Männern finden sich im 4. bis 6. Lebensjahrzehnt im Genitalbereich bei quälendem Juckreiz Schrumpfungsvorgänge, die bei der Frau zu einem charakteristischen Bild führen: Schwund der kleinen Labien, der Klitoris, Stenosierung des Introitus vaginae, die Haut wird hart, sieht weißlich oder scheckig aus und wird durch das Kratzen lichenifiziert. Beim Mann schrumpft das Präputium, Phimose möglich, leukoplakische Veränderungen, eventuell Harnretention. Histologie! Der Boden für eine Karzinomentwicklung kann gegeben sein.

Therapie

Fächerförmige intradermale Volon A-10-Injektionen, gemischt mit Scandicain 0,5% ohne Adrenalin oder Novocain (1%) o. ä. Lokal Soventol-Gel oder Andantol Gel, Volon-Salbe, Celestan-V Creme, bei Frauen Oestromon-Salbe, Röntgenkontaktbestrahlung (Dermopan Stufe 1-2), per os Fenistil Retard, i.m. Volon A 40, i.v. Monocortin S für kurze Zeit.

Leukämien (Leukosen)

Ursache, Krankheitsbild, Diagnose und Therapie

Wucherungen von weißen Blutzellen im Knochenmark und extra- ossaler Blutbildungsherde mit und ohne Vermehrung von weißen Blutkörperchen im Blut. Bei starker Vermehrung derselben im Blut spricht man von *leukämischen Formen,* bei Verminderung der weißen Blutkörperchen im peripheren Blut von *aleukämischen Formen.* Nach den vorherrschenden morphologischen Zellen unterscheidet man *myeloische (Myelosen)* oder *lymphatische (Lymphadenosen) Leukosen,* nach dem klinischen Verlauf *akute und chronische Formen.*

Die Leukämien werden zu den Tumor-Krankheiten gerechnet, wobei in jüngster Zeit auch eine Virusinfektion (?) diskutiert wird.

Lymphatische Leukosen

Meist im höheren Alter, beginnend mit Lymphknotenschwellungen, Hautveränderungen meist unspezifisch wie Pruritus, pruriginöse Knötchen, Erythrodermien, chronische Ekzeme. Bildung von diffusen, spezifischen Infiltraten und Tumoren. Häufiger Sitz dieser im Gesicht, an Stirn und Ohren. Oberfläche ist glatt glänzend. Die Farbe blau-rot, die Konsistenz prall elastisch. Sie zerfallen selten. Histologisch bestehen sie fast nur aus Lymphozyten (*Lymphadenosis cutis circumscripta*).

Blutbild zeigt starke Vermehrung der Leukozyten zugunsten der Lymphozyten. Sternalpunktat zeigt schon sehr früh eine diffuse Infiltration des Knochenmarkes mit Lymphozyten.

Differentialdiagnose: Leukämische und granulomatöse Erkrankungen; Mykosis fungoides; Lues II und III; Erythrodermien, Ekzeme.
Therapie: Symptomatisch; Röntgenstrahlen; NNR-Hormone; Zytostatika; Antihistamine gegen Pruritus.
Prognose: Verlauf günstiger als bei den Myelosen, Krankheitsdauer 3-5 Jahre.

Myeloische Leukosen

Schleichend mit uncharakteristischen Beschwerden beginnend. Haut zeigt urtikarielle und erythematöse Erscheinungen mit starkem Pruritus. Haut- und Schleimhautblutungen sind nicht selten. Tumoren in Form einer *Myelosis cutis circumscripta* äußerst selten; neigen stark zu nekrotischem Zerfall, insbesondere an den Schleimhäuten (Abb. 19, 20).

Die *unreifzellige Leukose* (akute Myeloblastenleukämie) verläuft unter dem Bilde einer schweren Infektionskrankheit mit septischen Zügen (*Keining-Braun-Falco).*

Im Blutbild sind die weißen Blutkörperchen von 10 000 bis zu 100 000 Zellen i/ml vermehrt. Sternalpunktat zeigt starke Vermehrung der Granulozyten und ihrer Vorstufen.

Differentialdiagnose: Erythrodermien, Ekzeme.
Therapie: Röntgenstrahlen, Zytostatika, Bluttransfusionen. Antibiotika bei Infekten. Bei unreifzelligen Leukosen NNR-Hormone, ACTH, Transfusionen. Folsäureantagonisten wie Aminopterin.

Lichen ruber planus

Ursache, Krankheitsbild und Diagnose

Unklare Ursache, am wahrscheinlichsten ist die Infektionstheorie, daneben aber auch die nervöse, denn wir finden den Lichen ruber planus (L.r.pl.) nicht selten bei nervösen Menschen. Es gibt aber auch symptomatische Formen, wie z. B. die früher durch Salvarsan oder heute durch andere Medikamente provozierten Fälle.

Das zu den papulösen Hauterkrankungen gehörende Krankheitsbild tritt vor allem im mittleren Lebensalter auf und zeichnet sich durch das Auftreten von Haut- und Schleimhauterscheinungen bei heftigem Juckreiz aus. An der Haut finden sich stecknadelkopf- bis erbsengroße, vieleckige oder rundliche, wachsgelbe bis rote Knötchen, die bei seitlicher Betrachtung ein opalschimmerndes, glänzendes Aussehen haben. Bei längerem Bestand findet man nicht selten festhaftende, feine silberhellglänzende Schüppchen. Hauptlokalisationen sind die Beugeseiten der oberen und unteren Extremitäten und des Genitale. – Von den Schleimhäuten wird besonders die Mundschleimhaut befallen (Abb. 64, 65). Hier finden sich dann weißliche, silbergraue oder auch mattweiße, falche Papeln mit zarten, weißen Linien (netzwerkähnlich). – Als Abarten des L. r. pl. werden angesehen: Lichen ruber verrucosus, Lichen ruber pemphigoides.

Differentialdiagnose

Wenn auch die mit starkem Juckreiz einhergehenden, oben näher beschriebenen Effloreszenzen genauso charakteristisch sind wie die histologische Struktur (Hyperkeratose, Granulose, Akanthose, Lückenbildung und dichtes, subpapilläres sehr scharf begrenztes Rundzelleninfiltrat) so kommen doch hin und wieder, besonders bei Lokalisationen im Gesicht, weiterhin in Frage: plane Warzen, ferner Lichen simplex, lichenoide Syphilis, Lichen nitidus. Bei alleinigem oder vorwiegendem Schleimhautbefall: Leukoplakie, Syphilis, Lupus erythematodes, heterotope Talgdrüsen (diese sind rosa-gelblich im Gegensatz zu den schneeweißen Lichen-ruber-Effloreszenzen).

Therapie

Hier ist zwischen der allgemeinen und der lokalen Behandlung zu trennen:

1. *Allgemein:* Neoteben-Tabletten (0,2). Hiervon täglich 5 mg/kg Körpergewicht. Bereits nach wenigen Wochen läßt bei den meisten Fällen der bisher hartnäckige und mancher anderen Therapie trotzende Juckreiz nach und die Knötchen beginnen langsam zurückzugehen. Daneben Milchinjektionen (in Abständen von 3-4 Tagen 3-10 ml i. m.). In gewissen Zeitabständen Volon A 40 oder Celestan Depot bzw. als weitere unspezifische Reizkörpertherapie Plenosol i. c. Beginn mit 0,5 ml/Stärke 0, mehrere Intrakutanquaddeln in Herdnähe. Nach 5-7 Tagen 2. Sitzung: 0,1 ml/Stärke I, verdünnt mit physiologischer NaCl-Lösung auf 0,5-1,0 ml, um mehrere Quaddeln zu setzen. Weitere Sitzungen in gleichen Intervallen unter allmählicher Dosissteigerung, peroral 3 × 1 Celestamine-Tablette, als Antihistaminikum: Fenistil-Retard.

2. *Lokal:* 1-3% Calmitol oder 10-20% Tumenol-Zinkschüttelpuder, Dexamed-Spray und Mediphon-Puder, Celestan-V Creme, Röntgenkontaktbestrahlung, Placenta-Serol im Wechsel mit Plesiocid Kompressen bei akuten Herden, Ultralan-Milch im Wechsel mit Ultralan-Salbe. Beim Lichen ruber verrucosus: fächerförmige Unterspritzungen von Volon A 10 gemischt mit einem Lokalanästhetikum oder Scheroson Kristallsuspension und 5-10%iger Salicyl-Vaseline, bei Mundschleimhauterscheinungen zusätzliche Spülungen mit Estosan-Konzentrat. Betnesol Pastillen 4 × täglich auf die befallenen Stellen legen und dort zergehen lassen.

Lichen simplex chronicus Vidal

Ursache, Krankheitsbild und Diagnose

Dieses vielfach als Neurodermitis circumscripta bezeichnete Krankheitsbild mit seiner unbekannten Ursache findet sich häufig in Zusammenhang mit Hepato- oder Cholezystopathien, Verdauungsstörungen mit/ohne Obstipationen, Dysbakterien.

Im Vordergrund steht bei heftigstem Juckreiz ein derbes, hanfkorngroßes, rundes, mehr flaches und bei seitlicher Betrachtung etwas glänzendes Knötchen, welches konfluiert und somit linsen- bis handtellergroße, lichenifizierte Herde bildet, welche nicht selten eine schmutzige Farbe haben. Die Hauptlokalisationsstellen sind die Oberschenkelinnenseiten, der Nakken, die Schulterblätter, aber auch an den Unterschenkeln finden sich diese Herde sehr gehäuft.

Differentialdiagnostisch ist vor allem zu denken an Lichen ruber planus, Lichen amyloidosus, Psoriasis vulgaris, Prurigo nodularis.

Therapie

Lokalbehandlung mit Kortikosteroidsalben, Unterspritzung mit Volon A 10 gemischt mit einem Lokalanästhetikum. Am Unterschenkel wird man zweckmäßigerweise die Herde mit Triamcinolon unterspritzen und einen mehrere Tage liegenbleibenden Kreuzverband nach Pütter anlegen; auf den Herd selbst gibt man eine 10%ige Tumenol- oder 2%ige Teerpaste. Anschließend kann ein solcher Herd der *Röntgen-Kontaktbestrahlung* unterzogen werden. Vor allen therapeutischen Maßnahmen sollte aber die Suche nach den inneren Zusammenhängen stehen.

Lippen- und Mundkrankheiten

Einleitung

Eine Reihe von Hautkrankheiten befällt nicht nur die äußere Haut, sondern auch die Lippen und sichtbaren Schleimhäute des Mundes mit krankheitstypischen Merkmalen als Enanthem. Die Untersuchung der Schleimhäute gehört daher zu jeder dermatologischen Untersuchung.

Im folgenden Kapitel finden ausgewählte Krankheitsbilder der Lippen und Schleimhäute des Mundes ihre Darstellung, die teils selbständig den genannten Körperregionen zu eigen sind, teils durch die anatomischen Verhältnisse dieser Bereiche ihre Eigentümlichkeit erhalten. Die morphologischen Eigenarten hier sind durch eine normale Epidermis in der Umgebung des Mundes und Lippenbereichs durch ein Übergangsepithel (Lippenrot) und durch die Schleimhaut der eigentlichen Mundhöhle bestimmt. Von der Systematik abweichend und um nur das Wesentliche zu bringen, wurde dieses Kapitel nach den dem Arzt zunächst auffallenden Symptomen in entsprechende Untergruppen aufgeteilt, eine Einordnung, die naturgemäß einen Zwang ausüben muß. Es wurden die Arbeiten von *Brosch, Greither, Matras* und *Schuermann* herangezogen.

Anomalien und Pigmentierungen

Schleimzysten

Ursache, Krankheitsbild und Diagnose

Aus Schleimdrüsen, die nach Verlegung des Ausführungsganges durch die fortgesetzte Schleimproduktion zystisch umgewandelt werden. Entzündliche traumatische Genese.

Meist an seitlichen Unterlippenpartien bis erbsen- und haselnußgroße, kugelige, derb elastische Knoten, die in das Vestibulum vorspringen.

Therapie

Exstirpation.

Lingua geographica

(Exfoliatio areata linguae)

Ursache, Krankheitsbild und Diagnose

Unbekannt. Tritt in jedem Lebensalter auf; familiäres Auftreten bekannt. Parasitäre neuropathische oder bakterielle Ursache. Entstehung durch Virus wird diskutiert.

Am Zungenrücken mitunter am Rand grau-weiße Flecken, die sich vergrößern und konfluieren. Abstoßung der Papillae filiformes, wodurch es zur Bildung von roten, leicht eingesunkenen Herden kommt. Innerhalb dieser Bereiche erkennt man die Papillae fungiformes als kleine rote Knötchen. Die Unterseite der Zunge und die Wangenschleimhaut können mit ergriffen sein. Die Herde wechseln Gestalt und Größe mitunter von Tag zu Tag (Landkartenzunge). Das Leiden kann in Tagen oder erst in Jahren abklingen.

Bei sauren oder gewürzten Speisen gelegentlich Brennen, auch bei Kombination mit Lingua plicata.

Differentialdiagnose

Möller-Hunter-Glossitis; hier konstanteres Bestehen mit Beschwerden (Blutbild). Veränderung bei Vitamin-B_{12}-Mangel.

Therapie

Versuch mit lokaler Aureomycinbehandlung. Unbefriedigend. Vit. B_{12}.

Möller-Huntersche-Glossitis

Ursache:

Frühsymptom der perniziösen und der hypochromen Anämie. Mitunter als erstes Zeichen von *Blutveränderungen.*

Beginnend mit unscharf begrenzten feuerroten Flecken und Streifen. Völlige *Belagfreiheit* der Zunge mit folgender Atrophie der Papillen und Schleimhaut als Endstadium. Ein Zungenödem fehlt. Starkes *Brennen* mit Geschmacksstörungen. Über die hinausgestreckte Zunge das *Anämisierungsphänomen* (Arndt'sches Zeichen). Vielfach ist auch die Mund- und Genitalschleimhaut befallen.

Differentialdiagnose

Lingua geographica.

Therapie

Behandlung des Grundleidens der perniziösen Anämie.

Pigmentierungen

Anomalien der Mundschleimhaut treten in Form dunkelbrauner bis schwärzlicher Flecken und Streifen im Saumbereich der Wangen und am Zahnfleisch auf. Bekannt auch als Rasseneigentümlichkeit bei verschiedenen Völkern als normale Melaninanhäufung und als *exogenes Pigment*, durch parenterales oder perorales Eindringen. Vorwiegend am Zahnfleischrand durch *Metalle* (Hg-Bi-Stomatitis, Pb). Die *Silberstomatitis* (Argyrie) zeigt mehr fleckige grau-blaue Veränderungen bei grau-violettem Zahnfleischsaum. Ferner braunes, eisenhaltiges Pigment *(Siderose)*, kohlehaltiges Material *(Anthrakose)*, pflanzliche Ablagerungen *(Lipochrome)*, Einsprengungen von Pulver, Staub u. a. m. *(Tätowierungen)*.

Zu den *endogenen Pigmenten* sind die Veränderungen der Schleimhaut bei *Pigmentnaevi* zu rechnen, die als braune oder bläulich prominente Gebilde erscheinen (auch *Peutzsche Krankheit*), ferner das *Melanosarkom* (s. dort) und die Melanosis cirumscripta mit ebenfalls kleinen braunen, langsam wachsenden Flecken.

Diffuse Verfärbungen weist der *Morbus Addison* und ebenfalls der *Ikterus* auf.

Therapie

Kausaltherapie

Lingua nigra pilosa

(Schwarze Haarzunge).

Pigmentierte Hyperkeratose der Zungenoberfläche durch dunkle Verhornung der filiformen Papillen, durch Medikamente, insbesondere Antibiotika, Nikotin u. a. m.

Nach Absetzung der auslösenden Ursachen schwinden die Erscheinungen.

Abnorme Rötungen der Mundschleimhaut

Abnorme Rötungen im Mund- und Rachenbereich finden sich bei *Scharlach.* Meist am ersten bis zweiten Krankheitstag treten ein Scharlachexanthem und Enanthem, nach weiteren 5-6 Tagen eine hochrote *Himbeerzunge* durch Anschwellen der Papillen auf. Die Zunge ist nicht belegt.

Bei *Masern* ermöglicht eine umschriebene Rötung der Wangenschleimhaut im Molarzahngebiet mit stippchenartigen, nicht abwaschbaren *„Koplik'schen Flecken"* die richtige Diagnose auf der Schleimhaut.

Auch die *Grippe* kann von einer intensiven Schleimhautrötung des Mundes begleitet sein. *Petechien* können beobachtet werden.

Cheilitis (s. Dermatosen, S. 47)

Fixe Arzneimittelexantheme

Ursache

Haut, Lippen oder Schleimhäute zeigen kurz nach Einnahme bestimmter Medikamente mitunter an denselben Stellen (fixiert) Herde. Eine Rolle spielen hierbei Barbiturate, Phenolphthalein, Antipyrin oder auch Nahrungsmittel bzw. ihre Zusätze.

Meist münzengroße, scharf begrenzte ödematöse Erytheme, die sich zum Teil blasig, gelegentlich hämorrhagisch verändern und häufig pseudomembranöse Beläge zeigen. Im entzündungsfreien Intervall ist die schieferblaue bis bräunliche Dauerpigmentierung (z. B. bei Mundwinkelherden) charakteristisch.

Therapie

Vermeidung der ursächlichen Medikamente.

Fordyce-Krankheit (s. auch S. 99)

Ursache, Krankheitsbild und Diagnose

Entwicklungsgeschichtlich zu erklären; ohne Zusammenhang mit Haaren.

Kleine, stecknadelkopfgroße, gelbliche Körnchen, vorwiegend am Lippensaum und in der Saumregion der Wangen, der Schleimhaut eingelagert.

Differentialdiagnose

Xanthelasmen, Lichen ruber planus, Hyalinosis mucosae.

Therapie

Keine Behandlung, da harmlose Erscheinungen.

Lingua plicata
(Lingua scrotalis)

Ursache, Krankheitsbild und Diagnose

Unbekannt. Gilt als dominant vererbbar und als Degenerationsstigma. Findet sich häufig mit Mißbildungen und psychischen Defekten. Narben fehlen. Bedeutung als Eintrittspforte für Mikroorganismen sowie als Disposition bei Krankheiten durch Rhagadenbildung (Tbc, Lues, Lichen, Glossitis, Ca, Leukoplakie).

Starke Furchenbildung auch in der medialen Längsrinne und davon ausgehend den Rippen eines Blattes vergleichbaren Abzweigungen; auch Querfurchen. Randeinkerbungen durch die Zähne, da Zunge meist etwas verdickt.

Therapie

Eine Behandlung ist nicht nötig. Bei entzündlichen Prozessen entsprechende Therapie. Volon A-Haftsalbe, Mundisal.

Gingivitiden

Ursache, Krankheitsbild und Diagnose

Infektiöse Genese der Gingivitiden (fusiforme Spirillen, Spirochäten) und mechanische durch Zahnstein. Örtliche Reaktionen bei Allgemeinkrankheiten (Leukämien).

Gingivitis catarrhalis simplex: Schwellung des marginalen Zahnfleisches mit starker Rötung (Randgingivitis). Papillen imponieren als halbkugelige Vorwölbungen (Papillitis). Starke Blutungsbereitschaft, Fötor, Speichelfluß, Zahnstein.

Gingivitis gangraenescens: Grau-grünliche Verfärbung und Belegung des Zahnfleisches, das stark geschwollen ist. Papillen zerfallen stinkend (reichlich Zahnstein); übergehend in ein polymorpheres Bild mit Ulzerationen und Aphten-ähnlichen Erscheinungen (Fibrinbeläge), (s. S. 151).

Gingivitis hypertrophicans: Zahnfleisch satt rot, tritt prall hervor. Keine Entzündung. Kein Zahnstein. Blutungsneigung.

Ursache

Schwangerschaft, Medikamente u. a.

Therapie

Zahnarzt. Entfernung der Beläge und Konkremente. Vit. B und C; Antibiotika; auch Vulnocoll-Verbände.

Stomatitiden

Ursache, Krankheitsbild und Diagnose

Vernachlässigte Mundpflege, Nikotin- und Alkoholabusus, Zahnstein (Gingivitis). Prothesen *(Stomatitis allergica)*. Schwermetalle wie Hg, Bi, Au. Als Begleiterscheinungen bei Diabetes und Avitaminosen (Skorbut, Pellagra); auch durch örtlich einwirkende Erreger (Herpesvirus, Diphtherie, Soor, Aktinomyces u. a. m.). Mitunter auch beim Weisheitszahndurchbruch *(Dentitio dificilis)*.

Stomatitis simplex: Bei Schwermetallen anfänglich grauer bis grauschwarzer Saum am Zahnfleischrand (Hg-Bi-Saum), später weiß-graue Beläge des Zahnfleisches und der Wangenschleimhaut *(Stomatitis catarrhalis)*; auch auf der Zunge. Starker Speichelfluß. Schmerzen und Fötor. Bildung von „Dekubital-Geschwüren" im Zahnbereich. Kieferklemme. Allgemein schlechter Zustand.

Bei *Stomatitis ulcerosa membranacea (Angina bzw. Stomatitis Plaut-Vincenti)* Ulzerationen am Zungenrand, Gaumen- und Tonsillargebiet mit grauen nekrotischen Belägen.

Therapie

Ausschaltung der Ursachen; Antibiotika; Sulfonamide; Vit. B und C; Spülungen mit Kamillentee, Kamillosan oder Estosan Konzentrat.

Blutungen und Gefäßreichtum

Die *Purpura simplex (Werlhof)* ist charakterisiert durch flohstichartige Blutstippchen bis linsengroße, bläulich-rote Petechien auf der Schleimhaut, die *Purpura rheumatica* durch nebeneinander liegende Punktblutungen verschiedener Stadien, die häufig nach Rückbildung eines urtikariellen Erythems unter rheumatoiden Beschwerden auftreten. Es kann ein ulzeröser Zerfall eintreten.

Mehr flächenhafte Hämmorrhagien sprechen bei Männern für eine *Hämophilie* (Blutgerinnung verzögert, s. Hämmorrhagien, s. S. 105).

Schwere hämorrhagische und nekrotisierende Schleimhautveränderungen *(Stomatitis scorbutica)* mit dunkellividroter geschwollener Gingiva, verbunden mit dem Lockerwerden und Ausfall der Zähne und einem fötiden Geruch finden sich bei *Skorbut.*

Kleine disseminierte Flecke, oberflächliche Gefäßektasien und Knötchen auf der Schleimhaut, den Lippen, Wangen, dem Zahnfleisch, der Zunge und dem Gaumen, die besonders leicht und intensiv bluten, weisen auf *Morbus Osler* hin.

Von den *Angiomen* sei der *Naevus flammeus* mit seinen flächenhaften diffusen Gefäßektasien genannt. Er findet sich meist halbseitig über Lippen, Zunge, Wangen und Kiefer ausgebreitet. Die *Hämangiome* dagegen erscheinen mehr knotenförmig, umschrieben mit teils oberflächlichem, teils tiefem Sitz; demnach ist die Farbe wechselnd.

Der *Naevus araneus* ist ebenfalls auf der Lippe und den Schleimhäuten anzutreffen; das *Haemangioma senile* im Lippensaumgebiet älterer Menschen als flach vorgewölbtes, meist linsengroßes bläuliches Gebilde als Erweiterung von Teleangiektasien (s. Angiom).

Therapie

S. Kapitel Dermatosen (Hämmorrhagien, Angiome, S. 105 und 22).

Granuloma pyogenicum (s. auch S. 104)

Das *Granuloma pyogenicum* (pediculatum, teleangiectaticum) sitzt vorzugsweise an Lippen, Gaumen und Zunge.

Differentialdiagnose

Kapilläres Hämangiom.

Therapie

Elektrisch mit dem Kauter abtragen.

Lymphangioma circumscriptum superficialis

Lymphangioma circumscriptum superficialis findet sich häufig an Lippen, Wangenschleimhaut und besonders an der Zunge. Hier meist halbseitig an der vorderen Hälfte. Typisch sind die dabei auftretende Vergrößerung der Zunge *(Makroglossie)* und zahlreiche kleine, meist halbkuglige, glatte, durchscheinende, brombeerartige, dicht stehende Knötchen (froschlaichartige Pseudoblasen). Beim Anstechen entleert sich eine klare opale oder blutige Flüssigkeit.

Therapie

Gutes Ansprechen auf ionisierende Strahlen.

Fleckförmige-fibrinöse und blasenförmige Affektionen

Aphthen und Bläschenkrankheiten sind in diesem Kapitel zusammengefaßt, da das Milieu der Mundhöhle die Decke der Bläschen bald mazeriert und ein fast gleichartiger Fleck zurückbleibt.

Aphthen

Unter aphthösen Krankheiten sind hier genannt: *Solitäraphthen; Stomatitis aphthosa; chronisch rezidivierende (habituelle) Aphthen;* [*Stomatitis epizootica* (Maul- und Klauenseuche); *Bednarsche Aphthen*].

Solitäraphthen

Nach Allgemeininfekten, gastrointestinalen Störungen und durch verschiedene Erreger; bei Erwachsenen, seltener bei Kindern. In verschiedenen Größen immer nur einzeln auftretend, häufig zu verwechseln mit *Dekubital-Geschwüren* und den traumatisch entstandenen Gaumengeschwüren durch Mundauswischen, den sog. *Bednarschen Aphthen.*

Stomatitis aphthosa

(Stomatitis serofibrinosa)

Ursache, Krankheitsbild und Diagnose

Viruskrankheit, daher kontagiös (Herpes simplex-Virus); meist Säuglinge und Kleinkinder bis zum 5. Lebensjahr befallen; selten Erwachsene.

Erscheinungen im Bereich der vorderen Mundhöhle, aber auch auf dem Lippensaum. Hier zahlreiche, regelmäßige, runde oder ovale Effloreszenzen mit oberflächlichen Erosionen und einem zur Randumgebung hin erhabenen Belag. Schmaler bandförmiger roter Hof. Schmerzhaftigkeit. Begleitgingivitis und Stomatitis; Blutungsneigung; Speichelfluß; Fötor; Lymphknotenschwellung. Akuter Verlauf; meist schnelle Rückbildung ohne Narben.

Differentialdiagnose

Chron. rezid. habituelle Aphthen; Varizellen; Maul- und Klauenseuche.

Therapie

Symptomatisch. Mundspülungen, flüssige Kost, Bettruhe. Volon A-Haftsalbe, Herpes Tabletten.

Chronisch rezidivierende (habituelle) Aphthen

Ursache, Krankheitsbild und Diagnose

Nicht bekannt. Nicht infektiös, erblich, habituelles, unregelmäßig dominantes Merkmal. Nach Aufregung, Intestinalstörungen, Menses, Traumen u. a.

Sitz an Schleimhaut und Umschlagstellen sowie an der Zungenspitze. Lippensaum und Haut frei. Verlauf akut bei chronisch rezidivierendem Gesamtbild: 1-3 scharf begrenzte, rundliche bis linsengroße, weiß-gelbliche, fibrinöse, deutlich eingesunkene Effloreszenzen, die mit einem schmalen, roten Saum umgeben sind. Sehr druckempfindlich und schmerzhaft. Keine Begleitstomatitis. Kein Fötor oder Speichelfluß. Langsame Heilung!

Differentialdiagnose

Behçetsche Aphthen, solitäre (metastatische) Aphthen.

Therapie

Intern: Folsäure, Nikotinsäureamid. Herpes Tabletten.

Lokal: Penifentabletten, hydrocortisonhaltige Salben oder Lösungen, z. B. Volon A-Haftsalbe, Betnesol Pastillen, Ätzung mit Höllensteinstift, Spülung mit Zinnkraut-Tee. Mundisal.

Behçetsche Krankheit

Ursache, Krankheitsbild und Diagnose

Unklar. Allergisch? Vasolabilität? Vorwiegend Männer im mittleren Alter.

Trisymptomkomplex an Auge, Genitalien und Mundschleimhaut. In der Mundhöhle sehr schmerzhafte, rezidivierende entzündliche Aphthen, die zunächst flache mit einem roten Hof umsäumte Beläge zeigen, die sich in kurzer Zeit in tiefe Ulzerationen umwandeln. Das Krankheitsbild besteht nur wenige Tage; daneben Abgeschlagenheit und Temperaturen. Völlige Remissionen selten.

Differentialdiagnose

Chron. rezid. (habituelle) Aphthen.

Therapie

Spezielle Behandlung nicht bekannt. Antibiotika und Sulfonamide führen zur vorübergehenden Besserung. Bluttransfusionen und Gammaglobuline in hohen Dosen. Kortikoide!

Herpes simplex

Ursache, Krankheitsbild und Diagnose

Herpesvirus.

Vorzugsweise im Gesicht, den Lippen *(H. labialis),* Mundwinkeln und Naseneingängen lokalisiert. Unter Jucken und Spannungsgefühl entstehen schubweise Gruppen von kleineren klaren Bläschen auf geröteter Haut, welche bald platzen, Krusten bilden und unter Hinterlassung eines Erythems sanieren.

Bei Befall der Schleimhaut *(Herpes-Stomatitis)* erliegt die Decke der vorwiegend am Zahnfleisch und Gaumen lokalisierten Bläschen bald der Mazeration, so daß aphthenähnliche, gelblichrot gesäumte Effloreszenzen zurückbleiben. Ein feiner Blasensaum ist oft sichtbar. Es bestehen Speichelfluß, Schluckbeschwerden und Lymphadenitis.

Beschrieben sind auch nachfolgende Erythema-exsudativum-multiforme-ähnliche Erscheinungen; auch das Bild des *Herpes recidivans in loco.*

Therapie

Desensibilisierung mit Lupidon H oder G. äußerlich: Viru-Merz, Virunguent P-Salbe, Herpes Tabletten.

Zoster (s. S. 109)

Pemphigus vulgaris oris (s. S. 194)

Erythema exsudativum multiforme oris

Ursache, Krankheitsbild und Diagnose

Allergische Vaskulitis.

Es wird diskutiert, ob es sich beim Krankheitsbild des E. e. m. o. nur um eine in gradueller Hinsicht schwere Verlaufsform der von Hebra beschriebenen Krankheit handelt, oder ob die auf die Schleimhäute übergehenden Formen eine Krankheit sui generis mit besonderer Ätiologie (Virus?) ist. Ersteres ist wahrscheinlich, weshalb auf die verschiedenen Bezeichnungen wie *„Syndroma mucocutaneo-oculare Fuchs“, „Ectodermosis pluri-*

orificalis“) „Steven-Johnson-Syndrom“, „Dermatostomatitis“ u. a. m. verzichtet werden kann.

Meist sieht man an Wangen- und Lippenschleimhaut, seltener am Gaumen, kleine, münzengroße, von einem roten Saum umgebende Plaques mit gelblich-weißlichem Belag, die durch Einsinken ihres Zentrums Kokardenform entstehen lassen können. In schweren Fällen auch Blasen und Mazeration der Schleimhautdecke mit grau-weiß belegten Erosionen, die sich zu girlandenförmigen Figuren entwickeln.

Begleitsymptome sind: Fötor, Speichelfluß, Lymphadenitis, Fieber, Konjunktivitis und rheumatoide Erscheinungen.

Bei gleichzeitig bestehenden Hauterscheinungen keine diagnostischen Schwierigkeiten, anders hingegen bei nur oralen Veränderungen. Hier ist nach Irisformen der Haut, Rezidiven, anderen Infektionskrankheiten und rheumatischen Erscheinungen zu fahnden.

Im Frühjahr und Herbst gehäuft auftretend.

Differentialdiagnose

Lues II; Arzneiexanthem; Stomatitis epidemica (Maul- u. Klauenseuche).

Therapie

Mundspülungen (symptomatisch). S. Kapitel Dermatosen, S. 85.

Veränderungen am Oberflächenepithel der Zunge, Lippen und Mundschleimhaut

Der *Zungenbelag* ist vieldeutig und oft sekundärer Natur. Er kann verursacht werden durch *Farbstoffe* der Nahrung, Medikamente (Abb. 57), Pilze und Bakterien. Auch eine Abhängigkeit zum Grad der Verhornung der Papillae filiformes *(Lingua nigra)* und dem Zungenuntergrund (Blutfülle, Reflexe u. a.) besteht. Massive Beläge sind immer zentral gelegen. Bei Abschilferung schimmert der Zungengrund durch. Bei akuten toxischen Infektionen ist der Zungengrund hochrot *(Glossitis)* verändert.

Die *Vermehrung des Zungenbelages* ist zu erklären durch: 1. Temperaturerhöhung („pathologischer Belag" nach Schuermann). 2. Inaktivität der Zunge („physiologischer Belag"). 3. durch Austrocknung der Zunge. 4. durch Besiedlung mit Mikroorganismen (Leukozyten, Schleim, Speisereste, organische Substanzen und Ausscheidungen). Anscheinend spielen auch motorische sensible und trophische Einflüsse eine Rolle (Zunge als Spiegel der Ernährung und des Magens).

Die die *Mundschleimhaut* und die *Zunge* treffenden lokalen thermischen und chemischen *direkten Wirkungen* haben Entzündungen, Erosionen und Beläge zur Folge. Gefährlich sind konzentrierte Säuren wie Salzsäure als Unfall- oder Suizidfolge. *Alkaliulzerationen* sind tiefgreifender und schmerzhafter. Sehr kalte und heiße Speisen sowie Reizwirkungen elektrischer Entladungen können akute und chronische Entzündungen bewirken.

Therapie (symptomatische)

Ursächlich. Mundspülungen.

Leukoplakie

Ursache, Krankheitsbild und Diagnose

Chronische, nicht zu definierende Reizzustände, mechanische, galvanische und chemische Reize (Nikotin), die zu einer epithelialen Gewebshyperplasie führen. Als Ursache wurde früher auch die Syphilis als Spätfolge genannt. Die Leukoplakie ist 4mal so häufig bei Männern wie bei Frauen.

Auf der Zungen- und Wangenschleimhaut, namentlich hinter den Mundwinkeln weißliche oberflächliche Herde, die manchmal eine perlartige, schwartenartig glänzende Verfärbung annehmen. Form und Größe der Herde wechseln, ebenso die Begrenzung. Bei stark ausgebildeten Formen kommt es zu lederartigen Verdickungen dieser weißlichen Auflagerungen, die von Furchen und Rissen (pflastersteinartig) durchzogen sind. Mitunter Gefühl der Trockenheit und Steifheit der Schleimhaut. Chronischer Verlauf. Die keratotischen Herde bilden sich nicht zurück. Maligne Entartung nicht selten; wird aber als Präkanzerose (nach *Schuermann*) überschätzt. Gefahr soll nur beim Zugrundeliegen entzündlicher Prozesse bestehen. Nach *Greither* entsteht in $\frac{1}{3}$ der Fälle ein Stachelzellkrebs.

Differentialdiagnose

Symptomatische Epitheltrübungen bei Schleimhautentzündungen verschiedener Krankheitsprozesse wie Lues II, Erythematodes, Lichen ruber oris (mehr netzförmig), Pemphigus, Stomatomykosen, Schleimhautschwielen (in Höhe des Zahnschlusses, opaline Trübungen), Exfoliatio areata linguae (mehr wechselndes Aussehen), Raucherleukokeratose (mosaikartige Papeln bei starkem Rauchen), Morbus Darier (zentral gedellte Knötchen). Bei Krebsverdacht Probeexzision!

Therapie

Ausschaltung aller Noxen. Vermeidung von scharfen, reizenden Speisen. Regelmäßige Kontrollbesichtigungen wegen Ca-Gefahr. Bei verrukköser Veränderung Exzision mit Histologie. Bei großen Herden Rö-Bestrahlung nach Chaoul oder mit dem Dermopan-Gerät. Vorher histologische Verifizierung!

Versuch mit hohen Vit. A-Gaben (tgl. 100 000 E bis 200 000 E) über Monate. Auch eine Totalexzision ist möglich. Keine Ätzbehandlung! Mundspülungen.

Lichen ruber planus oris

Ursache, Krankheitsbild und Diagnose

Chronisch entzündliche Dermatose. In ⅓-¼ aller Fälle auch auf der Mundschleimhaut. Häufig ausschließlich nur im Mund oder den Lippen lokalisiert. Beschwerden meist nicht vorhanden (Abb. 64).

Auf dem Lippenrot, der Schleimhaut (Saumregion der Wange), auch auf der Zunge feine weißliche, hirschgeweihartige punkt-strich- und netzartige Zeichnungen. Auf der Zunge mehr größere hyperkeratotische Herde, mit Schwund der Papillen. Subjektiv leichtes Brennen. Gefühl des Wundseins und der Abstumpfung der Geschmacksempfindung.

Eine klinische Sonderstellung nimmt der schmerzhafte, häufig therapieresistente bullöse-erosive Lichen ruber planus der Mundschleimhaut ein.

Differential-Diagnose

Lues II; Leukoplakie; Erythematodes.

Therapie (s. S. 135)

Erythematodes (s. S. 90)

Ursache, Krankheitsbild und Diagnose

Befällt selten allein Lippen und Mundschleimhaut.

Flache erythematöse Scheiben, die zentral, dellenförmig einsinken und infolge ihrer Hyperkeratose größere Herde aus zarten Pünktchen und kurzen, radiär-ausstrahlenden Streifen entstehen lassen, an deren Rand sich Gefäßerweiterungen und ein roter Hof bilden. Häufig auch entzündliche, erosiv veränderte Herde mit gelblichen Belägen und weißen Stippchen.

Beim *akuten disseminierten Erythematodes,* der nicht selten nach Jahren auftritt, wechselt das Bild rasch. Die Schleimhaut ist düster rot und ödematös. Neben Erosionen und fibrinösen Auflagerungen finden sich auch Hämorrhagien. Mitunter Temperaturerhöhungen, Sepsis, Nephritis, Endokarditis *(Libman-Sacks-Syndrom).* Die Prognose ist dann ungünstig.

Differentialdiagnose

Leukoplakie (Fehlen von entzündlichen Erscheinungen, wirkt massiver); Lichen ruber planus oris (zarter und zierlicher); Soor (Beläge sind abwischbar); Plaques opalines (indolente Lymphangitis – Erregernachweis!); Lingua geographica (Bild stark wechselnd).

Therapie (s. S. 91)

Vorwiegend weißliche Auflagerungen oder multiple Geschwürsbildungen

In dieser Gruppe sind **Lippen-** und **Mundkrankheiten** zusammengefaßt, die auch durch Beläge und Erosionen und Ulzerationen imponieren.

Gingivitis ulcerosa
(gangraenescens)

Krankheitsbild und Diagnose

Marginaler, geschwüriger Zerfall mit weißlichen Fibrinbelägen der Papillen. Übergang in Nekrosen und Ulzerationen. Die Gewebeveränderungen finden sich gleichfalls als Abklatsch auf den Schleimhäuten der Wangen. Fließende Übergänge möglich.

Bei der *Angina lacunaris* und der *Diphtherie* finden sich ebenfalls weißliche, schleierartige, kompakte punkt- oder streifenförmige Auflagerungen auf den Tonsillen, der Uvula und dem Gaumen (Bakteriennachweis!).

Diphtherieähnliche Beläge finden sich auch bei der *Mononukleose* (Pfeiffer'sches Drüsenfieber). Blutbildkontrollen!

Therapie (S. Gingivitiden.)

Soor (Candida-Mykose)

Ursache, Krankheitsbild und Diagnose

Candida albicans-Infektion. Normalerweise als Saprophyt auf der Mundschleimhaut des Säuglings. Bei mangelnder Widerstandskraft pathogen werdend. Häufig nach Anwendung von Antibiotika *(Penicillin-Stomatitis),* auch bei Tbc, Typhus, Ca u. a. m. (marantische Patienten).

Vorwiegend an den Wangenschleimhäuten, aber auch auf der Zunge und im Rachenbereich weißliche, an Flocken geronnener Milch erinnernde, abwischbare Beläge, die mitunter zu größeren, grau gefärbten Platten zusammenfließen können (Mehlmund). Nach Abwischen erscheint die unterliegende Schleimhaut leicht gerötet; auch seichte Erosionen oder plattenartige Veränderungen mit flachen Ulzerationen, die nicht bluten.

Differentialdiagnose

Diphtherische Beläge; Koplik'sche Flecken bei Masern; Lichen ruber planus oris; Lues II.

Therapie (s. Candidamykosen) Candio-Hermal Präparate, Moronal (s. S. 46).

Angulus infectiosus (Perlèche, Faulecken)

Ursache, Krankheitsbild und Diagnose

Oberflächliche Streptokokken- oder Staphylokokkeninfektion der Mundwinkel mit Neigungen zu Rhagaden und krustösen Auflagerungen.

Weitere Ursachen: *Cheilitis* bei Vit. B_2-Mangel, *Ekzeme, Eisenmangelanämie, Candida- Pilzüberlagerungen* (*Soor – Interlabialmykose* – oder auch durch Diphtheriebakterien), bei Prothesenträgern durch eingezogene Mundwinkel sowie ständige Speichelbenetzungen. Ferner bei latentem *Diabetes, Gebißanomalien* und Erkrankungen des Magen-Darm-Traktes.

Differentialdiagnose

Fissurierte Papeln bei Lues II.

Therapie

Wie bei Impetigo contagiosa (s. dort).

Antibiotika-Salben wie Sulmycin Creme. Bei Soor Pimafucort Lotio oder Salbe. Tonoftal-N.

Zusammenarbeit mit dem Zahnarzt bei Prothesenträgern bis zur Heilung. Prothese nur zum Essen einsetzen.

Lupus vulgaris oris

s. Lupus vulgaris cutis (S. 160)

Durch Sitz im Gesicht oder vom Nasenboden aus geht der L. v. häufig auf lymphogenem Wege auf die Schleimhaut über. Eine hämatogene Streuung ist möglich.

Der Lupusherd der Mundschleimhaut mit bevorzugtem Sitz am äußeren Zahnfleischsaum ist ein glasig glänzend, bläßlich graurotes, hirsekorn- bis erbsengroßes Knötchen auf gerötetem Grund, welches bald zerfällt und oberflächliche Ulzerationen mit überhängenden Rändern und eitrig belegtem, granulierenden Grund bildet. Der Verlauf ist sehr langsam; die Zunge selten befallen.

Differentialdiagnose

Lues III (Gumma); Karzinom; Sarkom; Zysten; Mykosen. Bei der Aktinomykose (Landbevölkerung) meist Zungen- und Kiefersymptome (derbes symptomloses Infiltrat mit rascher Erweichungstendenz, Bildung von Granulationsgeweben. Nachweis von Aktinomyzesdrusen im Eiter unter dem Mikroskop).

Therapie

Bei kleineren Herden chirurgische Entfernung. Näheres s. Lupus vulgaris cutis S. 162, 163.

Ulcus decubitans

Krankheitsbild und Diagnose

Entsteht durch Prothesendruck oder durch ungepflegte kariöse scharfrandige Zähne. Weißliche Beläge auf geröteter Umgebung. Durch reaktive Schwellung kann das Aussehen papelartig werden, so daß eine oberflächliche zerfallende Geschwulst vorgetäuscht wird.

Differentialdiagnose

Ca; Lues I; solitäre Aphthen; Tbc.

Ähnlich ist die Entstehung der sog. Quetschfalte der Wange (Wangenbiß). Vorwiegend bei Prothesenträgern. Durch falsche Zahnstellung entsteht an der Wange eine narbige fibröse Leiste. Gelegentlich kommt es zu Blutungen und Ulzerationen.

Therapie

Behebung der Ursachen durch den Zahnarzt.

Gutartige Tumoren des Bindegewebes

Fibrom

Krankheitsbild und Diagnose

Überall an den Lippen und auf der Mundschleimhaut vorkommend. Vor allem an der Saumregion der Wange *(fissurales Fibrom)*, am weichen Gaumen und der Tonsille *(Fibroma pendulum)*. Langsames Wachstum, rundlich, bald polypös gestielt über das Niveau der Umgebung hervorragend, teils von derber *(Fibroma durum)*, teils weicher *(Fibroma molle)* Konsistenz. von normaler, glänzender Schleimhaut bedeckt.

Zwei *Fibromformen* sind hier zu nennen: die *Fibromatosis gingiva* (lappige Wucherung der Zahnfleischpapillen) und die *neurofibromatösen Bildungen* des *Morbus Recklinghausen.*

Differentialdiagnose

Morbus Pringle; Gingivitis hypertrophica (entzündliche Hypoplasie durch Zahnstein).

Therapie

Chirurgische Abtragung.

Lipom

Krankheitsbild und Diagnose

Von typisch gelblicher Farbe. Konsistenz weich bis zur Pseudofluktuation; in Form unregelmäßig, mitunter auch polypös. Langsames Wachstum. Sitz vorwiegend an Mundboden, Lippen, Gaumen, Zahnfleisch und der Zunge.

Differentialdiagnose

Gummen; Fibrom; Lymphangiom; Karzinom (tieferliegend).

Therapie

Wenn notwendig Exstirpation.

Im weiteren können u. a. vorkommen: *Myome, Chondrome, Osteome, Myxome.*

Bösartige Tumoren des Bindegewebes

Sarkom (S. 220)

Krankheitsbild und Diagnose

Sarkome der Mundhöhle sind selten; vorwiegend am Zahnfleisch. Sie gehen vom Periost des Kiefers aus und werden als *Epulis* bezeichnet

(Epulis sarkomatosa gigantocellularis). Riesenzellgemischte Spindelzellsarkome werden auch beobachtet. Übergänge sind möglich. Diese Form der Epulis ist in der Regel gutartig. Das Wachstum ist rapid schnell.

Therapie

Chirurgische und Strahlen-Behandlung.

Gutartige Tumoren des Epithels

Papillom

(Fibroepitheliom)

Krankheitsbild und Diagnose

Aufsitzend oder mit kurzem oder längerem Stiel mit der Schleimhaut verbunden; auch warzenartig. Sitz am weichen Gaumen, den Wangen oder Tonsillen.

Gebilde mit mäßiger bis derber Konsistenz. Die Oberfläche ist zerklüftet.

Differentialdiagnose

Fibrome; vegetierende Dermatosen; Lues II und III; *Morbus Bowen; Acanthosis nigricans; papilläre Karzinome.*

Therapie

Exstirpation.

Im weiteren sind hier zu nennen: das *Adenom (Adenoma cylindrimatosum-Fibroadenom), Epithelioma adenoides cysticum,* und sog. *Mischgeschwülste.*

Bösartige Tumoren des Epithels

Basaliom

(Epitheliom, S. 126)

In der Mundumgebung und der Oberlippe, aber auch im rückwärtigen seitlichen Teil des harten Gaumens als livide Vorwölbung auftretend. Konsistenz ist meist derb. Keine Verschiebbarkeit gegenüber der Unterlage. Langsames Wachstum. Jahrelang nicht metastasierend. Wenig Neigung zur Ulzeration (Ulcus rodens).

Differentialdiagnose

Es sind hier zu erwähnen die Präkanzerosen und das Cornu cutaneum, im engeren Sinne der Morbus Bowen (Mundhöhle), die ihm nahestehende Erythroplasie (Lippen- und Wangenschleimhaut) sowie die von Dubreuilh beschriebene präkanzeröse Melanose. Myxoepitheliom (sog. Mischtumor).

Therapie

Chirurgische Entfernung; Histologie; Röntgenstrahlenbehandlung.

Leukoplakiekarzinom siehe Leukoplakie

Spinaliom

(Plattenepithelkarzinom)

Krankheitsbild und Diagnose

Der *Lippenkrebs* (50% aller Gesichtskrebse) sitzt vor allem auf der Unterlippe, und zwar in der Gegend zwischen der Lippenmitte und den Mundwinkeln.

Zuerst sieht man nur eine mit einer Kruste bedeckte Erosion, die sich sehr bald verhärtet und von derben, wallartigen Rändern umgeben wird; bald ulzeröser Zerfall. Eine Absiedlung von Metastasen in die regionalen Drüsen findet frühzeitig statt. Die Lymphknotenschwellungen stellen häufig auch nur eine entzündliche Reaktion dar. Probeexzision! Histologie!

Differentialdiagnose

Lues I (PA), Sitz vorwiegend in der Mitte der Unterlippe, Spirochätennachweis!; Granuloma teleangiektaticum, meist stark gerötet und gestielt aufsitzend.

Therapie

Totalexzision und/oder Rö-Bestrahlung.

Zungenkrebs

Krankheitsbild und Diagnose

Sitz am häufigsten an den Zungenrändern oder am Zungengrund (Abb. 8). Vielfach Lues-Anamnese!

Vom oberflächlichen Epithel ausgehend, entsteht zunächst ein harter, erodierter, plattenartiger Herd, der sehr bald ulzerös zerfällt. Die Ränder sind überhängend.

Kommt der Krebs aus der Tiefe, so bilden sich schon sehr früh kraterförmige Geschwüre mit den für das Karzinom charakteristischen, harten Rändern.

Der Zungenkrebs ist besonders bösartig. Der Geschwulstprozeß dauert selten über 1 Jahr, verbunden mit starken Schmerzen und Behinderung der Nahrungsaufnahme. Speichelfluß, fötide Nekrosen, Metastasen und Kachexie führen zu weiteren Komplikationen und zum Exitus.

Wangen- und Mundbodenkrebs

Sie nehmen einen ähnlichen Verlauf. Sie entstehen häufig auf dem Boden einer entzündlichen Veränderung der Mundschleimhaut, z. B. einer *Leukoplakie* (s. dort) und bei *Lues (Gumma)* oder durch Tabakschädigung.

Differentialdiagnose

Lues; Tbc; Aktinomykose; Sarkom.
Die Prognose ist immer schlecht.

Therapie

Kombinierte chirurgische und Röntgenstrahlen-Behandlung.

Im weiteren kann der Stachelzellkrebs am Zahnfleisch (vor allem am Unterkiefer – D. D.: *hyperplastische Gingivitis* –), am Gaumen und den Tonsillen auftreten. Absiedlungen von hier aus in die Haut sind möglich.

Funktionelle Störungen

Glossodynie (Zungenbrennen)

Zungenschmerz und Brennen können als Symptom bei *Moeller-Hunter-Glossitis, Plummer-Vinson-Syndrom, Costen-Syndrom, Sjögren-Syndrom, Diabetes mellitus* u. a. m. auftreten.

Es kann sich um fortgeleitete reflektorische Reizerscheinungen handeln, wie bei dentalneuralgieformen Beschwerden, Otalgie, bei Begleiterscheinungen von Leberparenchymschäden oder Magenleiden.

Auch örtliche Reize, chemische oder mechanische Einwirkungen können eine Rolle spielen. Die Beschwerden treten auch bei Hypo- und Avitaminosen auf, desgleichen bei perniziöser und hypochromer Anämie. Sie sind in Klimakterium, Gravidität und Alter häufig mit Hyperästhesien und Geschmacksstörungen verbunden. Dabei ist an *Tabes, progressive Paralyse,* an *Neurosen* und *Tumoren des Schädels* zu denken. Häufig treten die Beschwerden auch nach *Zoster* und latenter *Tetanie* auf. Mitunter handelt es sich auch um ein Symptom einer *Karzinophobie.*

Das *Plummer-Vinson-Syndrom* äußert sich in Zungenbrennen (Glossitis) und Mundtrockenheit, Schluckbeschwerden, Schlundbrennen bei allgemeiner Schleimhautatrophie mit Eisenmangelanämie (Hautatrophie, Koilonychie) infolge verminderter Salzsäureproduktion der Magenschleimhaut sowie leukoplakie-ähnlichen Veränderungen, Mundwinkelrhagaden (Stomatitis angularis) und Cheilitis.

Das sog. *Sjögren-Syndrom* tritt vorwiegend bei Frauen im Klimakterium auf. Die Ätiologie ist ungeklärt. Kollagenose? Avitaminotische und hormonelle Störungen stehen zur Diskussion. Fragliche Beziehung zu Mikulicz- und Plummer-Vinson-Syndrom. Es ist charakterisiert durch Austrocknen der Schleimhäute und durch eine Keratokonjunktivitis, durch Versagen der Speichel- und Tränendrüsen (Rhinitis sicca). Die Mundschleimhaut ist außerdem atrophisch und weist einen klebrigen weißen

Belag auf. Die Zunge ist geschwollen. Es finden sich Rhagaden an Zunge, Lippen und Mundwinkeln. Anzeichen einer chronischen Polyarthritis und hyperchromen Anämie folgen.

Therapie

Versuch mit Vit. B-Komplex; Eisen. In frischen Fällen auch ACTH und Cortison. Ursächlich.

Lupus vulgaris, Tuberculosis cutis luposa

Ursache, Krankheitsbild und Diagnose

Hautveränderungen, die durch das Tuberkelbakterium hervorgerufen werden (Abb. 23, 24).

Tuberculosis cutis luposa ist die häufigste Form der Hauttuberkulose. Beginnt meist schon im Kindesalter. $\frac{1}{3}$ nimmt seinen Anfang als Drüsentuberkulose (Kieferwinkel- und Halsdrüsen) (Tbc. cutis colliquativa, cutis et subcutis, Skrofuloderma). Häufig nach Infektionskrankheiten, hämatogene Aussaat. Sitz: Bevorzugt Gesicht, aber auch jede Stelle des Integumentes, einschließlich der Schleimhäute (Tbc. luposa mucosae) (s. auch S. 241).

Beginnend als Fleck, der sich in ein Knötchen umwandelt; Konsistenz weich (Sonden-Phänomen). Apfelgeleeartige Eigenfarbe bei Glasspateldruck. Knötchen sind mit Schuppen bedeckt (Lupus exfoliativa) oder ulzerieren (Lp. exulcerans), vor allem an Nasenflügeln, Lippen, Ohren, tumorartige Schwellungen (Lp. tumidans / Lp. serpiginosa). Einbeziehung des Knochens, besonders an den Extremitäten (Lp. mutilans). Bei langer Erkrankung Sekundärkarzinome oder -sarkome in lupo möglich, auch Elephantiasis luposa.

Der Lupus vulgaris saniert unter Hinterlassung einer Atrophie mit Narben. Es besteht Neigung zu Rezidiven. *Meldepflicht!*

Differentialdiagnose

Lues III, Pilzerkrankungen (Aktinomykose), chronische Pyodermien.

Neben den genannten, umschriebenen Formen der Hauttuberkulose bestehen:

Tuberculosis miliaria ulcerosa cutis et mucosa

Flache, oberflächliche Geschwüre mit zackigen unterminierten Rändern, meist in der Mundgegend und auf der Mundschleimhaut, auch perianal.

Tuberculosis verrucosa cutis

Solitär auftretende, braun-rote, warzenartige Hyperkeratosen, auch mit Abszessen; häufig bei Fleischern, Melkern und Tierärzten. Diaskopisch fehlt vielfach apfelgeleeartiger Farbton.

Differentialdiagnose

Verrucae, chron. veget. Pyodermie, Ekthyma.

Tuberculosis indurata (Erythema induratum Bazin)

An den Beugeseiten der Unterschenkel bei jungen Frauen auftretend. Subkutan oder kutan liegende, blau-rote Knoten oder Platten, die meist schmerzlos, mitunter ulzeriert sind.

Differentialdiagnose

Lues III.

Tuberculosis cutis miliaria generalisata

Stecknadelkopfgroße Knötchen oder Bläschen, z. T. hämorrhagischer Art als Teilsymptom einer in alle Organe erfolgten miliaren Aussaat.

Tuberculosis papulo-necrotica

Eine Miliar-Tbc. der Haut. Stecknadelkopf- bis linsengroße Knötchen, die nekrotisieren können und mit einer kleinen Kruste bedeckt sind. Hinterlassung einer kleinen Narbe. Häufigster Sitz an den unteren Extremitäten.

Auch Rosazea-ähnliche Tuberkulide im Gesicht. Mitunter Selbstheilung. Reizidivierend im Frühjahr und Herbst.

Differentialdiagnose

Akne vulgaris et necroticans, Pityriasis lichenoides.

Tuberculosis lichenoides, Lichen scrofulosorum

Chronische Miliar-Tbc. der Haut. Grau bis grau-rötlich erscheinende hirsekorngroße follikuläre Knötchen. Vorwiegend am Stamm, ohne Narben abheilend.

Differentialdiagnose

Mykide. Seborrhoische Ekzeme. Psoriasis guttata. Der Hauttuberkulose nahestehend: *Boeck'sches Sarkoid.*

Therapie

Trotz der großen therapeutischen Fortschritte der Lupusbehandlung erscheint diese für die Allgemeinpraxis ein immer noch wenig geeignetes Objekt zu sein. Durch ungenügende und unzweckmäßige Untersuchungs- und Behandlungsmaßnahmen kann kostbare Zeit verloren und damit die Erfolgsaussicht herabgesetzt werden, daher frühzeitige Einweisung in Fachklinik oder Lupusheilstätte: Giessen, Hornheide (Münster).

Tuberkulostatika

1. *Isonikotinsäurehydrazid (INH)*

Präparate: INH, Neoteben, Rimifon. Für alle Formen und Stadien der Tuberkulose, auch zur Kombinationsbehandlung mit anderen Tuberkulostatika wie Streptomycin u. a. m.
Die Anwendung ist oral, parenteral oder lokal möglich. Sie stellen die z. Z. wirksamsten Tuberkulostatika dar.

Dosierung: 5-8 mg/kg, maximal 10 mg/kg Körpergewicht, über den Tag auf 3-5 Einzeldosen von 100 bis 150 mg nach den Mahlzeiten verteilen.
Z. B. Ein 60 kg schwerer Patient erhält als höchste Dosis täglich 0,6 g Neoteben = 3mal 1 Tbl. à 0,2 g. Gesamtmenge: 80,0 g bis 100,0 bis 120,0 g. Dauer der Behandlung: Etwa 3-6 Monate.

Die Dauer der Behandlung richtet sich nach dem klinischen Bild. Bei Besserung des Leidens liegt kein Grund vor, die Behandlung abzubrechen. Bei Verschlechterung ist es ratsam, die Behandlung auf ein anderes Medikament umzustellen. Bei klinischer Heilung sollte daher die Behandlung aus Sicherheitsgründen noch 1-2 Monate in auslaufender Dosierung fortgesetzt werden.

Als *Nebenerscheinungen* treten mitunter Parästhesien, Schwindelgefühl, Kopfschmerz, motorische Unruhe, Diarrhoen, Sodbrennen und Hautexantheme auf. Alkoholgenuß steigert die Nebenwirkungen.

2. *Antibiotika*

Streptomycin, tgl. 1,0 g i. m.
Wirkt günstig bei Schleimhauttuberkulose. Auch kombiniert mit anderen Tuberkulostatika. Individuell dosieren. Nebacetin zur lokalen Applikation von mischinfizierten tuberkulösen Ulzerationen *(Bazin)*. Nebacetin als Lösung, Puder und Salben sowie Tabletten.

Allgemeine Behandlung

In Verbindung mit anderen Heilmaßnahmen werden immer eine Kräftigung des Organismus und eine Anregung zur erhöhten Abwehrtätigkeit nützlich sein. Hierzu gehören: Diätetische und hygienische Maßnahmen sowie helio-therapeutische Behandlung: wie z. B. die Diätbehandlung nach Gerson-Sauerbruch-Hermannsdorfer (vitamin-, fett- und eiweißreiche, NaCl-Kohlenhydrat-eingeschränkte Kost), die allgemeine Lichttherapie (Bestrahlung mit natürlicher und künstlicher Höhensonne – Quarzlampe – und Candem-Bestrahlungen – Kohlenbogenlicht), wenn keine Pulmonalprozesse vorliegen.

Lokalbehandlung

Finsen-Bestrahlungen, Kromayer-Bestrahlungen. Von der Röntgen-Behandlung (Rö-Oberflächen und Grenzstrahlen) ist man wegen der Spätschäden abgekommen.

Die lokale Belichtung fördert den Erfolg der Chemotherapie. Bei ulzerösen Formen der Hauttuberkulose örtliche Anwendung von INH-, Neoteben- und Rimifon- sowie Nebacetin-Puder und die Unterspritzung mit diesen Präparaten.

Die operativen Methoden sind durch die Chemotherapeutika stark in den Hintergrund getreten (Elektrokoagulation, Exzision mit plastischer Deckung).

Zu erwähnen sind noch die Totalexzisionen kleiner, lupöser Herde, Ätzbehandlung mit 10-20% Pyrogallolvaseline an Stamm und Extremitäten ist ebenfalls in den Hintergrund getreten. Aus kosmetischen Gründen empfiehlt sich zur Nachbehandlung mitunter eine Plastik.

Nachbehandlung

Pflege der Narben mit Eucerin-, Zinkwismutcreme u. a. m. Die Erfassung und Nachkontrollen der Erkrankten in sog. Lupuskarteien und bei Lupussprechtagen sollte immer angestrebt werden.

Lymphadenosis cutis benigna (Lymphozytom)

Ursache, Krankheitsbild und Diagnose

Meist von Traumen (Stechen der Ohrringe, Zeckenbisse etc.) oder von lokalen Infekten ausgehend, zeichnet sich dieses Krankheitsbild (Abb. 18) durch 2 *Erscheinungsformen* aus:

1. *Knotige Form* (umschriebene, weiche, oft ziemlich große Infiltrate von blauroter Farbe, von verdünnter Haut bedeckt, über diese halbkugelig hervorragend, evtl. ulzerös zerfallend).

2. *Infiltrative Form* (diffuse, das Gewebe durchsetzende Infiltration, bläulich, bräunliche Farbe, kaum das Hautniveau überragend, beim Palpieren gewisse Resistenz). Hauptlokalisationsstellen beider Formen sind: Gesicht (bes. Ohren), Genitale, Axillen, auch Schleimhäute, besonders Konjunktiva können befallen werden.

Differentialdiagnose

Infiltrate bei lymphatischer Leukämie, Sarkome, Morbus Boeck, eosinophiles Granulom, Lupus vulgaris.

Therapie

Hier hat sich vor allem Penicillin als sehr wirkungsvoll erwiesen, wovon man zweckmäßigerweise insgesamt 5-8 Injektionen von täglich einer Spritzampulle Megacillin i.m. gibt. Aber auch die Röntgen-Kontaktbestrahlung und die Exzision in toto sind erwähnenswert. Bei der infiltrativen Form kann man auch fächerförmig Volon A 10 mit Scandicain gemischt (1:1) unterspritzen und dann einen mehrere Tage liegenbleibenden Verband mit Celestan-V Creme darübergeben.

Malleus (Rotz)

Ursache, Krankheitsbild und Diagnose

Schwere Infektionskrankheit, die durch Pferde, Esel und andere Haustiere auf den Menschen durch Kontakt mit Nasen- und Geschwürsekret des erkrankten Tieres übertragen wird. Rotzerreger ist ein gramnegatives Stäbchen. Bact. mallei.

Inkubationszeit 2-8 Tage.

Man unterscheidet akute und chronische Verlaufsformen. Betroffen werden in erster Linie Nase und Respirationstrakt *(akuter und chronischer Nasen- und Schleimhautrotz).* Beim *akuten Hautrotz* entstehen an der

Inokulationsstelle bis markstückgroße erysipelartige Rötungen und Schwellungen und furunkelartige Pusteln, die sich in ein unterminiertes, speckig-eitriges Ulkus umwandeln können (Primär-Affekt). Strangartige Lymphbahnentzündung.

Stürmische Allgemeinerscheinungen, Lymphangitis, Lymphadenitis und Milzschwellung. Generalisation des Krankheitsbildes mit Befall der gesamten Haut. Abszesse der inneren Organe. Letaler Ausgang. Diagnose schwierig.

Differentialdiagnose

Tbc; Lues.

Therapie

Sulfathiazol; Streptomycin, Aureomycin, Chloromycetin (Leukomycin, Tetracycline). Haut mit desinfizierenden, feuchten Verbänden behandeln.

Melanodermitis toxica und Melanosis [*Riehl*]

Ursache, Krankheitsbild und Diagnose

Seltene Form von sekundären Hyperpigmentierungen vorwiegend bei Arbeitern auftretend, die mit schlecht gereinigten Ölen zu tun haben. (Schmieröl, Teer, Kohlenmelanose.) Hauptsächlich an lichtexponierten Körperteilen wie Schläfen, Stirn, Wangen und an Halspartien sowie an den Armen lokalisiert. Die Erscheinungen beruhen wahrscheinlich darauf, daß Fetten und Schmieröl Licht sensibilisierende Teerderivate beigemengt sind. (Toxidermie.) Ähnliche Pigmentierungen wurden besonders bei Frauen nach den beiden Weltkriegen beobachtet. *Riehl* nannte diesen Zustand *Kriegs-Melanosis.* Die Ätiologie ist nicht geklärt. Einem symmetrischen, fleckenhaften Erythem folgen in Wochen flächenhafte, schiefergraue bis dunkle Pigmentierungen mit mehr oder weniger starken keratotischen Auflagerungen.

Differentialdiagnose

Chloasma.

Therapie

Eine ausführliche Erhebung der Anamnese ist nötig, um die auslösende Ursache zu eliminieren. Danach heilen die bestehenden Hautveränderungen im allgemeinen von selbst ab.

Unterstützend wirken bleichende Behandlungsmaßnahmen wie 5%ige Präzipitatsalbe, Depigman oder Depigman forte. Am Tage empfiehlt sich eine Lichtschutzsalbe (Contralum, Delial u. a. m.). Die Behandlung ist langwierig und undankbar. Im Rahmen der therapeutischen Maßnahmen muß verhütet werden, daß Salbengrundlagen verwendet werden, die identisch sind mit den Salbengrundlagen, die die Pigmentierung ausgelöst haben. (Vaseline, Vaselinoderm.)

Leberfunktionsprüfungen sind durchzuführen.

Melanomalignom; Melanom

Ursache

Maligne Melanome können sowohl epithelialer als auch mesenchymaler Abkunft sein.

Krankheitsbild und Diagnose

Das Melanom entsteht auf unveränderter Haut, auf pigmentierten *Muttermälern* (Naevizellnaevi) oder auf dem Boden *melanotischer Präkanzerosen* (Lentigo maligna), *Melanosis circumscripta praeblastomatosa (Dubreuilh).* Oft führt ein Trauma zur Entartung. Rasche Zunahme der Pigmentation, Schwellung und entzündlicher Randsaum. Der Tumor wächst und nimmt eine unregelmäßige knotige Form an; pigmentiert unregelmäßig mit schwärzlicher Tönung. Die *Oberfläche* ist *glasig* und *glatt,* zeigt mitunter krustöse Auflagerungen. Es bilden sich stecknadelkopfgroße Tochterherde in der Umgebung. (Abb. 11-14).

Probeexzision gilt als ein Kunstfehler! Jeder suspekte Pigmentfleck ist ein „noli me tangere“.

Differentialdiagnose

Naevuszellnaevus; pigmentierte Basaliome, Histiozytome (speichernde);

Granuloma pediculatum; Verruca senilis s. seborrhoica; senile Keratome; Naevus coeruleus.

Therapie

Die Behandlungsmaßnahmen sind umstritten:

1. Chirurgische Entfernung des Herdes weit im Gesunden.
2. Rö-Nahstrahlen:
   Dermopanstufe 4: 10mal 500 R jeden 2. Tag bis zu 5000 R, dann Probeexzision und Schnellschnitt. Bei Bestätigung der Diagnose nochmals 5000-7000 R. Also insgesamt 10 000 bis 12 000 R. Nach der Sanatio, wenn möglich Totalexzision.

Durch die Strahlentherapie ist das M. in einem erheblichen Prozentsatz heilbar, wenn vor der Metastasierung eingegriffen wird. Bei sachgemäßem Vorgehen keine Überlegenheit chirurgischer oder radiologischer Behandlungsmethoden. In schwierigen Fällen stets rechtzeitige Einweisung in eine sich mit den Melanomproblemen beschäftigende Fachklinik:

Melanotische Präkanzerose: Keine Probeexzision (wie oben). Behandlung wie ein Spinaliom (s. S. 125).

Mit der Problematik des malignen Melanoms befaßt sich die von *Heite* 1962 ins Leben gerufene deutsche Melanomstudie. Es ist damit zu rechnen, daß von dieser Seite neue Erkenntnisse betr. Pathogenese und Therapie kommen.

Melkerknoten

Ursache

Erreger ist ein Paravakzinevirus (nicht zu verwechseln mit dem echten Vakzinevirus, der im Paulschen Versuch positiv ist), der vom Euter kranker Kühe übertragen wird (Berufskrankheit). Inkubationszeit: 8-10 Tage.

Krankheitsbild und Diagnose

Meist an den Fingern, solitäre bis erbsengroße halbkugelige, braun bis braun-rote, derbe Papeln mit glattem Epithelüberzug. Mitunter kommt es zu einer Blasenbildung. Keine Einschmelzung. In seltenen Fällen Erscheinungen durch Schmierinfektion im Gesicht und an anderen Stellen des Körpers sowie masernähnliche Erytheme.

Differentialdiagnose

Melkerschwiele als Berufstigma (auftretende Hyperkeratose); Lues I (PA); Fingerknöchelpolster (knuckle pads); Melkergranulationsknoten durch Kuhhaare *(Gottron)*.

Therapie

Sanatio ohne Behandlung in wenigen Wochen. Sulmycin-Salbe gegen sekundäre Infektionen.

Mikrosporie

Ursache, Krankheitsbild und Diagnose

Mikrosporon (M.) Audouini (humaner Typ), M. canis und M. gypseum (animaler Typ). Dieses äußerst kontagiöse, **meldepflichtige** Leiden mit einer Inkubationszeit von nur wenigen Tagen kann auch Erwachsene befallen, jedoch findet man es vorwiegend bei Kindern vor der Pubertätszeit, meist vor dem 10. Lebensjahr, ja selbst Säuglinge können befallen werden.

Lokalisation: Fast ausschließlich auf dem behaarten Kopf. Dort treten erbsen- bis pfennig- bis fünfmarkstückgroße kreisrunde, seltener ovale, kahl erscheinende Flecke auf, welche scharf begrenzt und mit festhaftenden, feinen weißgrauen bis grauen Schüppchen (wie Aschestaub aussehend) bedeckt sind. Aus den kahl erscheinenden Stellen, in welchen kein einziges intaktes Haar mehr zu finden ist, ragen 3-4 mm lange, graue, pigment- und glanzlose, äußerst brüchige Haarbüschel hervor, welche wie mehl- oder aschebestäubt aussehen und geradezu von einer Staubmanschette umhüllt sind. Die Haut dieser 1-4 cm im Durchmesser großen Stellen, welche gewöhnlich nur in geringer Zahl (2-10) auftreten, läßt nur sehr geringe, kaum sichtbare entzündliche Erscheinungen erkennen. Daneben kann man aber, wenn man durch Kurzscheren der Haare die Kopfhaut dem untersuchenden Auge freilegt, meist über den ganzen Kopf verstreut zahlreiche ganz kleine, wunde, schuppende Fleckchen feststellen, in welchen überall schon erkrankte Haare nachweisbar sind.

Mikroskopisch findet sich im Innern des Haares, welches von einer scheidenartigen Hülle dicht gedrängter und dadurch polyedrisch geformter sowie runder Sporen ganz umgeben ist, ein reich verzweigtes Netz von Myzel-Fäden. Vom behaarten Kopf aus kann die Erkrankung auf die Haut des Halses sowie der anliegenden Schulter- und Brust-Regionen übergreifen. Hier entwickeln sich dann kreisrunde Effloreszenzen mit entzündlichen Randpartien, welche in ihrem Aussehen ganz den oberflächlichen Formen der Trichophytie gleichen. Die Diagnose stützt sich auf Bestrahlung der Haare unter dem UV-Licht mit bestimmtem Filter (Wood-Licht), auf das Nativ-Präparat und auf die Pilzkultur.

Therapie

Hier stehen Entfernung der befallenen Haare, Gaben von Griseofulvin (Likuden M, Fulcin S, 2 × 2 Tabl. tägl.), lokale Pinselungen mit Tinktura Arning DRF, Merfen-Tinktur farblos, Myco-Jellin, Phebrocon, Tonoftal etc. im Vordergrund. Die früher vielfach angewandte Röntgenepilation dürfte ebenso der Vergangenheit angehören wie die Öl-Kappen. Um Rezidiven vorzubeugen und um eine Dauerheilung zu gewährleisten, müssen monatelange Nachuntersuchungen unter Verwendung des Wood-Lichtes gemacht werden.

Milien

Ursache, Krankheitsbild und Diagnose

Hierbei handelt es sich um zum Teil anlagebedingte Zysten, vielfach Retentionszysten, die nach Rasierseifenschaum, durch Chlor oder Paraffin-Einflüsse vorwiegend im Gesichtsbereich lokalisiert sind und sich durch stecknadelkopfgroße, gelbweißliche bis dunkle derbe Knötchen auszeichnen.

Therapie

Mittels eines kleinen Skalpells oder einer Impflanzette wird die Oberfläche leicht geritzt und der Inhalt herausgehoben. Kurzfristiges Auftragen von Ungt. APD oder mehrmalige Betupfungen mit

Rp.: Chloramphenicol		1,0
Acidi salicylici		3,0
Spir. dil. 70%	ad	100,0

Damit wird einer Sekundärinfektion vorgebeugt.

Mollusca contagiosa

Ursache, Krankheitsbild und Diagnose

Virus-Infektion harmloser Art, die vorwiegend Kinder und Jugendliche befällt. In der Anamnese wird immer wieder häufiger Besuch von Schwimmbädern angegeben. Die Inkubationszeit liegt zwischen 17 Tagen und 20 Monaten.

Die Effloreszenz stellt sich als kleines, stets multipel auftretendes, stecknadelkopf- bis pfefferkorngroßes, halbkugeliges, glattwandiges, zuweilen auch seitlich septiertes, der Haut breit aufsitzendes, derbes Gebilde dar, dessen Kuppe etwas abgeflacht ist und in einer leicht gedellten Vertiefung eine Öffnung aufweist (Abb. 56). Durch seitlichen Druck läßt sich aus derselben der ganze Inhalt in Gestalt einer glänzenden, wachsartigen gelappten Masse, das sogenannte Molluskumkörperchen exprimieren. Die gelbliche bis blaßrosa Farbe weicht nur wenig vom Hautkolorit ab. Das Wachstum ist sehr langsam und nur selten wird die Größe einer Erbse erreicht. Nach längerem Bestehen können sich die Molluska spontan abstoßen. Prädilektionsstellen sind die Genitalgegend, das Gesicht und hier vorwiegend die Augenlider, Hals und die Gegend zwischen der vorderen und hinteren Axillarlinie einschließlich der Axilla. Bei Sitz an den Lidrändern erzeugen sie eine konjunktivale Reizung. In einzelnen Fällen werden die Effloreszenzen in großer Anzahl über den ganzen Körper verstreut angetroffen.

Differentialdiagnose

Im Anfangsstadium verwechselbar mit kleinen Bläschen, Milien, Verrukae, bei Riesenformen mit Fibromen, Ulcera mollia follicularia und Basaliomen.

Therapie

Chloräthyl, Abkratzen mit dem scharfen Löffel oder Anritzen der Knötchen mit dem Starmesser und Herausdrücken des gelappt-krümeligen Molluskum-Breies, Ätzung des Grundes mit Karbolsäure, Eisenchlorid, 1%igem Sublimat-Spiritus oder 10% Salicyl-Eisessig. Ungt. APD-Salbenverband. Bei sehr dichter Aussaat Kohlensäureschnee, eventuell auch Schälbehandlung mit Wilkonson'scher Salbe

Rp.:	Pic. betulin (Ol.Rusc.)	5,0
	Sulf. praecip.	10,0
	Sapon. kalin. venal.	15,0
	Vasel. flav.	ad. 50,0
	M.D.S. äußerlich.	

Längere Nachbeobachtungen wegen Nachschüben notwendig.

Morbus Besnier-Boeck-Schaumann (Boeck'sches Sarkoid, Sarkoidose)

Ursache, Krankheitsbild und Diagnose

Unbekannt. Chronische Systemerkrankung bei Menschen des mittleren Alters ohne wesentliche Beeinträchtigung des Allgemeinbefindens. In 50% der Fälle mit Hauterscheinungen. Man vermutete eine Tbc-Ätiologie, da häufig eine Begleit-Tbc nachweisbar ist. Neuerdings glaubt man an eine Retikulo-Endotheliose.

Verschiedene Formen der Hautveränderungen, und zwar kleine knotige, großknotige anuläre und flächenhaft infiltrierende Formen (Abb. 45).

Kleinknotige, dissiminierte Form (Benignes Miliarlupoid)

Sitz vorwiegend im Gesicht und auch an den Schleimhäuten mit stecknadelkopfgroßen bis erbsengroßen, braun-rötlichen lichenoiden Papeln, häufig in Gruppen angeordnet. Diaskopisch nicht wegdrückbar. Verwaschener grau-gelber Farbton. Gelegentlich ringförmige Anordnung der Knötchen (anuläre Form). Bei Rückbildung oberflächliche Atrophien und lupusähnliche Pigmentierungen (Boeck-Flecke).

Großknotige Form

Sitz vorwiegend an Nasenspitzen, Rücken, Wangen und Ohrläppchen, aber auch am Stamm und an den Extremitäten mit erhabenen knotigen, auch scheibenförmigen Veränderungen, die zentrale Rückbildung zeigen. Nach längerem Bestand charakteristische Teleangiektasien. Kein ulzeröser Zerfall. Diaskopisch ein lupoides Infiltrat. Kein positives Mandrin-Phänomen. *Lupus pernio* ist eine Variante mit meist im Gesicht sitzenden, tiefblau oder schiefergrau aussehenden Knoten, die an Perniones erinnern.

Flächenhaft infiltrierende Form

Sitz im Gesicht mit bläulich-rötlichen, unscharf begrenzten, sich über das Hautniveau leicht vorwölbenden flächenhaften Infiltraten. Die Haut erscheint gespannt und mit Teleangiektasien versehen. Zentrale Einsenkung und Atrophie ist möglich. Diaskopisch eine sepia-farbene Tönung.

Organveränderungen. Meist primär als Initialsyndrom auch ohne Hautveränderungen (interne Sarkoidose). Lungenveränderungen bzw. Lymphdrüsenschwellungen des Mediastinums; Knochenveränderungen wie Ostitis multiplex cystoides *(Jüngling)* der Endphalangen. Augensymptome wie Konjunktivitis, Iridozyklitis, Chorioiditis. Milz, Leber, Herz, Nieren, Nervensystem u. a. m. Zur Sicherung der Diagnose ist immer eine genaue allgemeine Untersuchung notwendig.

Therapie

Spontanheilungen möglich. Ergebnisse mit Tuberkulostatika nicht so eindrucksvoll wie beim Lupus. Am besten sind Ergebnisse mit NNR-Hormonen in Kombination mit Neoteben. Vorsicht bei bestehender Begleittuberkulose. Echte Heilungen sind in Zweifel zu ziehen.

Rö-Oberflächentherapie bei Einzelherden möglich, wie auch Injektionen von Kortikosteroidkristallsuspensionen.

Morbus Bowen

Ursache, Krankheitsbild und Diagnose

Bowen, Dermatologe in Boston, beschrieb 1912 zwei Fälle einer eigentümlichen und in ihrer Ursache bisher unbekannten Dermatose, die er im Hinblick auf die zwei bei ihr gefundenen Epithelveränderungen präepitheliomatös bezeichnet und von den maligne entarteten Hauterkrankungen absonderte. *Darier* bestätigte zwei Jahre danach die Beobachtung *Bowens.* Seitdem weist das Schrifttum in zahlreichen Arbeiten auf die Bedeutung und Sonderstellung dieser Hauterkrankung als *präkarzinomatös* hin.

Es handelt sich dabei um ein chronisch verlaufendes Krankheitsbild, das in gleicher Weise Männer wie Frauen, meist im mittleren Lebensalter befällt und das nach *Schuermann* nicht nur die Haut, sondern auch Mundschleimhaut und Lippen befallen kann.

Die Bowensche Erkrankung tritt häufig in multiplen Herden auf und ist vorwiegend am Stamm und an den Extremitäten, seltener am Hals, im Gesicht und am Genitale lokalisiert. Das klinische Bild kann sich in recht verschiedener Gestalt äußern: Man sieht mehr oder weniger erhabene, derbe, hell- bis dunkelbraune, hyperkeratotische und verkrustete Papeln, welche meist zu anulären und serpiginösen Formen konfluieren und bisweilen auch größere scheibenförmige Tumoren bilden. Beschrieben werden auch papillomatöse Effloreszenzen mit der Neigung zu leichter Blutung und Ulzeration. In anderen Fällen zeigt sich die Dermatose unscheinbar in Form scharf begrenzter, roter, schuppender Flecke, öfters mit leicht atrophischem Zentrum und in der Kombination flacher und erhabener Effloreszenzen in der Weise, daß ein flacher Herd am Rande oder auch diffus mit papulösen Effloreszenzen besetzt ist. Dabei können Drüsenmetastasen innerer Organe vorhanden sein. Das Wachstum der Effloreszenzen ist sehr langsam. Das klinische Bild ähnelt gelegentlich dem des tubero-serpiginösen Syphilides, von dem es differentialdiagnostisch zu trennen ist. Im Bereich der Übergangsschleimhaut (Präputium, Glans, Vulva, After) finden sich scharf begrenzte, gerötete, erosive, glatte Herde mit der Tendenz, sich peripher auszudehnen; bei Befallensein der Glans ist an die Erythroplasie Queyrat zu denken.

Differentialdiagnostisch kommen in Frage tuberoserpiginöses Syphilid, Akanthokeratom, seborrhoische Dermatitis; bei Schleimhautbefall Leukoplakie, Lichen ruber planus, Erythematodes.

Therapie

In Lokalanästhesie Abtragung des Herdes mit Messer bzw. Diathermieschlinge. Je nach Ausfall der feingeweblichen Untersuchungen Röntgen-Nahbestrahlung. Wo dies nicht möglich, wird man auch mit der 5-Fluoro-Urazil-Salbe = Efidux-Salbe eine Beeinflussung sehen, öftere Nachkontrollen ratsam.

Morbus Paget

Ursache, Krankheitsbild und Diagnose

Das 1874 von *Paget* erstmals beschriebene und seitdem nach ihm benannte Krankheitsbild ist fast regelmäßig karzinomatös.

Entweder entwickelt sich ein primär in den Milchdrüsenausführungsgängen lokalisierter Krebs intraepithelial weiter oder es hat sich eine Epitheldysplasie entwickelt.

Die Erkrankung beginnt bei Frauen von meist über 40 Jahren gewöhnlich unter dem Bild eines hartnäckigen nässenden Ekzems an der Brustwarze und in deren Umgebung. Selten findet sich das Krankheitsbild an anderen Körperstellen wie in der Analgegend, in der Achselhöhle oder am Rücken. Der Verlauf ist äußerst schleichend, chronisch. Lange Zeit ist die Brustwarze mit einer hartnäckigen, immer wiederkehrenden Kruste bedeckt. Manchmal finden sich auch papillomatöse, teilweise verhornte Wucherungen.

Allmählich wandeln sich dann Warze und Warzenhof in eine scharf umschriebene, nässende, dunkelrote und teilweise krustenbedeckte Fläche um, die sich unmerklich, aber stetig weiter verbreitet. Dabei ist zuweilen der scharfe Begrenzungsrand erhaben. Streckenweise und zeitweilig besteht auf der erkrankten Hautfläche ein beständiger Wechsel von flachen Exfoliationen, Ulzerationen (besonders im Zentrum) und vorübergehenden Verhornungen und im Verlauf von Jahren kann es zu beträchtlicher Ausdehnung des Krankheitsherdes kommen. Nach etwa 7-10 Jahren, oft auch viel schneller, tritt bei fast allen Fällen ein ulzerierender Hautkrebs oder ein tiefliegender knotenartiger Krebs hinzu. Lymphdrüsenschwellungen treten dann in Erscheinung.

Differentialdiagnose

Ekzem, besonders wenn es einseitig ist und der üblichen Therapie trotzt. Spricht aber ein solches „Mamma-Ekzem“ auf die übliche Therapie nicht an, sollte unbedingt eine Probeexzision gemacht werden; ferner Skabies.

Therapie

Radikale Operation des Herdes bzw. Totalexzision der Mamma. Die alleinige Röntgenbestrahlung wird dann in Betracht gezogen werden (Einzeldosen von je 500 R, Gesamtdosis 6000-8000 R), wenn tiefer gelegene Gewebsanteile – z. B. Drüsen – nicht mitbeteiligt sind. Längere Nachkontrollen. Die Prognose ist günstig, wenn die Therapie frühzeitig eingeleitet wird.

Mykosis fungoides

Ursache, Krankheitsbild und Diagnose

Die Ursache ist unbekannt. Dem für die Erkrankung äußerst charakteristischen Stadium der Geschwulstbildung, welches sich nur in Ausnahmefällen sofort entwickelt (Mykosis fungoides d’emblée), geht in der Regel das sogenannte prämykotische Stadium voraus, das ein vielgestaltiges Bild hat. Entweder tritt es als sehr quälender Pruritus ohne gleichzeitig sichtbare Hautveränderungen in Erscheinung oder es entstehen über Kopf und Rumpf sowie Extremitäten verstreut und fast immer von heftigem Juckreiz begleitet, erythematöse, ekzematöse, urtikarielle, in seltenen Fällen auch psoriasiforme Plaques von meist scharfer Begrenzung, welche sich den üblichen Behandlungesmethoden gegenüber sehr refraktär verhalten. Bei therapierefraktärem Ekzem an Mykosis fungoides denken!

Von diesen Hautveränderungen ausgehend oder auch in spontanem Ausbruch, kann sich manchmal eine universelle Erythrodermie oder exfoliative Dermatitis entwickeln, welche nicht selten von einer allgemeinen Lymphdrüsenschwellung begleitet ist, oder es kommt in anderen Fällen zur Bildung braunroter bzw. dunkel- bis bläulichroter, scharf umschriebener, flacherhabener Infiltrate, welche häufig die Basis für die Entstehung der charakteristischen Tumoren bilden.

Während im *prämykotischen Stadium,* das mit seinem wechselvollen Bild Monate bis Jahre bestehen kann, die Diagnosestellung oft große Schwierigkeiten bereitet (manche sogenannte Ekzeme fallen darunter!), ist dies mit dem Moment der Tumorbildung nicht mehr der Fall. Bei diesen handelt es sich um flache bis kugelige, breit oder gestielt aufsitzende, in der Größe sehr unterschiedliche Geschwülste von ziemlich weicher Konsistenz, roter bis blauroter Farbe, welche nach einigem Bestehen geschwürig zerfallen und deren tomatenähnliches Aussehen den Tumoren ein für die Krankheit sehr charakteristisches Gepräge gibt. Sie können in der Ein- und Mehrzahl vorhanden sein, spontan verschwinden und an anderen Stellen erneut auftreten. Häufig kommt es im späteren Verlauf der Erkrankung auch zu einer Beteiligung innerer Organe. Das Blutbild weist Lymphozytose und Eosinophilie auf.

Differentialdiagnose

Unter dem makroskopischen Bild der Mykosis fungoides verbergen sich auch Fälle, die mikroskopisch als Retothelsarkome angesehen werden müssen. Es ist daher unerläßlich, eine feingewebliche Untersuchung anzustellen. Eine Leukämie, ein Lymphogranuloma malignum können ähnlich beginnen.

Therapie

Die Therapie kann auch nach neueren Gesichtspunkten lediglich das Leben verlängern, nicht aber das Leiden völlig heilen. Früher standen kräftige Arsenkuren neben Röntgentiefenbestrahlung und bei universeller Ausbreitung Röntgenganzbestrahlung (besonders bei der Pruritus- und Ekzemform) im Vordergrund. Heute ist man der Meinung, daß man mit der Röntgentherapie reserviert vorgehen sollte, da die Rückfälle vielfach strahlenresistent werden. Zuvor kann man natürliche und/oder künstliche Höhensonnenbestrahlungen versuchen und später einzelne Herde der Röntgentherapie zuführen. Dies sollte man aber einem strahlenerfahrenen Dermatologen oder dermatologisch erfahrenen Röntgenologen überlassen. Sonst symptomatische Therapie mit Sedativa, Antihistaminika (Megaphen, Psyquil, Fenistil-Retard, Soventol o. ä. oder Kortikosteroide in langsam abgebauter Dosierung). Zytostatika, wie z. B. Endoxan wird man nur klinisch zur Anwendung bringen. Die Lokaltherapie richtet sich nach dem jeweiligen Zustand der Haut.

Myxoedema cutis

Ursache, Krankheitsbild und Diagnose

Innersekretorisch bedingte Hypertrophie der Haut als Folge einer herabgesetzten oder fehlenden Schilddrüsenfunktion.

Diffuse Myxödermie, echtes Myxödem bei Hypothyreose

Haut wirkt trocken, alt, wachsartig, gedunsen ohne aber nach Fingerdruck eine Delle aufzuweisen. Schlafbedürfnis der Patienten.

Zirkumskripte Myxödermie bei Hypothyreose

Derbe plattenartige, hautfarbige Infiltrationen mit stark elephantiastischen Schwellungen an den Extremitäten und am Genitale. Gesichtsödem.

Therapie

Patienten gehören in die Hand eines Internisten oder Endokrinologen. Substitutionstherapie mit einem Thyreoidea-Präparat.

Naevuszellnaevus; Naevus pigmentosus

Ursache, Krankheitsbild und Diagnose

Keimplasmatische Entwicklungsstörungen der Haut und Schleimhaut, die mehr oder weniger lange nach der Geburt auftreten. (Naevus tardus).

Große, sehr unterschiedliche, zuweilen auch über der Hautfläche gelegene Erscheinungen von scharfer oder vielgestaltiger Begrenzung. Alle Farbschattierungen von hellbraun bis zu schwarzbraun sind möglich. Haut im allgemeinen glatt (Naevus spilus). Unebenheiten sowie eine höckerige Oberfläche können vorhanden sein (nicht blasig, s. Melanom); sie kann warzenförmig (Naevus verrucosus) oder drüsig zerklüftet (Naevus papillomatosus) sein und Behaarung (Naevus pilosus und Tierfellnaevus) aufweisen.

Differentialdiagnose

Seborrhoische Alterswarze; seniles Angiom; pigmentiertes Basaliom; Melanom; melanotische Präkanzerose.

Therapie

Entfernung meist aus kosmetischen Gründen, aber auch als Melanom-Malignom-Prophylaxe (nur durch einen erfahrenen Arzt). Bei sehr kleinen Naevi Zerstörung mit dem Thermokauter oder durch Diathermiestrom. Große Pigmentnaevi je nach Sitz chirurgisch entfernen. Gute kosmetische Erfolge auch mit Kohlensäureschneevereisung und evtl. nachfolgender Abtragung mit dem scharfen Löffel. Auch folgendes Verfahren: Entfetten des Naevus mit Äther oder Alkohol. Sorgfältiges Auftragen von Trichloressigsäure mit einem auf einem Holzstiel oder Glasstab aufgebrachten und fein ausgezogenem Wattetupfer unter Vermeidung jeglichen Überfließens der Säure auf die normale Haut. Der Naevus wird dabei weiß und schrumpft. Unmittelbar danach wird in gleicher Weise sehr vorsichtig Eisessig aufgetupft. Der Naevus wird jetzt braun bis bräunlich gelb. Innerhalb von 2-3 Wochen stößt sich der Schorf ab. Im Laufe von Monaten normalisiert sich die noch rötlich verfärbte Epidermis (Salbenbehandlung).

Auch Entfernung der Naevi durch hochtouriges Schleifen nach *Schreus.*

Spielen keine kosmetischen Gesichtspunkte eine Rolle, dann läßt man den Naevus am besten in Ruhe.

Bei Melanomverdacht keine chirurgischen Maßnahmen (s. Melanomalignom). Am besten Einweisung in eine dermatologische Fachklinik.

Nagelveränderungen und Nagelerkrankungen, Onychopathien

Krankhafte Veränderungen der Nägel beruhen vorwiegend auf pathologischen Veränderungen der Nagelmatrix und gelegentlich auch des Nagelbettes. Erkrankungen der Nägel treten auch als Leiden „sui generis“ oder häufig als Begleiterscheinung bei Dermatosen, Superinfektionen, Allgemeinerkrankungen, Erbleiden und bei Störungen der inneren Sekretion auf.

Eine Klärung der Ursache von Nagelerkrankungen kann nur durch eine sorgfältige Erhebung einer Anamnese und der Fahndung nach inneren und endokrinen Erkrankungen erreicht werden.

Das Wachstum des Nagels beträgt täglich ca. 0,05- 0,01 mm. Das heißt, eine extrahierte Nagelplatte wächst bis zu einem vollständigen Nagel in etwa 5-6 Monaten nach. Ein Nagel wird am besten mit Hilfe einer Lupe nach dem Auftragen von Immersionsöl auf die Platte untersucht. Farbveränderungen des Nagels werden dabei gut sichtbar, wenn man unter die Fingerbeere eine Lichtquelle legt (Steigleder).

Bei der *Beurteilung eines Nagels* muß auf folgende Einzelheiten geachtet werden (Fleck):

1. auf Form, Farbe und Oberflächenbeschaffenheit der Nagelplatte,
2. auf die Beschaffenheit der Nagelkonsistenz wie Verdickung, Verdünnung, Durchsichtigkeit, Splitterung, Schuppung und Bröckelung,
3. auf Veränderungen in der Ausbreitung, Ablösung der Platte sowie auf krankhafte Vorgänge in der Nagelumgebung.

Die *Behandlung* aller Nagelerkrankungen verlangt vom Patienten und vom Arzt große Geduld und Zeit, da jeder Behandlungserfolg durch das langsame Nagelwachstum erst in 2-4 Monaten sichtbar wird. Bei fast allen Onychopathien empfiehlt sich als Versuch bzw. als Adjuvans die Behandlung mit Gelatine von tägl. 10 g (Gelacet oder Kytta-Nagelkur). Eine Kausaltherapie wird immer bei den einzelnen Onychopathien notwendig werden.

Aus der großen Zahl der Nagelveränderungen und - erkrankungen sind im folgenden einige wichtige abgehandelt (n. Steigleder und Fleck).

Formveränderungen der Nagelplatte

1. Uhrglasnägel (mit Trommelschlegelfingern; hypokratische Nagelkrümmung)
Bei Herzkrankheiten, Bronchiektasen, Tbc und Leberleiden.

2. Koilonychie (Spoon-Nails)
Schüssel- oder Löffel-artige Eindellung der Nagelplatte mit zentraler Verdünnung.
Ursache: Eisenmangel, feuchte Arbeiten, alkalische Waschmittel u. a. m.
Therapie: Trockene Arbeit, Eisenpräparate, Gelacet, Nagellack (z. B. Fungiplex).

3. *Megalonychie*
Vergrößerung des Nagels, auch der Finger, z. B. bei Akromegalie.

4. *Mikronychie*
Verkürzung des Nagels als Anomalie oder artifiziell z. B. bei Nagelkauern.

Verfärbung der Nagelplatte

1. *Leukonychie*
Weißfärbung durch Luftbläschen in den Spalträumen zwischen den Lamellen der Nagelplatte (L. punctata (Glücksnägel), L. striata, L. totalis).

2. *Reilsche Linie*
Ist ein weißes transversal verlaufendes, distal wanderndes Querband, z. B. nach fieberhaften Erkrankungen und Vergiftungen.
Therapie: Vitamin-B-Komplex, Vitamin A.

3. *Mees'sche Nagelbänder*
Parallel zur Lunula verlaufender Querstreifen, z. B. nach Thallium- oder Arsenvergiftung, nach Röntgenstrahlen, Alkoholneuritis u. a. m.
Therapie: Vitamin-B-Komplex; Vitamin A.

4. *Phäonychie*
a) Braun-schwarz-Färbung des Nagels bei subungualen Tumoren, Blutungen und Pigmentzellnaevi unter dem Nagelbett (Melanonychie).
Glomustumoren erscheinen mehr bläulich.
Hämorrhagien sehen punkt- oder strichförmig aus.
b) Gelbliche Verfärbung der Nagelplatte muß an eine Psoriasis (Tüpfelung, Ölfleck) und an eine Pilzinfektion denken lassen.
c) Grünliche Verfärbungen sprechen für eine Schimmelpilzinfektion (Pseudomonas aeruginosa).

Deformitäten der Nagelplatte

1. *Grübchen* oder *Tüpfelung* in der Nagelplatte treten bei Psoriasis auf, gelegentlich auch bei Ekzemen, bei Alopecia areata und Lichen ruber planus.

Therapie: Richtet sich nach der Grundkrankheit.

2. *Querfurchen* (Beausche Linien) sieht man nach schweren Erkrankungen, Intoxikationen, nach ACTH-Behandlung u. a. m.
Beim Säugling ist diese Erscheinung einige Wochen nach der Geburt als physiologisch zu bezeichnen.

3. *Onychogryposis* (Krallennagel). Hyperkeratose mit unregelmäßigem Horn und krallenmäßigen Auswüchsen vor allem an den großen Zehennägeln älterer Patienten.
Ursache: Traumatisch (Schuhwerk), selten kongenital- familiäre Grundlage.
Therapie: Nagelentfernung mit Zerstören der Matrix oder konservativ durch regelmäßiges Schneiden, Fräsen oder Feilen des Nagels.

4. *Onycholysis.* Ablösung der Nagelplatte vom Nagelbett.
Ursache: Pilzerkrankungen, Psoriasis, toxische Prozesse, bakterielle Infektionen, Ekzeme, Durchblutungsstörungen, Traumen oder chemisch-physikalische Einwirkungen.
Therapie: Ausschaltung der ursächlichen Störung. Gelatine (Gelacet).

5. *Onychorrhexis*
Rissigwerden und Splitterung der Nagelsubstanz in Längsrichtung.
Ursache: Exogene chemisch-physikalische Einwirkungen, z. B. Waschmittel bei Hausfrauen.
Innere Störungen.
Therapie: Meidung der Noxen, ursächliche Behandlung. Gelatine (Gelacet).

6. *Onychoschisis*
Horizontale, parallel zur Oberfläche verlaufende, lamellöse Abspaltung der Nagelplatte.
Ursache: Innere und äußere Störungen, Vitaminmangel, Fehlernährung, Eisenmangel. Hyperthyreose, Anämie.
Therapie: Gelatine (Gelacet) über Monate.

7. *Dystrophia unguium mediana canaliformis*
Häufig am Daumennagel einhergehende, vom Nagelhäutchen bis zum freien Nagelende längs verlaufende dachfirstartige Aufwerfung, Spaltung oder Kanalbildung der Nagelplatte.

Ursache: Erbleiden.
Differentialdiagnose: Traumatischer Nagelschaden.

8. *Altersveränderungen der Nagelplatten*
Bei der Alterung treten Längsriffelungen, dachziegelartige Hornablagerungen, Verdickungen und Verdünnungen der Nagelplatte auf. Mitunter auch krallenartige Nagelbildungen (Onychogryposis).
Ursache: Alterung, Durchblutungsstörung und damit Ernährungsstörung, Hormonmangel.
Therapie: Versuch mit Gelatine (Gelacet) oder Kytta- Nagelkur. Substitution mit Hormonen.

9. *Psoriasis unguium*
Bei der Psoriasis bilden sich Grübchen bzw. Tüpfelungen auf der Nagelplatte und gelblich-weißliche Verdickungen unter dem Nagel. Die Nagelplatte wird brüchig und hebt sich ab. Charakteristisch sind bräunliche Flecken unter der Nagelplatte (sog. psoriatischer Ölfleck).
Differentialdiagnose: Pilzerkrankungen.
Therapie: Injektionen von Volon- oder Celestan- Lösungen 1 mg 1 × wöchentlich insgesamt 3 × nach Anästhesie unter den Nagel. Versuch mit Röntgenstrahlen. Gelatine (Gelacet).

10. Nagelmykose (s. S. 186)
Häufig beginnend mit Verfärbung der Nagelplatte in den Randpartien. Hierbei breiten sich die Polzelemente netz- oder gitterartig aus und stoßen strangartig in die proximale Nagelplatte vor (Abb. 54).
Zur Diagnostik: Nativpräparate (Kalilauge); Pilzkultur.
Differentialdiagnose: Psoriasis unguium.
Therapie: Intern: Griseofulvin über Monate.
Extern: Antimykotika, z. B. Moronal, Tonoftal-N, Pimafucort u. a. m. auch mit Okklusivverbänden (abends). Danach Abschaben der putriden-kranken Hornmassen bis ins Gesunde. Wochenlange Nachbehandlung! Behandlung von Grundleiden wie Durchblutungsstörungen, mitunter auch Berufswechsel. Häufig ist eine Nagelentfernung nicht zu umgehen.

Krankheiten der Nagelumgebung

1. *Paronychia acuta und chronica*
Staphylo- oder streptogene Infektionen des Nagelwalles. Häufig hervor-

gerufen durch Einwachsen des Nagels oder durch unsachgemäße Nagelpflege.
Infektionen mit Hefen und Bakterien vor allem bei Hausfrauen, Bäckern, Gaststättenpersonal als berufsbedingte „Paronychia candidamycetica“ (s. S. 186).
Zur Diagnostik: Nativpräparate (Kalilauge) und Pilzkultur.
Therapie: Trockene Arbeit anstreben; keine Gummihandschuhe tragen, Förderung der Durchblutung; Bekämpfung der Candida- und bakteriellen Infektion mit Moronal V, Pimafucort, Tonoftal-N u. a. m., auch mit nächtlichen Okklusivverbänden.

2. *Eingewachsener Nagel*
(Unguis incarnatus)
Ursache: Schlecht sitzende Schuhe im Bereich der großen Zehe. Hierbei kommt es zu entzündlichen Veränderungen des Nagelwalles (akutes Panaritium, Paronychie). Hefe- und bakterielle Infektionen stets nachweisbar.
Fingernägel zeigen selten diese Erscheinungen.
Therapie: Kürzung und Rundung der Nagelecken.
Versuch einer seitlichen oder zentralen Einschneidung der Nagelplatten zur Entlastung der Ränder, auch als Prophylaxe. Nagelentfernung, evtl. seitliche Onychotomie (Zerstörung der Matrix).
Prophylaxe: Richtige kürzende Rundung der Nagelplatte durch Feilen.

3. *Warzen, subunguale*
Sitz von fibroepithelialen Tumor-Kissen auf dem Nagelwall oder unter der Nagelplatte.
Differentialdiagnose: Koenen'sche Tumoren (Morbus Pringle).
Therapie: 1. chirurgische Entfernung mittels Elektrokoagulation, 2. Vereisung z. B. mit Stickstoff, 3. Versuch mit tägl. Bädern einer 20-30%igen Kochsalzlösung.

Necrobiosis lipoidica diabeticorum

Ursache, Krankheitsbild und Diagnose

Besonders an den Streckseiten der Unterschenkel finden sich meist streifenförmige, nicht selten scharf begrenzte, narbige, plattenartige Herde von braunroter Farbe, die zentral gelb-atrophisch wirken und randwärts Teleangiektasien erkennen lassen. Meist sind Frauen zwischen 30 und 60 Jahren befallen und nur in etwa zwei Drittel der Fälle ist ein *Diabetes* manifest. Häufiger besteht ein Prädiabetes. Blutzuckerbelastungen werden hier weiterführen. Die Herde, die mitunter auch mit einer Hypertonie vergesellschaftet sind, gehen selten in oberflächliche Ulzerationen über.

Differentialdiagnose

Morbus Boeck, Lues III, Granulomatosis disciformis chronica et progressiva, Granuloma anulare.

Therapie

Bei einem Diabetes oder bei einer Hypertonie Behandlung des Grundleidens, ansonsten intrafokale Injektionen mit Volon A 10, verdünnt mit einem Anästhetikum (1:1), sowie Kompressionsverbände nach Pütter, wobei vorher die Stellen mit einer 3- bis 5%igen Salicyl-Kortikoid-Salbe abgedeckt werden wie

Rp.:	Acidi salicylici	0,9-1,5
	Celestan-V Creme	ad 30,0
	M. f. Ungt.	

Neurofibromatosis generalisata Morbus Recklinghausen

Ursache, Krankheitsbild und Diagnose

Erbmäßige systematisierte Fehlbildung neuroektodermaler Art. Leiden beginnt meist im Kindesalter bzw. im Pubertätsalter.

Einzelne oder gruppiert über das ganze Integument ephelidenartige oder milchkaffeeartige abnorme Pigmentierungen.

Meist massenhaft kleinere und größere weiche Tumoren mit zum Teil Lochgefühl. Neurinome und pachydermische Hautlappenbildungen.

Keine maligne Entartung.

Häufig psychische Störungen. Hypertrichosis. Am Knochensystem nicht selten Kyphoskoliose, Zystenbildungen u. a. m. Augenhintergrund zeigt häufig markhaltige Nervenfasern.

Therapie

Die neuroektodermalen Fehlbildungen sind nicht strahlenempfindlich, daher nur chirurgische Behandlung bzw. Exzision.

Verruköse Naevi können mittels des Schleifverfahrens beseitigt werden.

Die Krankheit selber ist nicht zu beeinflussen.

Onychomykosis et Paronychia candidamycetica

Ursache, Krankheitsbild und Diagnose

Candida-albicans-Infektion; zeigt sich meist als Folge einer kleinen Verletzung zunächst an einem, dann an mehreren Fingernägeln; nur in seltenen Fällen sind die Zehennägel befallen.

Das paronychiale Gewebe ist verdickt und entzündet. In Abständen kann aus der Tiefe eitriges Sekret entfernt werden. Meist findet sich zwischen Nagelplatte und hinterem Nagelwall eine Taschenbildung mit Ablösung des Eponychiums. Die Nägel erscheinen graubraun, an ihren Oberflächen unregelmäßig und randwärts aufgesplittert. Die Nagelplatte verliert allmählich ihre normale Konsistenz, sie wird brüchig und kann stellenweise von der Unterfläche abgehoben werden (s. S. 183).

Differentialdiagnose

Nageltrichophytie (Pilzbefund, -kultur), Nagelpsoriasis, Ekzem der Nägel, syphilitische Paronychie und bakterielle Paronychie.

Therapie

Diese richtet sich nach der mikroskopischen und kulturellen Untersuchung des Nagelmaterials, welches entweder abgeschabt, besser jedoch in

Lokalanästhesie in toto entfernt wurde. Danach sofort örtliche langdauernde Behandlung des Nagelbettes mit Farbstofflösungen (Brillantgrün, Gentianaviolett, Tinkt. Arning etc.), Moronal V-Salbe, Candio-Hermal und Trockenverbände. Jegliche Feuchtigkeitseinwirkung ist zu vermeiden. Später kann man dann nach lauwarmen Fingernagelbädern unter Zusatz von Dermaphen, Tonoftal, Merfen-Tinktur farblos, Fungiplex-Tinktur und Fungiplex-Gel bzw. Exomycol Gel zur Anwendung bringen. Einen therapeutischen Wandel scheint Clotrimazol = Canesten als Lösung und Creme mit sich zu bringen.

Parakeratosis variegata

Ursache, Krankheitsbild und Diagnose

Unbekannte Ursache. Es wurden jedoch Fälle mitgeteilt, bei denen sich die Erkrankung aus einer Pityriasis lichenoides chronica entwickelte bzw. aus welcher im Laufe der Zeit eine Mykosis fungoides entstand. Gottron nimmt eine zur Atrophie führende Pityriasis lichenoides an.

Ein äußerst seltenes und in seinem Erscheinungsbild uneinheitliches Krankheitsbild. In der Mehrzahl der Fälle handelt es sich um eine seit Jahren bestehende Dermatose, welche durch netz- oder streifenförmige Anordnung der 1 bis 2 mm großen papulösen Effloreszenzen imponiert, die sowohl rundlich als auch polygonal sein können. Die Oberfläche der Knötchen ist flach, meist lichenoid und glänzend; in der Farbe gelb-rosa bis lividrot. Die Knötchen gehen teilweise in erythematöse, depigmentierte bzw. hyperpigmentierte oder atrophische Herde über, die von normaler Haut umschlossen sind. Die Schleimhäute werden nicht befallen. Auf der Haut finden sich weiterhin reichlich verästelte hell- bis dunkelrote Teleangiektasien. Das Krankheitsbild kann ohne wesentliche Änderungen über Jahrzehnte bestehen; bei einzelnen Patienten kann es zur Entwicklung einer Mykosis fungoides kommen. Juckreiz besteht nicht.

Differentialdiagnose

Lichen ruber planus (jedoch kein Juckreiz), Pityriasis lichenoides chronica, Mykosis fungoides (Abgrenzung oftmals erst durch histologische Untersuchung möglich).

Therapie

Eine erfolgversprechende Therapie ist bisher noch nicht bekannt. Behandlungsversuche mit Kortikosteroiden wurden durchgeführt, sie schließen aber die Gefahr einer provozierenden Wirkung auf die Entstehung einer Mykosis fungoides ein und sind in ihrem therapeutischen Effekt zweifelhaft. Die Prognose ist unterschiedlich; bei Entwicklung einer Mykosis fungoides infaust.

Parapsoriasis

Ursache, Krankheitsbild und Diagnose

Zu dieser Gruppe zählen

1. Parapsoriasis en plaques (Brocqsche Krankheit)
2. Pityriasis lichenoides chronica (Parapsoriasis guttata), S. 201
3. Pityriasis lichenoides et varioliformis acuta, S. 202
4. Parakeratosis variegata (Parapsoriasis lichenoides), S. 187

Parapsoriasis en plaques
(auch als Erythrodermie pityriasique en plaques disséminées Brocq bezeichnet)

Ursache ist unbekannt. Vorwiegend an Stamm und Extremitäten – unter Freilassung der Palmae und Plantae – entwickeln sich ohne Prodromalstadium flächige, meist streifenförmige Flecken von verschiedener Größe und Form. Die Farbtönung schwankt zwischen rötlicher und bräunlicher Farbe. Die einzelnen Flecken sind unscharf begrenzt und weisen eine feinfältige Haut auf, die mit feinen Schuppen bedeckt ist. Nicht selten finden sich Einstreuungen von runden planen stecknadelkopfgroßen lichten Knötchen. Die Hautveränderungen können über Jahre bestehen, sie sind jahreszeitlichen Schwankungen unterworfen. In einzelnen Fällen wird Juckreiz angegeben. Von verschiedenen Seiten wird angenommen, daß sich aus der Parapsoriasis en plaques eine Mykosis fungoides entwickeln kann. Ätiologische Zusammenhänge sind noch nicht geklärt (Abb. 42).

Differentialdiagnose

Seborrhoisches Ekzem, Mykosis fungoides im prämykosiden Stadium, Retikulose.

Therapie

Äußerst therapieresistent; Teilerfolge können bisweilen mit UV-Licht-Bestrahlung, Salicyl-Schwefel-Salben und Balneum Hermal-Bädern, Röntgenbestrahlungen (bei gutem Ansprechen Verdacht auf Mykosis fungoides!) und intern mit Kortikosteroiden in hoher, dann fallender Dosierung erzielt werden. Neuerdings wurden langanhaltende „Erfolge" mit 2mal wöchentlichen Medivitan-Injektionen, u. a. 4wöchentl. gemischt mit Volon A 40, gesehen.

Paronychie

Ursache, Krankheitsbild und Diagnose

Eine durch Eitererreger (Strepto- und Staphylokokken, Kolibakterien, Enterokokken, Pyozyaneus) und Hefen verschiedener Art hervorgerufene Entzündung des Nagelwalles. Oftmals ist eine Verletzung der Kutikula des Nagels bei der Maniküre, bei Hausarbeit (auch pulverförmige Substanzen wie Reinigungs- und Spülmittel können sich im Nagelfalz festsetzen und bieten einen geeigneten Nährboden für Bakterien und Pilze), und bei Industriearbeiten u. a. m. vorangegangen. Häufig besteht gleichzeitig eine funktionell bedingte Durchblutungsstörung; die Betroffenen klagen zumeist über kalte, oft abgestorbene Finger, erhöhte Empfindlichkeit der Hände gegenüber niedriger Außentemperatur, auch über Handschweiß. Befallen werden vor allem Hausfrauen im dritten und vierten Lebensjahrzehnt. Man findet diese Affektion aber auch bei Sportlern und Industriearbeitern.

Der hintere Nagelwall ist zunächst rötlich bis blaurot verfärbt und schmerzt. Nach einiger Zeit entleert sich spontan oder auf Druck hin etwas Eiter. Unter Übergreifen auf die Umgebung, die stark entzündet erscheint, verdickt sich der hintere Nagelwall wieder und füllt sich darunter erneut mit Eiter. Dieser Zyklus wiederholt sich, bis schließlich die ganze Nagelplatte unterminiert erscheint. Es besteht die Möglichkeit der Übertragung von einem Nagel auf den anderen. Je nach Krankheitsdauer und Krankheitsbild unterscheidet man zwischen einer akuten, chronischen und ulzerös granulierenden Paronychie.

Differentialdiagnose

Psoriasis, Nageldystrophie bei Morbus Raynaud, diphtherische Paronychie, syphilitische Paronychie, Fingerekzem durch Desinfizientien (Sublimat, Formalin), durch Antibiotika etc.

Therapie

Ausschaltung des Reizes auf den Nagelwall, Bakterien- und/oder Pilzuntersuchung, evtl. Resistenzbestimmung. Lokal warme Seifenbäder, Einträufeln von Azohellösung, Antipyodermal-Salbe (= Ungt. APD), Ichthyol- oder Hirudoid-Salbenverbände, seitliche Stichinzision unter Chloräthylvereisung und Einlage von Leukocillasekegeln o. ä. Entsprechend dem bakteriellen Befund antibakterielle bzw. antimykotische Behandlung mit Volon A-Salbe, Ungt. Antipyodermal, Celestan-V Creme und Celestan-Lotio mit Neomycin und bei Hefeinfektionen Moronal-Salbe bzw. Candio-Hermal, Tonoftal-N. Intern kreislaufspezifische Mittel wie Depot-Padutin, Peripherin etc.

In therapieresistenten Fällen auch Röntgen-Entzündungsbestrahlungen mit nachfolgenden Salben-Verbänden s. o.

Pediculosis capitis

Ursache, Krankheitsbild und Diagnose

Die als Ursache in Frage kommenden Kopfläuse werden fast nur auf dem behaarten Kopf, auf dem sie Nacken- und Scheitelgegend bevorzugen, gelegentlich auch in den Barthaaren und Augenwimpern, aber nur ganz ausnahmsweise in den Schamhaaren angetroffen.

Die Weibchen, etwas größer als die Männchen, erreichen eine Länge von 2- 3 mm und legen während ihres Lebens 80 bis 100 Eier, welche sie mittels einer Kittmasse (Chitin) an die Haare kleben, von denen sie nur mit

Mühe abgelöst werden können, was differentialdiagnostisch wichtig ist, hinsichtlich der Abtrennung von leicht löslichen Schuppen an den Haaren.

Je nach der Zeitdauer der Erkrankung sieht man die grauweißlichen bis hellbraunen, länglich gestalteten, eiförmigen mattglänzenden Gebilde (Nissen) reihenweise in mehr oder weniger großer Zahl von der Basis nach der Spitze der Haare zu angeordnet. Die Pediculosis capitis wird in normalen Zeiten hauptsächlich im Kindesalter angetroffen und findet sich bei Mädchen viel häufiger als bei Knaben. Der intensive Juckreiz führt zu anhaltendem Kratzen, wodurch es zu Exkoriationen und zur Entstehung ekzematöser Herde und durch Staphylokokkeninfektion derselben zur Bildung zahlreicher Pusteln oder weiterer impetiginöser Effloreszenzen kommt. Durch Absonderung äußerst reichlich seröser Flüssigkeit geht stärkere Borkenbildung mit Verklebung der Haare einher, so daß in vernachlässigten Fällen die ganze Kopfhaut mit einer dicken, blutig-tingierten Krustenmasse überzogen sein kann, welche in sich einen unentwirrbaren Knäuel verfilzter Haare birgt, in welchem es von Läusen und ihrer Brut wimmelt und zur Retention reichlichen, äußerst übelriechenden Sekrets führt (Weichselzopf, plica polonica). Bei Frauen und Mädchen sind krustöse Ekzeme, Pyodermien sowie Pigmentation an der Nacken-Haargrenze immer verdächtig auf Pediculosis capitis. Bei längerem Bestehen der Erkrankung pflegen die regionären Lymphdrüsen stark anzuschwellen.

Therapie

Kommt man mit Jacutin-Emulsion „Hermal" (1malige gründliche Einreibung, nach 2 Stunden Kopfwäsche) nicht zu einem völligen Erfolg, wird man auf die frühere Methode zurückgreifen müssen: Anlegen eines 3-4 Stunden liegenbleibenden Kappenverbandes mit Cuprex, die Haare werden mit Praecutan und heißem Wasser gewaschen und mit einem engen Kamm mehrere Male durchgekämmt. Schwerer als die Läuse lassen sich die Nissen entfernen. Hierfür eignen sich tägliche Waschungen mit heißem Essigwasser, Spiritus saponatus. Sind die impetiginisierten Haarveränderungen sehr ausgebreitet, ist es am besten, die Haare zu entfernen und mit Jacutin-Emulsion oder Cuprex nachzubehandeln. Damit beseitigt man nicht nur Läuse und Nissen rasch, sondern auch die Ekzeme und die Pyodermien heilen schnell ab. Bei starken Pyodermien innerlich Durenat oder ein Breitbandantibiotikum wie Steclin 500, 2 × täglich 1 Kapsel.

Pediculosis pubis (Phthiriasis)

Ursache, Krankheitsbild und Diagnose

Die als Ursache in Betracht kommenden Filzläuse werden gewöhnlich nur durch den geschlechtlichen Verkehr übertragen; sie haften fast stets an den Haaren und können außer an ihrem Lieblingssitz, den Pubes, an allen behaarten Körperstellen – selbst den Zilien und Augenbrauen – gefunden werden (behaarter Kopf ist meist frei). Sie umklammern ungemein fest die Haare an deren Austritt aus den Follikeln und liegen so der Epidermis als kleine gelbbraune Scheibchen oder Schildchen auf, von der sie auch mittels Pinzette nur schwer zu entfernen sind.

Besonders in der Bettwärme entfachen sie einen äußerst intensiven Juckreiz. Trotzdem finden sich nur spärliche Kratzeffekte. Nicht immer, aber doch häufig findet man in der Umgebung der Ansiedlung von Filzläusen auf der Haut hanfkorn-, bis linsen-, bis münzengroße, blaßbläuliche bis blaßviolette Flecke = Maculae coeruleae = Tâches bleues, die nicht selten der erste Hinweis auf das Vorliegen einer Pediculosis pubis sind. Außer durch den Koitus kann die Übertragung auch durch gemeinsame Benutzung von Bettwäsche, Wolldecken usw. erfolgen.

Therapie

Hierbei wird primär auf Jacutin-Emulsion „Hermal“ und sekundär auf Cuprex zurückgegriffen. Zweckmäßigerweise kürzt man vor der Behandlung die Haare, läßt das Mittel etwa 1-2 Stunden einwirken und dann werden die befallenen Stellen mit warmem Wasser und einem hautschonenden Reinigungsmittel (Praecutan, Sebopona flüssig) gewaschen und gegebenenfalls anschließend eingerieben mit

Rp.: Balsam. peruvian. – Spirit. dil. $\overline{aa}$ 50,0
(falls noch Juckreiz Zusatz von 1% Menthol oder Calmitol)
M.D.S. äußerlich.

Die Entfernung der Nissen ist durch Waschungen mit heißem Essigwasser möglich. Maculae coeruleae bedürfen keiner besonderen Behandlung.

Pediculosis vestimentorum

Ursache, Krankheitsbild und Diagnose

Die in Betracht kommenden Pediculi corporis (Kleider- bzw. Körperläuse) bekommt man auf der Haut kaum zu Gesicht, da sie sich beim Entkleiden sofort in die Falten der Leibwäsche verkriechen, wo sie gewöhnlich hausen und ihre 200 bis 300 Eier ablegen. Nicht selten kleben sie ihre Nissen aber auch an die Achsel- und Schamhaare. Die Haut suchen sie gewöhnlich nur zur Nahrungsaufnahme auf, wobei sie stärkeren Juckreiz verursachen, welcher zu recht charakteristischen Kratzeffekten führt; diese äußern sich in langgezogenen, häufig parallel verlaufenden, strichförmigen Exkoriationen, die auch noch nach Abheilung typische streifenförmige dunkelbraune Pigmentationen hinterlassen. Am deutlichsten sind sie an den Hautstellen ausgeprägt, auf welchen die Leibwäsche fest anliegt (Hals-Schulter-Taillengegend, Nates, seitl. Bauchpartien). Durch den Juckreiz und das Kratzen kommt es neben ekzematösen Herden zu mehr oder weniger stark ausgeprägten Pyodermien. Heutzutage findet man zwar kaum noch sich über Jahre hinziehende Erkrankungen, bei denen dann die Haut ein an Addison'sche Krankheit erinnerndes Aussehen angenommen hat. Die als weiße Flecke von der dunklen Umgebung abstechenden Narben der Kratzeffekte sowie das Fehlen der Pigmentation an den Schleimhäuten lassen M. Addison ausschließen.

Als Überträger der Erreger des Fleck-, Rekurrens- und 5-Tage-Fiebers haben die Pedikuli große Bedeutung erlangt.

Therapie

Desinfektion der Kleider in strömendem, heißen Dampf, einpudern mit Jacutin-Puderspray, Jacutin-Emulsion. Auskochen der Bett- und Leibwäsche, öfters Reinigungsbäder unter Zusatz von Balneum-Hermal, Plesiocid und Praecutan. Ekzematöse oder pyodermische Veränderungen sind nach den üblichen dermatologischen Gepflogenheiten anzugehen.

Pellagra

Ursache, Krankheitsbild und Diagnose

Avitaminose durch mehrere Faktoren des Vitamin-B-Komplexes und hier vor allem durch Nikotinsäureamid.

Endemisch in Italien, auf dem Balkan und in den USA.

Einseitige Maisernährung (Maismehlnährschäden) und Leberschäden; dadurch Senibilisierung des Hautorgans gegenüber Sonnenlicht (aktinisch-toxische Dermatose).

Gastrointestinaltrakt: Durchfälle, Erbrechen, Achylie, Anazidität.

Zentral-Nervensystem: Neuralgien, Parästhesien, Lähmung.

Hautveränderungen:

An den unbedeckten Hautstellen erythematöse Veränderungen mit starken Pigmentierungen; reibeisenartige rauhe Schuppung und Hyperkeratosen.

Am Hals meist streifenförmige Verfärbung (*Casal'sches* Halsband). In unseren Breiten saisongebundene (Frühling und Sommer) abortive Pellagra, sog. Pellagroide.

Therapie

Nikotinsäureamid, z. B. Nicobion 1-2 Tbl. tgl. oder 1-2 Amp. i. m.

Pemphigus-Gruppe

Ursache, Kranheitsbild und Diagnose

Ätiologie unbekannt. Virusinfekt? Stoffwechselstörung? Man unterscheidet zwischen Pemphigus-Gruppen

1. im engeren und
2. im weiteren Sinne,

wobei erstere durch akantholytische, die zweite durch subepidermale Blasen charakterisiert sind.

ad 1. a) *Pemphigus vulgaris:*

Schwere, meist ab 4. Lebensjahrzehnt auftretende, oft mit Allgemeinstörungen einhergehende und letal endende Krankheit (P. malignus), die durch das Auftreten von Blasen auf normaler Haut gekennzeichnet ist. Schleimhäute können isoliert befallen sein. *Nikolski'sches* Phänomen ist positiv. Positiver Tzancktest. Der Verlauf ist unberechenbar, entweder kontinuierlich oder auch schubweise (Abb. 30).

D. D. P. syphiliticus; P. neonatorum; P. neuroticus und hystericus; Erythema exsudativum mult.; Epidermolysis bull. heredit.; Blasen bei Urtikaria; Lichen ruber pemphigoides; Erysipel; Arznei-Exantheme u. a. m.

b) *Pemphigus foliaceus* und *Pemphigus vegetans:* Beim P. foliaceus fehlt die typische Blasenbildung. Epidermis löst sich in großen Flächen ab. *Nikolski'sches* Phänomen ist positiv. Es bilden sich dann Epithellagen, die eintrocknen und blätterteigartige Folien bilden.

Der P. vegetans bildet an Berührungsflächen der Haut, vor allem am Genitale übelriechende papillomatöse vegetierende weiche Wucherungen von düster roter Farbe. Häufig sitzen Sekundärinfektionen auf.

D. D.: Acanthosis nigricans; Condylomata lata.

c) *Pemphigus seborrhoicus (Senear-Usher-Syndrom):* Hautveränderungen treten im Gesicht und in der vorderen und hinteren Schweißrinne auf. Keine prominenten Blasen, sondern schlaffe Lösung der Epidermis mit Bildung einer keratotischen Auflagerung mit fest in die Follikel hineinragenden Schuppen (wie Erythematodes); auch hier intraepidermale Blasenbildung.

D. D.: Erythematodes; seborrhoisches Ekzem.

d) *Pemphigus der Schleimhäute:* Eine Pemphigusvariante, die sich nur an den Schleimhäuten des Mundes, des Auges und des Genitale abspielt. Chronischer Verlauf.

ad 2. Parapemphigus (Alterspemphigus):

a) Lokalisierte Blasenbildung, vorwiegend an seitlichen Halspartien, Achselhöhlen, Inguinalbeugen und Oberschenkel. Selten auf normaler Haut; häufig auch kleinherdig, flächenhaftes Erythem zeigend. Allgemeinbefund durch langen Krankheitsverlauf gemindert. Krankheitsbeginn am häufigsten jenseits des 70. Lebensjahrzehnts. Subepidermale Blasen.

b) *Dermatitis herpetiformis (Duhring):* Ätiologisch anscheinend eine infektallergische Krankheit, die durch Auto- oder Fremdantigene ausgelöst wird. Erythem, herpetiforme Bläschen, Pusteln, urtikarielle Quaddeln, meist symmetrisch gelegen (polymorphe Hautveränderungen), vorwiegend an Streckseiten der Extremitäten, an Schultergürtel und Hüfte. Schleimhautbefall fehlt. Pruritus, Brennen. Jod- und Bromsalz-Überempfindlichkeit (Läppchenprobe mit 50%iger Jodkalium- oder Bromkalium-Salbe). Subepidermale Blasen. Im Blut und Blutserum Eosinophilie. Nikolski'sches Phänomen ist negativ. Gutartiger Verlauf, vorwiegend bei Männern (Abb. 31).

D. D.: Pemphigus vulgaris (histologische Untersuchung der Blasen).

Therapie

Ad 1.:

Am zweckmäßigsten Krankenhausbehandlung.

Allgemein: Kalorienreiche, salzlose Kost zur Herabsetzung der Ödembereitschaft. Bluttransfusionen, und zwar häufige und kleine Mengen (200-300 ml) können den Zustand des Kranken bessern. Beseitigung der Foci.

Lokal: Kalium-Permanganatbäder. Eichenrindebäder. Dauerbäder (Wasserbett). Salben mit Breibandantibiotika zur Abschirmung sekundärer Infektionen der Haut. Diese erfordern mitunter eine interne Behandlung mit Antibiotika.

Eröffnen der Blasen und Touchieren des Grundes mit 0,5%iger bis 1%iger alkoholischer Trypaflavinlösung. Eucerin pH 5.

Mundbehandlung: Spülungen mit Kamillosan, Targophagin-Tbl., H_2O_2- Lösungen.

Intern: Kortikosteroide im Anfang hochdosiert (etwa 150 mg-300 mg Prednison). Lebertherapie nach *Hauck.*

Neu: zusätzlich Immunsuppressiva wie mit Methotrexat, oder Cyclophosphamid, um NNR-Hormone einzusparen.

Penicillin zur Abschirmung bakterieller Komplikationen.

Rö-Strahlen bei P. vegetans. Die vegetierenden Herde bilden sich schnell zurück.

Hormonbehandlung: Die Prognose der Pemphiguserkrankungen hat sich durch die Einführung der *Nebennierenrinden-Hormone* (Cortisone) entscheidend gewandelt. Hierdurch ist es möglich geworden, die Symptome der Erkrankung völlig zu unterdrücken und die lebensbedrohlichen Situationen zu überwinden. Durch eine *Substitutionstherapie* wird es möglich, nicht nur die Kranken gesund zu erhalten, sondern sie auch wieder dem Arbeitsprozeß zuzuführen. Ein starres Schema für die Dosierung läßt sich bis jetzt noch nicht geben.

Für eine Erhaltungsdosis oder Substitution z. B. beim Pemphigus sind meist 1-3 Tbl., das sind 5-15 mg Prednison pro Tag ausreichend. Jedoch kann diese Dosis entsprechend dem klinischen Bild erhöht bzw. reduziert werden.

Beim Absetzen der Behandlung sehr langsam ausschleichen, d. h. die Dosis im Laufe von 1-2 Wochen schrittweise abbauen. Ob zwischenzeitlich Depot- ACTH-Dosen während der NNR-Hormongaben zur Vermeidung der NNR- Atrophie unbedingt notwendig sind, ist offen.

Vor Behandlungsbeginn sind *Funktionsprüfungen* vorzunehmen:

Thorn-Test (vor und nach der Behandlung), Bestimmung der 17-Ketosteroide, Bestimmung von Calcium, Kalium und Natrium, *Staub-Traugott.*

Ad 2. c): *Dermatitis herpetiformis Duhring:*

Nebennierenrinden-Hormone wie beim P. vulgaris. Behandlung spricht nicht immer günstig an. Wirksam sind auch Sulfonamide. Nach Abklingen der Erscheinungen Substitutionstherapie mit der minimalsten Dosis. Kontrolluntersuchungen wie Blutbild, Urinstatus sind notwendig. Bei Sekundärinfektionen Antibiotika. Gegen den Juckreiz Antihistaminika. Salzfreie Diät hat sich ebenfalls bewährt.

Pemphigus neonatorum; Impetigo bullosa; Pemphigoid der Neugeborenen

Ursache, Krankheitsbild und Diagnose

Vorwiegend staphylogene Infektion mit charakteristischem großblasigem Verlauf, bedingt durch die Besonderheit der Haut bei Neugeborenen und Säuglingen.

Haut zeigt meist kleine bis bohnengroße pralle Blasen auf kaum geröteter Haut. Blaseninhalt zunächst klar, dann eitrig trüb. Nach Zerstörung der Blasen erscheint das hochrote, nässende Korium.

Neigung zur flächenhaften Ausbreitung. Handteller und Fußsohlen bleiben meist frei.

Bei der malignen Form zahlreiche Blasenschübe. Die Blasen sind größer; der Inhalt häufig hämorrhagisch. Hohes Fieber und schwere Allgemeinerscheinungen. Es kann zur Sepsis kommen. Übergang zur *Dermatitis exfoliativa neonatorum* (Ritter von *Rittershain*), die dem Pemphigus neonatorum nahesteht. (s. Abb. 32 u. 33)

Differentialdiagnose

Syphilitisches Pemphigoid.

Therapie

Eröffnen der Blasen. Betupfen des Blasengrundes mit 5%iger Silbernitratlösung.

Rp.:	Argent. nitric.		0,5
	Aquae dest.	ad	10,0
	M.D.S. Äußerlich ad man. med.		

Sterosan-Puder.
Antibiotika-Salben (Sulmycin Salbe oder Creme).
Hydrocortison-Salben wie Terracortril, Pimafucort Lotio oder Salbe.
Intern: Antibiotika.
Außerdem Vollbäder (dünn) mit Kinderbad »Töpfer«, Balneum Hermal.

Perianale Spontanthrombose

Ursache, Krankheitsbild und Diagnose

Diese plötzlich auftretenden und vor allem beim Gehen und Sitzen sehr schmerzhaften Gerinnselbildungen im analen oder perianalen Varizenbereich beruhen auf inneren Hämorrhoiden. Es findet sich meist ein kirschkern- bis haselnußgroßer, dunkelroter, bei Berührung sehr empfindlicher Knoten, der prall gefüllt ist.

Differentialdiagnose

Periproktitischer Abszeß.

Therapie

Lokalbehandlung mit Zäpfchen, Salben, Sitzbädern nutzlos. Einzige Möglichkeit: Vereisung des Knotens mit Chloräthyl, radiärer Einschnitt mit Skalpell, Entleerung des Thrombus durch manuelle Exprimierung oder mit scharfem Löffel, Salbenverband. Unterstützende Gaben von täglich Phenylbutazon (Medivarsin i.m. und per os) und nachfolgende Sklerosierungsbehandlung der inneren Hämorrhoiden mit Proctocuran etc.

Perniones

Ursache, Krankheitsbild und Diagnose

Frostbeulen treten bei disponierten Personen, nicht bei starker Kälte, sondern bei feuchter Witterung mit langandauernden Temperaturen um den Gefrierpunkt auf. Häufige Berufserkrankung bei Metzgern, Fischern u. a. m. Die Haut zeigt zunächst eine Rötung, später beulenartige, schmerzhafte, livide, zum Teil auch flache Knoten vorwiegend im Bereich der Finger und Zehen oder im Gesicht, vermehrt jedoch an ungenügend geschützten Hautpartien.

Differentialdiagnose

Erythema nodosum; Morbus Boeck; Erysipeloide; Metastasen von Tumoren; Arzneimittelexanthem.

Therapie

Vasodilatatoren, hyperämisierende Maßnahmen wie Heißluftkasten, Bäder mit Rubriment und Einreibungen mit Rubriment-Lösungen oder Akrotherm- Salbe.

Wechselbäder sind mit Vorsicht anzuwenden.

Weiterhin sedierende Medikamente, auch Vitamin D und Ichthraletten über mehrere Wochen.

Gegen häufige Sekundärinfektionen antibiotikahaltige Kortikoidsalben.

Prophylaktisch sollte für eine warme, luftige, trockene Kleidung gesorgt werden; auch das Schuhwerk ist zu beachten. Kalte feuchte Wohnungen sind zu meiden.

Pfeiffer-Weber-Christian-Krankheit

Ursache, Krankheitsbild und Diagnose

Es handelt sich dabei um herdweise auftretende, weitgehend primär im Fettgewebe sich lokalisierende, akut einsetzende, symmetrisch ausgestreute, schubweise und unter Fieber über längere Zeiträume verlaufende Krankheitszustände (vielfach auch als Pannikulitis bzw. als akute, subakute Form des Sarkoids von *Darier-Roussy* bezeichnet), bei denen es sich um eine tiefknotige, subkutane, vielfach flächenhaft werdende, chronische Entzündung mit bleibender Atrophie des Fettgewebes handelt, ohne daß es zu einer eitrigen Einschmelzung und zur Ulzeration kommt. Im mittleren Alter beiderlei Geschlechts, aber auch bereits bei Jugendlichen treten diese Erscheinungen besonders im Ober- und Unterschenkelbereich als kirsch- bis apfelgroße, derb-weiche, bei Druck nicht schmerzhafte Knoten auf, deren Umgebung hellrötlich- bis bräunlich ist. Die Knoten kommen unter starken Fieberschüben und gehen unter Hinterlassung kahnförmiger Einziehungen zurück.

Die *Ätiologie* ist unklar, die Therapie unbefriedigend. Man dachte an fokal- toxische, diätetische, endokrine und Stoffwechselfaktoren. Am häufigsten fanden sich Rheuma und Tonsillitiden als vorausgegangene oder begleitende Krankheiten, gefolgt von Nephritis, Morbus Hodgkin, Tuberkulose, Leberverfettung, Lebernekrose, Perikarditis oder Pankreatitis. Als Allgemeinerscheinungen finden sich Schüttelfrost, hohe Temperaturen, Benommenheit, Nausea, schweres Krankheitsgefühl.

Therapie

Unter feuchten Kompressen und oralen Gaben von Antibiotika können Knoten und Temperaturen langsam zurückgehen. Werden die Antibiotika aber abgesetzt, kommt es vielfach zu erneutem Fieberanstieg. Unter zusätzlichen Gaben von Volon A-Tabletten 4 mg werden die Rezidive immer geringer und es bleiben letztlich kahnförmige Einziehungen an den früheren Herden zurück.

Pityriasis lichenoides chronica

Ursache, Krankheitsbild und Diagnose

Die *Ursache* ist unbekannt.

Es finden sich vor allem über Rumpf und Extremitäten ausgestreut zahlreiche stecknadelkopf- bis linsengroße, hell- bis intensivrote, derbe flache Knötchen, deren Oberfläche glatt und glänzend erscheint. Durch Kratzen – in einem späteren Stadium auch ohne dieses Hilfsmittel – läßt sich eine weißliche silberglänzende Schuppenauflagerung abheben, welche eine lebhaft rote, glatte, feuchte Erosion hinterläßt. Die Knötchen blassen spontan im Laufe der Zeit ab und gehen in eine mehr gelblich- bzw. bräunlichrote Tönung über. Narbenbildung oder Atrophie werden nicht beobachtet. Sehr häufig kommt es dagegen zur Entwicklung eines Leukoderms, das durch unscharfe Begrenzung und unterschiedliche Fleckengröße charakterisiert ist. Da immer wieder neue Knötchen aufschießen, finden sich alle Stadien der Erkrankung nebeneinander, wodurch sich ein recht polymorphes Bild zeigt.

Der *Verlauf der Erkrankung* erstreckt sich über viele Jahre und ist therapeutisch wenig beeinflußbar. In seltenen Fällen werden neben Stamm und Extremitäten Gesicht, Handteller, Fußsohlen, Achselhöhlen, Genitale und Schleimhäute befallen. Das Allgemeinbefinden der Patienten ist nicht beeinflußt. Juckreiz besteht nur in wenigen Fällen und ist relativ gering. Vielfach kann auf Reiben eine Urticaria factitia bzw. Dermographismus ausgelöst werden.

Als *besondere Verlaufsformen* wären der *hämorrhagische, teilweise nekrotische Typ* der Erkrankung, *die akut- psoriatische Variante (Touton)* und die *chronisch-vesikulöse Form (Gottron)* zu nennen.

Differentialdiagnose

Tuberkulide, Urticaria pigmentosa, Psoriasis, Lichen ruber planus, Pityriasis rosea. Vor allem ist die Verwechslung mit einem papulomakulösen Sekundärsyphilid möglich, hämorrhagische Varizellen.

Therapie

Die Erkrankung ist äußerst therapieresistent. Gelegentlich wurde über Behandlungserfolge mit Penicillin in hohen Dosen, Terramycin (8 g), Vitamin D_2-Kuren, Bäder mit Plesiocid, Pilocarpininjektionen (3mal wöchentlich 1 Amp. 0,005) und lokal Salicylsalbeneinreibungen (10-20%ig) früher Cignolin, jetzt Dihydroxyanthranol-Salben ($^1/_4$-1%), UV-Bestrahlung und Röntgenkontaktbestrahlung berichtet. Bei den varioliformen Varianten können Kortikoide versucht werden.

Pityriasis lichenoides et varioliformis acuta

Ursache, Krankheitsbild und Diagnose

Die Ursache ist unbekannt. Sie wird von verschiedener Seite als Variante der Pityriasis lichenoides chronica angesehen; andererseits erhebt sich die Frage, ob es sich – ähnlich wie bei der Akrodermatitis Herxheimer – um eine Infektionskrankheit mit unbekanntem Erreger handelt, da sie auf Antibiotika anspricht.

Die Erkrankung tritt eruptiv in jedem Lebensalter in Erscheinung, teilweise nach grippalen Infekten, aber auch aus vollem Wohlbefinden heraus. Bevorzugt an Stamm und den Extremitäten entwickelt sich ein polymorphes Exanthem. Es ist gekennzeichnet durch etwa linsengroße, bisweilen auch größere papulosquamöse Effloreszenzen, die zum Teil hämorrhagische Bläschen tragen. Die einzelnen Herde sind von einem hellroten entzündeten Randsaum umgeben und gehen meist sehr schnell in ein nekrotisches Stadium von braunroter Farbe über. Weitere Schübe folgen, die dann die Polymorphie des Krankheitsbildes bedingen. Das Allgemeinbefinden ist nicht wesentlich beeinträchtigt, teilweise werden Abgeschlagenheit, Kopfschmerzen, leichtes Fieber und Lymphknotenschwellungen angegeben. Die Krankheitsdauer beträgt ca. 4 bis 6 Wochen. Die Abheilung erfolgt unter Hinterlassung mehr oder weniger auffälliger Närbchen und fleckförmiger Leukoderme.

Differentialdiagnose

Große Ähnlichkeit mit Varizellen, die jedoch im allgemeinen wesentlich akuter verlaufen; Pityriasis lichenoides chronica, Syphilis.

Therapie

Penicillin in Form des relativ gut hautverträglichen Megacillin in

Gesamtdosen von ca. 10 Mio. E., Bäder mit Balneum Hermal, Salicyl-Salben (5-10%ig), früher Cignolin – jetzt Dihydroxyanthranol-Salben (¼%), Rivanol-Schüttelmixturen (Rivanoli 0,1 – Lot. alb. aquos. DRF ad 100,0), bei kleineren Herden Volon A-Spray, Dexamed-Spray.

Pityriasis rosea

Ursache, Krankheitsbild und Diagnose

Wenn auch die Ursache unbekannt ist, so wird vielfach eine infektiöse Theorie für wahrscheinlich gehalten. Meist finden sich die Erscheinungen 2-3 Wochen nach dem Tragen neuer, noch nicht gewaschener oder lange gelagerter Woll- oder Baumwollwäsche; dasselbe trifft für Nylon oder Perlon zu.

Die Primäreffloreszenz sitzt dort, wo der primäre Kontakt stattfand. Typisch vom Hals (Schal) oder der Brustgegend (Büstenhalter) ausgehend, befällt die Pityriasis rosea Stamm und Extremitäten. Akuter und schubweiser Verlauf. Die regelmäßig den Spaltrichtungen der Haut folgenden Effloreszenzen sind ovale oder auch rundliche, erbsen- bis bohnengroße oder größere Scheibchen von lachsfarbenem, gelbrotem Farbton, wobei das Zentrum gelblich, die Peripherie hellrot ist. Es findet sich ein gegen das Zentrum gerichteter Schuppensaum. Das Hautniveau wird kaum überragt; es besteht mäßiger Juckreiz. Immer geht die Primär-Effloreszenz (häufig der größte Herd) dem eigentlichen Schub voraus. Der Krankheitsverlauf ist im allgemeinen innerhalb weniger Wochen abgeschlossen.

Differentialdiagnose

Bevor Schuppung auftritt, kann eine Verwechslung mit Roseola vorkommen. Ferner Epidermophytie, Trichophytie, Ekzema seborrhoicum, Psoriasis vulgaris, Pityriasis lichenoides chronica, Morbus Brocq, toxisches medikamentöses Exanthem.

Therapie

Unter Vermeidung reibender Kleidung und unter dem Verbot von Bädern werden die befallenen Stellen morgens und abends mit 2%

Calmitol – 10% Schwefel-Schüttelpuder (Calmitoli 2,0 – Sulf. praec. 10,0 – Lot. alb. aquos. DRF ad 100,0) behandelt. Nach etwa 6 Tagen kann man auf ein 10%iges Schwefelzinköl (Sulf. praec. 10,0 – Zinc. oxyd. 20,0 – Ol. oliv. ad 100,0) übergehen. Ein sich anschließendes Bad unter Zusatz von Balneum Hermal und unter Verwendung von Praecutan wird zeigen, ob eine endgültige Abheilung eingetreten ist oder ob man noch mit einer 2%igen Salic.-Vaseline lokal behandeln sollte. Zusätzlich Celestamine Tabletten, Ultralan oral oder Calcium i.v. können bei ausgeprägtem Juckreiz unterstützend wirken.

Bei einer generalisierenden Form erreicht man eine prompte Beeinflussung durch Volon A 40 i.m. Auch Höhensonnenbestrahlungen sollen günstig wirken.

Pityriasis rubra pilaris

Ursache, Krankheitsbild und Diagnose

Die Ursache ist weitgehend unbekannt. Tourrain berichtet über eine familiäre Form der Erkrankung, bei welcher eine dominante Vererbung festzustellen war. Verschiedentlich wurde ein herabgesetzter Vitamin-A-Blutspiegel mit verschlechterter Dunkeladaptation nachgewiesen. Auch an ein traumatisches Geschehen wurde gedacht.

Das Krankheitsbild ist durch etwa stecknadelkopfgroße, grauweißliche oder auch rötliche, derbe, konische, follikuläre Knötchen gekennzeichnet, welche auf ihrer Kuppe eine festhaftende Schuppe tragen; die Haut weist eine trockene und reibeisenartige Beschaffenheit auf; die Knötchen stehen disseminiert oder gruppiert, auch können sie zu mehr oder weniger großen schuppenden Plaques konfluieren, denen ihre Zusammensetzung aus Einzelknötchen kaum mehr anzusehen ist. Verschiedentlich bestehen fließende Übergänge von stärkerer Ausbildung erythematöser Knötchen bis zu ausgesprochen erythrodermischen Krankheitsbildern. Auffallend ist ein symmetrischer Befall.

Besonders charakteristisch ist die *Lokalisation* auf den Streckseiten der 1. und 2. Fingerphalangen; sonst bevorzugen sie Handrücken, Streckseiten der Arme und Beine, Kopf, Hals, Rumpf; die Knötchen können auch mit Ausnahme der Handteller und Fußsohlen überall auftreten. Andersartig sind die Veränderungen im Bereich des Kopfes. Als hervorstechendes

Symptom ist die mehr oder weniger dickschichtige, teilweise gipsartige, pityriasiforme Kopfschuppung zu nennen, die auf das Gesicht, die Ohren und den Nacken übergreifen kann und dem gesamten Kopf wie eine Gipsmaske aufsitzt. Bei geringer Ausprägung der Erscheinungen zeigt sich ein diffus schuppendes Erythem. An den Handinnenflächen und Fußsohlen kommt es zur Verdickung der Hornschicht. Die Nägel zeigen ein schnelleres Wachstum und sind verdickt. Neben Transversalstreifen zeigen sich gelbliche Längsstreifungen.

Differentialdiagnose

Psoriasis follicularis, Lichen ruber acuminatus, Keratosis pilaris rubra.

Therapie

Vitamin A in hohen Dosen von täglich 100 000 bis 300 000 E über einige Wochen hinweg. Teilweise konnten gute Behandlungserfolge mit Kortikosteroiden u. a. m. erzielt werden. Lokal Balneum Hermal-Bäder, Plesiocid- Zusatz, Waschungen mit Praecutan, Salicyl-Salben in steigender und fallender Konzentration, bei kleineren Herden früher Cignolin, jetzt Dihydroxyanthranol-Salben (¼ bis ½%), Teer in Form von Neo-Dermaethyl-Spray, auch Röntgenbestrahlung kann versucht werden. Als Hautpflege Waschungen mit Savonex „S“, Praecutan, Plantagin-Seife, Balneum Hermal-Bäder mit und ohne Teer, Ederma.

Pityriasis versicolor

Ursache, Krankheitsbild und Diagnose

Oberflächliche Infektion durch das Mikrosporon furfur bzw. Malassezia furfur; nicht besonders kontagiös. Die Pityriasis versicolor findet sich besonders bei Personen, die stark schwitzen (mittleres Lebensalter bevorzugt) und ist dadurch gekennzeichnet, daß sich keinerlei entzündliche Reaktionen zeigen. Der Erreger siedelt sich als reiner Saprophyt auf der Haut an, wobei Sternal- und Schulterblattgegend bevorzugt werden. Hier finden sich dann zahlreiche kleinere bis größere, meist stecknadelkopf- bis linsengroße Flecke, die konfluieren und dann eine flächenhafte, teilweise ringförmige Ausdehnung annehmen und eine vorwiegend hellgelbe bis dunkelbraune Farbe zeigen. Beachtlich ist die kleienförmige Schuppung der Herde, was differentialdiagnostisch hinsichtlich der Pigmentflecke betont sei. Die subjektiven Beschwerden sind bedeutungslos. Wesentlicher ist, daß diese Pilzrasen nicht dem Sonnenlicht ausgesetzt werden, sonst bilden sich anstelle der gelblich-bräunlichen Versikolorstellen weiße Flecke, was kosmetisch sehr unschön aussieht (Pityriasis versicolor alba).

Die Pityriasis versicolor gibt bisweilen einen Hinweis auf das Vorhandensein einer Tuberkulose. Die erhöhte Temperatur und das häufige Schwitzen Tuberkulöser begünstigen – neben einer starken Seborrhoe – das Angehen der Erreger.

Differentialdiagnose

Vitiligo (bei dieser fehlt das Hobelspanphänomen), Pityriasis rosea, seborrhoisches Ekzem.

Therapie

Im Vordergrund stehen die Beseitigung der vor allem kosmetisch störenden Flecke sowie die Verhinderung der nicht seltenen Rezidive, was die Notwendigkeit einer längerdauernden und wiederholten Behandlung unterstreicht. Hierbei stehen zunächst im Vordergrund: Pinselungen mit Canesten, Merfen-Tinktur farblos, Tonoftal, Phebrocon, Dermaphen oder Einreiben der Herde mit

Rp.:	Acid. salicyl.		5,0
	solve in oleo		
	Spirit. dil. 45%	ad	100,0

Anschließend sollten die Herde mit einem antimykotischen Puder bestreut werden. Anstelle der Pinselungen kann man auch auf eine Creme übergehen wie Canesten, Tonoftal-N, Myco-Jellin, Exomycol Gel bzw. nach Besnier

Rp.:	Resorcini		5,0
	Acidi salicylici		3,0
	Ol. Ricini		0,5
	Sulfur. praecipitati		10,0
	Eucerini anhydrici	ad	50,0

Nach dem Waschen mit einem hautschonenden Reinigungsmittel gründliches Abtrocknen und Einpudern mit einem antimykotischen Puder sowie bei übermäßiger Schweißbildung per os Ansudoral über längere Zeit.

Porokeratosis Mibelli

Ursache, Krankheitsbild und Diagnose

Die Ursache ist unbekannt, jedoch werden ein unregelmäßig dominanter Erbgang sowie eine Geschlechtsbegrenzung beobachtet. Besonders an den oberen und unteren Extremitäten, aber auch im Gesicht beobachtbar, finden sich verschieden große, von einer äußerst charakteristischen Umwallung begrenzte Herde, die vollständig geschlossene Figuren darstellen und deren Zentrum blaß und atrophisch, manchmal auch bräunlich ist. Die eine hornartige Konsistenz aufweisende Randzone von schmutzigbrauner Farbe fällt nach dem Zentrum hin steil ab, nach der Peripherie wird sie etwas flacher; sie ist leicht zerklüftet und gleicht einer langgezogenen Warze. Es finden sich polyzyklische und auch runde Herde, die nicht nur auf der Haut, sondern auch auf der Mundschleimhaut (Lippenschleimhaut, Wange, Zunge, Gaumensegel, Zahnfleisch) vorkommen. In diesem Falle handelt es sich dann um rundliche, ovale, bogige, peripherwärts erythematöse, zentrale oder opake Flecke, mit äußerst scharf begrenztem vorspringenden Randwall – ähnlich einem sehr dünnen, weißen Seidenfaden.

Differentialdiagnose

Lichen ruber planus anularis, Morbus Darier, bezüglich Schleimhaut besonders Morbus Reiter.

Therapie

Diese ist ziemlich unbefriedigend, wenn man davon absieht, daß man Versuche mit intraläsionalen Triamcinolon-Injektionen (Volon A 10) gemischt mit einem Lokalanästhetikum (1:1) machen kann. Daher wurden versucht Thermokauter, Kohlensäureschnee, Exzision, Radium bzw. Röntgennahbestrahlung. Auch mit 5% Sublimatkolloidum kann man die Hornmassen auf der Haut lösen; die Krankheitssymptome verschwinden, kehren aber u. U. nach 4 Wochen langsam wieder.

Prurigo-Gruppe

Allergisch-kutan-vaskuläre Vorgänge. Im jugendlichen Alter sehr akute, im fortgeschrittenen mehr subacute Formen.

Prurigo simplex acuta wird meist als Strophulus, der Strophulus der Erwachsenen häufig als Lichen urticatus bezeichnet.

Prurigo acuta simplex, Strophulus infantum, Lichen urticatus

Ursache: Verdauungsstörungen, Intoxikationen, alimentäre Überempfindlichkeit, Vermes u. a. m.

Charakterisiert durch wahllos verstreutes Auftreten von 1,0- 1,5 cm großen hellroten ödematösen Knötchen (Quaddeln), Prurigo- Papeln, die von einem erythematösen Hof umgeben sind und oft an der Kuppe ein Bläschen tragen. Starker Juckreiz. (s. auch S. 227)

Differentialdiagnose

Skabies; Insektenstiche; Varizellen; Dermatitis herpetiformis *Duhring.*

Prurigo subacuta

Ursache: Allergische Reaktionen, Vermes?

Charakterisiert durch etwa 0,5 cm große hellrote, gut abgrenzbare (Prurigo-) Papeln. Starker Pruritus. Meist aufgekratzt. Zurückbleibt ein Krüstchen. Effloreszenzen sind flüchtig und typisch an den Streckseiten der Extremitäten lokalisiert.

Prurigo chronica

Ursache: Hormonelle Störungen, Leberschäden, allergische, neurogenevaskuläre Noxen.

Krankheitsbild wie bei P. acuta, nur daß die Effloreszenzen (Prurigo-Papeln) über Monate bestehen. Hinzu kommt eine teils herdförmige, teils diffuse Verdickung der Haut mit einer typischen Lichenifikation. Es finden sich auch einzeln stehende, hell glänzende Neurodermitis- Papeln (diffuse Neurodermitisierung). Kann schon in frühester Jugend auftreten (Prurigo chronica *Hebra*), im vorgerückten Alter (Prurigo chronica vulgaris). Klinisch keine Unterschiede.

Differentialdiagnose

Ekzema vulgare chronicum; Neurodermitis.

Therapie

Die Behandlung der Prurigoformen ist undankbar. Bei P. acuta empfiehlt sich eine strikte Änderung und Regelung der Ernährung (reichlich vegetabil, wenig Milch, kein Käse, keine Eier). In anderen Fällen besteht eine Überempfindlichkeit gegenüber rohem Obst (Spritzmittel?). Sorge für guten Stuhlgang (Rizinus-Öl, Karlsbader-Salz. Wurmkur durchführen, auch wenn der Wurmnachweis nicht gelingt.

Äußerlich: Juckende Effloreszenzen mit 1%igem Mentholspiritus betupfen oder

Rp.: Tct. Rusci		1,0
Spir. dilut.	ad	100,0
M. D. S. Teerspiritus		

In hartnäckigen Fällen Schwefelbäder, auch Eichenrinde-, Teer- und Kleiebäder (Silvapin, Balneum Hermal). Hinzu Teerapplikationen z. B.: Teer-Linola-Fett.

Intern: Antihistaminika, Calcium-Präparate z. B. Zentramin, Calcium-Sandoz, u. a. m. Nikotinsäureamid z. B. Nicobion. Novocain-Injektionen oder Umspritzungen. NNR-Hormone.

Ein Versuch mit Hylak forte ist angebracht. Hierbei Umstimmung der Darmflora durch eine wochenlange Behandlung. Versuch mit Hepaticum Medice über Wochen.

An eine Mitbeteiligung von Hausallergenen und Milben denken.

Bei Milbenverdacht:

Rp.: 5-10%ige Mitigal-Schüttelmixtur (10,0- 20,0)
(Fissan-Schüttelmixtur oder Lotio Cordes
u. a. m. ad 200,0
M. D. S. äußerlich: jeden Tag 1-2mal den ganzen Körper an
3 Tagen einreiben.

Auch Höhensonnen-Bestrahlungen bis zur Erythembildung sprechen an. Klimawechsel (See oder Hochgebirge). Milieuwechsel.

Psychotherapie?

Mitunter recht günstig Röntgenfernbestrahlungen:

Dermopan: FHA 2 m 50 kV 25 mA ohne Vorfilter GHWT 2 mm Stufe 3 Dosis 30-50-100 R jeden 2.-4. Tag bis zu einer Gesamtdosis von 400-600 R Bleischutz: Augen und Genitalien. Bestrahlungen können erst nach 6-12 Monaten wiederholt werden.

Prurigo aestivalis - Strahlenurtikaria

Ursache, Krankheitsbild und Diagnose

Eine chronische, polymorphe Lichtdermatose.

Im Frühjahr und Sommer durch starke Belichtung. Rückbildung in den lichtarmen Jahreszeiten. Auslösung anscheinend durch endogen gebildete photodynamisch wirksame Stoffwechselprodukte.

An den dem Licht ausgesetzten Stellen (Gesicht, Kinn, Nase, Jochbögen. Handrücken) ausschließlich bei Frauen, meist im späteren Kindesalter beginnend. Primäreffloreszenz sind stark juckende, urtikarielle Knötchen, die später zerkratzt werden.

Porphyrinurie fehlt.

Neben diesem Krankheitsbild können noch andere chronische *polymorphe Lichtausschläge* als *Ekzema solare* oder auch *urtikarielle Hautreaktionen* beobachtet werden.

Differentialdiagnose

Erythematodes.

Therapie

Eliminierung der Noxe. Meidung von Licht durch Hüte mit breitem Rand.

Lokalbehandlung: Mit Hydrocortisonsalbe (Celestan-V-Creme) und Lichtschutzsalben wie Delial-H, Contralum u. a. m.

Intern: Nikotinsäureamid wie Nicobion, Folsäure (Folsan), Vitamin-B-Komplex.

Auch Behandlung mit Resochin (wie beim Erythematodes chron.). Fahndung nach Foci und Magen-Darm-Störungen.

Prurigo nodularis Hyde

Ursache, Krankheitsbild und Diagnose

Entzündliche Erkrankung des peripheren kutanen Nervennetzes (histologisch).

Vorwiegend bei nervösen Frauen mittleren und höheren Alters.

Seltene, chronische Krankheit, bei der mehr oder weniger zahlreiche, stark juckende kalottenartig vorspringende, erbsen- bis bohnengroße Knoten an Armen, Beinen oder am Rumpf auftreten. Die Oberfläche kann exkoriieren und schmutzig graue verruköse Auflagerungen zeigen.

Therapie

Kaum zu beeinflussen; Exzisionen.
Intrafokal: Hydrocortison-Injektionen.
Röntgentherapie.
S. auch Prurigo-Gruppe, S. 208.

Pruritus cutaneus

Ursache, Krankheitsbild, Diagnose und Therapie

Mit dieser Bezeichnung wird kein pathogenetisch einheitliches Krankheitsbild erfaßt; es dürfen darunter auch nur diejenigen Formen universellen oder lokalisierten Juckreizes zusammengefaßt werden, bei denen durch die Untersuchung der Haut keine Dermatose nachweisbar ist, die den Juckreiz auslösen könnte. Besteht der Pruritus länger, kann es infolge Kratzens usw. auch zu sekundären Hautveränderungen kommen, welche sich folgendermaßen äußern können: strich- oder streifenförmige Kratzeffekte, lichenifiziertes Ekzem, Pyodermien, Furunkel u. a. m.

Pruritus generalisatus

Allgemeiner, universell auftretender Juckreiz von wechselnder Stärke und Dauer bzw. ununterbrochenem Bestand; am stärksten in der Bettwärme bemerkbar, wodurch der Schlaf in schwerster Weise beeinträchtigt ist; bei länger vorhandenem Juckreiz wird das Allgemeinbefinden stark in Mitleidenschaft gezogen; Suizid möglich. Die Haut weist anfangs nicht selten außer Kratzeffekten keine Veränderungen auf; später nimmt sie eine mehr oder weniger ausgeprägte bräunliche Farbe an.
Ursachen: Mechanische Reize wie Reibungen durch Kleidungsstücke, Waschmittelrückstände in der Wäsche, Nylon- oder Perlonwäsche, Unsauberkeit; Seifen-Überempfindlichkeit, Acarus scabiei, Pedikuli; Temperatureinwirkung (Pruritus hiemalis, Pruritus aestivalis); Wurmbefall; Arzneiwirkung (namentlich Opium- und Morphinderivate sowie Arsen); innere organische Leiden; Leberaffektionen mit und ohne Ikterus, Diabetes mellitus, Magen- Darm-Störungen, Gicht, Nephritis (Urämie, Hypertonie), Leukämien, Mykosis fungoides; Lymphogranulomatose, Sarkome, Karzinome (bei letzterem Pruritus = prämonitorisches Symptom); Arteriosklerose (Pruritus senilis; bei Altersatrophie der Haut); progressive Paralyse; Alkoholismus; abnorme Magensaftwerte; Fokalinfekte; innersekretorische Störungen, Gravidität; Klimakterium, Erkrankungen der weiblichen Sexualorgane, Prostatitis, Prostatahypertrophie, übermäßiger Genuß von Tee, Kaffee, Tabak.
Differentialdiagnose: Skabies; latente Urtikaria.

Therapie des Pruritus generalisatus

Ursache suchen und ausschalten; Grundleiden angehen; Magensaftwerte zunächst mit Desmoid-Pillen überprüfen und wenn nötig, Magensaftwerte mittels Sonde bestimmen; Stuhl wiederholt auf Würmer untersuchen.

Symptomatisch greift man gerne zu *Antihistaminika* per os (wie Fenistil) oder Avil i.m., wenn auch betont sei, daß manche dieser Antipruriginosa bei längerem Gebrauch selbst einen Pruritus hervorrufen können. Auch sollte man vor allem Kraftfahrern Antihistaminika nur dann geben, wenn sie kein Fahrzeug lenken. *Intravenös* haben sich bewährt: Calciocrin, Calcium-Sandoz, Causat sowie Eigenblutinjektionen i.m. und zur Umstimmung Echinacin. *Lokal* wirken juckreizlindernd: Mediphon-Puder, 10% Calmitolzinkschüttelpuder, Calmitol-Mitigal-Zinköl, Abreibungen der Haut mit Essigwasser, Plesiocid-Bäder.

Bei ganz schweren Fällen kann man sich auch des sogenannten *„Heilschlafes"* bedienen mit Megaphen, Atosil und Repeltin. Letzteres kann auch allein zur Anwendung kommen, zumal dieses Phenothiazin-Derivat im Gegensatz zu Megaphen fast ohne Kreislaufwirkung ist und schwächer sympathikolytisch wirkt. Muß man zu einem Psychopharmakon greifen, hat sich Omca bewährt. Oft genügen aber Volon A 40 i.m. (1-2 × in 14 Tagen) und per os Celestamine-Tabletten (3 × 1 tägl.)

Pruritus localisatus

Hierbei dominiert der anogenitale Pruritus, wobei der Pruritus ani häufiger beim Mann, der genitale häufiger bei der Frau beobachtet wird.

a) *Pruritus analis.* Meist geröteter bis ekzematös veränderter Analring; anfangs nässend; reich an Rhagaden; Pyodermien in der Umgegend. *Ursachen:* Chron. Obstipation, chron. Kolitis, Hämorrhoiden, Prostatitis, Prostatahypertrophie, Fissuren, Fisteln, Schleimhautpolypen, Oxyuren oder andere Darmschmarotzer, übermäßiger Alkohol-, Kaffee-, Tee-, Tabakgenuß, scharf gewürzte Speisen.

b) *Pruritus genitalis.* Bei der Frau am Mons pubis; eventuell noch auf Genitokruralfalte, Oberschenkel und Perineum übergehend. Wechselnde Erscheinungsbilder von Rötung und Schwellung bis Lichenifikation. *Ursachen:* Fluor (verschiedenster Genese, einschließlich Trichomonas vaginalis); Adnexerkrankungen, Korpus-Karzinom, Myome, Uterus-Verlagerungen, Graviditas, hormonelle Umstellungen wie Präklimax und Klimakterium, beginnende Kraurosis vulvae, Diabetes mellitus sowie Organleiden, die beim generalisierten Pruritus näher erörtert wurden; Unbefriedigtsein in der Ehe, Abneigung gegen den Partner (Kontaktstörungen) etc.

Therapie des Pruritus analis

Klarstellung und Behandlung der Ursachen, besonders Untersuchung auf Oxyuren; Prostata-Befund; reizlose Kost, weicher Stuhlgang, Hämorrhoidenbehandlung mittels Proktoskopie u. Verödung, nicht mit Zäpfchen etc. Bei entzündlichen Formen: feuchte Umschläge mit Plesiocid, später Pinselungen damit, bzw. Tinktura Arning, Ekzefug, Sacksche Lösung (Rp. Liantral 10,0, Benzol 20,0 Aceton 70,0) bzw. 1% Calmitolschüttelpuder. Rhagaden werden mit 10%iger Höllensteinlösung täglich betupft und anschließend ein Mulläppchen eingelegt, auf welches dünn aufgetragen wird: Ungt. Celestan V, Volon A, ferner Corti-Lenicet, das neben Hydrocortison und Dibromsalizyl eine Substanz enthält, die auf der Hautoberfläche ihre Wirkung gegen Staphylokokken, Streptokokken und Hautpilze entfaltet und somit Sekundärinfektionen vorbeugt bzw. diese bekämpft. Nach dem Stuhlgang weder Papier noch Seife verwenden, sondern am besten Waschen mit lauwarmem Wasser, höchstens unter Praecutanzusatz und anschließend eine der oben angeführten Pinselungen und Salbenauftragungen durchführen; öfters Sitzbäder mit Plesiocid, innerlich Antihistaminika wie Fenistil-Retard, Calciocrin i. v. Calcium-Sandoz i.v., Causat i.v., Eigenblutinjektionen. Bei ganz hartnäckigen Fällen subkutane Alkoholinjektionen, Röntgenbestrahlung. Die Prognose ist günstig, vor allem dann, wenn die Ursache rasch erfaßt werden konnte.

Therapie des Pruritus genitalis

Besonders nach Trichomonaden und nach Hefen suchen, entsprechende orale und lokale Behandlung mit Clont, Sanatrichom, Moronal-Ovula, Canesten-Vaginal-Tabletten; lokal Volon A-Spray, Dexamed-Spray, Mediphon-Puder.

Psoriasis vulgaris

Ursache, Krankheitsbild und Diagnose

Im wesentlichen sind es 5 Theorien, die sich im Laufe der Jahrzehnte herausgeschält haben: die Vererbungstheorie, die parasitäre, die nervöse, die endokrine und die Stoffwechseltheorie.

Bommer betont, daß keine zu einer Lösung des Problems geführt hat, weshalb es vielleicht falsch sei, nach einer einheitlichen Krankheitsursache zu suchen. Nach *Gottron, Hämel, Korting* u. a. war es das Verdienst von *Leo Hauck,* als wohl erster 1921 auf die pathogenetische Bedeutung der Nebennierenrinde hingewiesen zu haben; später bearbeitete dann *Grüneberg* dieses Problem, der die Nebennierenrinde bzw. das NNR-Hypophysen-System in den Mittelpunkt des psoriatischen Krankheitsprozesses rückte.

Neuerdings wird auch eine intermediäre Stoffwechselfehlsteuerung angenommen, die eine Hypovitaminose auslöst. Ferner weisen gewisse therapeutische Erfolge darauf hin, daß möglicherweise die rechtsdrehende Milchsäure im Organismus fehlt.

Die einzelnen Herde sind durch asbestähnliche, silberhell glänzende, leicht ablösbare Schuppungen gekennzeichnet. Nach Entfernung der Schuppen stößt man auf ein feucht glänzendes, zartrotes Häutchen und nach dessen Entfernung tritt die diagnostisch wichtige petechiale Blutung auf. Köbner'sches Phänomen: unspezifische Reize (Kratzen, Schaben usw.) provozieren neue Psoriasis-vulgaris-Herde. – Die psoriatischen Effloreszenzen sind entweder in Punkt-, Münzen-, Ring- oder Girlandenform angeordnet. Häufig bildet sich aus der anulären Form durch Zusammenfließen mehrerer Ringe die Psoriasis geographica (Abb. 53). Relativ selten ist der ganze Körper befallen (Psoriasis universalis).

An den *Prädilektionsstellen* – Streckseiten der Extremitäten, behaarter Kopf und Kreuzbeingegend – imponieren die Psoriasis-Herde meist als umschriebene, das Hautniveau etwas überragende, runde bis ovale Scheiben von hellroter Farbe (Abb. 52).

Abweichungen vom üblichen klinischen Bild bieten die *Psoriasis exsudativa,* die *Psoriasis pustulosa* und die *Psoriasis rupoides.* Auch die Nägel können befallen werden. Wir finden dann entweder punktförmige Vertiefungen (Tüpfelung) in der Nagelplatte, Längs- und Querstreifungen oder eine brüchige, verdickte Nagelplatte infolge darunterliegender Hornmassen.

Gleichzeitig mit den Hauterscheinungen treten manchmal Gelenkbeschwerden auf, welche polyarthritisartig nicht selten zu Gelenkversteifungen führen. Diese *Arthropathia psoriatica* führt nach *Hauck* frühzeitig zu schweren Gelenkveränderungen, welche sich im Gegensatz zu den auf Rheumatismus beruhenden Störungen durch Salicylpräparate nicht beeinflussen lassen und nicht zu Herzkomplikationen neigen. Alle Gelenke können ergriffen werden und alle Gelenkteile (Kapsel, Knorpel, Knochen und periartikuläre Gewebe) werden in den Prozeß mit einbezogen. Wenn auch die Arthropathia psoriatica bei gleichzeitig bestehender Nagelpsoriasis, bei universeller, pustulöser oder exsudativer Psoriasis häufiger beobachtet wird, kann nicht gesagt werden, daß die Gelenkkomplikationen bei den übrigen Psoriasisformen nicht auftreten.

Sind die Psoriasis-Effloreszenzen abgeheilt, finden sich an ihrer Stelle

Depigmentationen, welche einige Wochen bis Monate bestehen bleiben können (Leukoderma psoriaticum).

Differentialdiagnose

In atypischen Fällen: Lichen ruber planus, Pityriasis rosea, Ekzema seborrhoicum, Lupus erythematodes, Trichophytia superficialis und Lues (psoriasiformes Exanthem: Beugeseiten, derberes, braunrotes Infiltrat, keine petechiale Blutung, weniger ausgeprägte Schuppung, Seroreaktionen positiv, Erfolg durch eine antiluische Behandlung). Bei der pustulösen Psoriasis vulgaris: Impetigo herpetiformis, Acrodermatitis continua Hallopeau.

Therapie

Hier ist zu unterscheiden zwischen einer lokalen und einer innerlichen Therapie.

Bei der *lokalen Therapie* stehen auch heute noch Salicyl-Salben in steigender Konzentration (5-20%) sowie Dihydroxyanthranol (früher Cignolin),Vaseline, häufige Bäder unter Zusatz von Balneum Hermal, Plesiocid, Waschungen mit Praecutan, Sebopona, Savonex „S" etc. im Vordergrund. Zuerst Schuppenerweichung, Bürstenmassage bzw. Entfernung mit diesen keratolytischen Salben und am Kopf öfters eine 8%ige Salicyl-Öl-Haube im Wechsel mit Celestan-V crinale, sowie Waschungen mit Sebopona. Oft baden.

Sind keine Schuppen mehr vorhanden, kommen die antipsoriatisch wirkenden Mittel erst richtig zur Wirkung: $\frac{1}{8}$-$\frac{1}{2}$-1-5%ige Dihydroxyanthranol-(früher Cignolin)-Vaseline, Dreuwsche Salbe (Acidi salic. 10,0, Chrysarobini – Ol. Ruski $\overline{aa}$ 20,0, Sapon. virid., Vasel. $\overline{aa}$ ad. 100,0) bzw. Neo Dermaethyl-Spray. Von Fertigpräparaten seien genannt: Psoil, Psorimed.

Ist auch der behaarte Kopf befallen, finden bei nicht hellblondem Haar folgende Salben Anwendung: Pyrogalloli 10,0 – Acidi salic. – Picis betulinae $\overline{aa}$ 5,0-01 Ricini 20,0 – Vas. flav. ad 100,0.

Innerlich längerdauernde Gaben von Medivitan i.m., eventuell in Kombination mit Volon A 40, Hepaticum-Medice, Magopsor, Psorifug-Tabl., RMS „Petrasch".

Bei lokalisierten Herden Okklusivverbände mit Kortikosteroidsalben (Volon A, Jellin, Ultralan, Celestan-V etc.). Kleine Herde sprechen auch gut auf intradermale Injektionen mit Volon A 10 mit einem Lokalanästhetikum an.

Es muß betont werden, daß bei großen ausgedehnten Herden die längere Teeranwendung nur unter Beobachtung von eventuellen *Nebenerscheinungen* (Magenstörungen, Durchfälle, Eiweiß im Urin, Follikulitiden) durchgeführt werden sollte. Bei ausgesprochen therapieresistenten Fällen wird man besonders in der Klinik Methotrexat anwenden. Diät: Vermeidung von Schweinefleisch, Kartoffeln und anderen unter der Erde wachsenden Produkten.

Reiter'sche Krankheit

Ursache, Krankheitsbild und Diagnose

Infektionsallergie?

Das klinische Bild ist charakterisiert durch eine unspezifische Urethritis, Balanitis circinata paraceratotica, durch polyarthritische Beschwerden im Fuß- und Kniegelenk und durch eine Konjunktivitis.

Bei 10% der Patienten treten Hauterscheinungen auf mit keratomatösen Entartungen an Fußsohlen und Handflächen wie auf der Glans penis. Ferner subunguale Hyperkeratosen mit Splitterungen und Ablösung der Nagelplatten.

Gelegentliche Temperaturerhöhungen.

Häufige Rezidive (ca. 60%).

Vorwiegend erkranken Männer im Alter von 20 bis 40 Jahren.

Differentialdiagnose

Psoriasis arthropathica, Rheuma, spezifische Urethritis, Trichomonaden.

Therapie

Intern Kortikoide mit ACTH. Vitamin C, Butazolidin. Auch Eigenblut, Versuch mit Quensyl.

Rhinophym

Ursache, Krankheitsbild und Diagnose

Dieses Krankheitsbild stellt manchmal den Endzustand einer Rosazea dar, die als eine polygenetisch bedingte Dermatose aufzufassen ist, bei der Individualfaktor, seborrhoische Konstitution, Labilität des Gefäßnervensystems im Gesicht sowie Störungen von seiten des Magens oder der Leber zu berücksichtigen sind.

Fast nur bei Männern zur Beobachtung kommend, finden sich zwei Formen:

a) *Rhinophyma fibrosum angiectaticum* (Gefäßerweiterungen, verdickte und harte Nase);

b) *Rhinophyma hypertrophicum* (Hypertrophie des bindegewebigen Anteils der Nasenhaut und der Talgdrüsen); hierbei fehlt die venöse Stauung, weshalb die Farbe weniger livid ist, die Oberfläche ist uneben, knollig, von tiefen Einziehungen durchsetzt, die Follikel sind erweitert und aus ihnen läßt sich eine schlecht riechende Talgmasse ausdrücken.

Therapie

Im Frühstadium behandeln wir die Rosazea (Ursache, Diät) mit 10% Tumenol-Zinkschüttelpuder, Akne Medice, Placenta-Serol, Ichthyol-Zinkpaste (Ichthyol. 5,0-10,0, Pasta zinci mollis DRF ad 50,0) u. a. m. Im hypertrophischen Stadium chirurgische Abtragung der Knoten mit Messer oder Diathermieschlinge.

Rosazea

Ursache, Krankheitsbild und Diagnose

Hier kommen – ebenso wie bei der Akne vulgaris – eine Reihe von Faktoren in Betracht wie Konstitution, Hormonhaushalt, Nahrungsmittel, Magen-Darm-Kanal, Leber und äußere Faktoren, wie z. B. Kälte, Hitze, Dämpfe. Funk und Walther betonen, daß die Rosazea eine polygenetisch bedingte Dermatose sei, bei der seborrhoische Konstitution, Labilität des

Gefäßnervensystems sowie Störungen von Magen und Leber vorhanden sind.

Bei der Rosazea lassen sich zwei Formen unterscheiden. Einmal diejenige auf fetter Haut und zum anderen diejenige auf trockener Haut.

Bei der *Rosazea auf fetter Haut* steht der Aknecharakter im Vordergrund. Die *Rosazea auf trockener Haut* weist vor allem Rötung und Teleangiektasien auf. Es besteht hier ein Zusammenhang zwischen Veränderungen am Gefäßapparat. Im ausgeprägten Stadium finden sich, besonders nach dem 40. Lebensjahr, im Bereich von Nase, Kinn und Wangen unscharf begrenzte, rote Flecke mit reichlichen Teleangiektasien. Zu diesen Erythemen kommen mehr oder weniger ausgeprägte Entzündungsherde in Form von Papulopusteln hinzu, die einzeln oder auch diffus, meist jedoch herdförmig zusammenstehen.

Bei längerem Bestehen kommt zu diesen Veränderungen noch die Hypertrophie der Talgdrüsen auf der Nase mit dem Endstadium, dem sogenannten Rhinophym hinzu (Abb. 58, 59). Zu diesen Hautveränderungen können eine rezidivierende Konjunktivitis sowie eine Keratitis hinzukommen.

Differentialdiagnose

Akneiforme Exantheme, seborrhoische Dermatitis, beginnender Erythematodes, kleinpapulöser Morbus Boeck, lupoide Rosazea, Perniosis im Gesichtsbereich.

Therapie

Verbot der üblichen Seifenwaschungen; erlaubt sind Praecutan, Sebopona fest etc. Anschließend daran werden die befallenen Stellen betupft mit Akne Medice, Stepin und mit einem hautfarbenen Puder (Sulfoderm-Puder) abgedeckt. Im übrigen richtet sich die Therapie vielfach nach im Aknekapitel Gesagten. Abends empfiehlt sich das Auftragen einer 10%igen Tumenol-Schüttelmixtur:

Rp. Tumenolammonii 10,0 – Lot. alb. aquos. DRF ad 100,0.

Nach dem morgendlichen Abwaschen (s. o.) wird die Therapie einige Zeit so fortgesetzt.

Daneben Gesichts-Sauna unter Zusatz von Kamille bzw. Teleangiektasien mit der Diathermienadel angehen. Bei Knötchen und Knollen wird man die Diathermieschlinge zu Hilfe nehmen müssen. Sehr wesentlich ist die Untersuchung und Beseitigung aller als ursächliche Faktoren in Betracht kommenden krankhaften Veränderungen. Strenge Befolgung einer fettarmen, wenig gewürzten Kost, bei der auch Zucker, Honig, Schokolade, Mehlspeisen, Nüsse u. a. m. fehlen sollten. Auch bei negativer Magen-Anamnese sollte man eine Magensaftuntersuchung einleiten. Nicht zu vergessen sind Obstipationen, die mit und ohne Leberaffektion gut auf Hepaticum Medice, Agiolax etc. ansprechen. Auch sollten Jod, Brom, Teer und Chlor gemieden werden. Nach einem Fokus (Zahngranulom, Sinusitis, Adnexitis, Pyelonephritis, Tonsillitis) ist zu suchen. In vielen Fällen muß man auch einen relativen Mangel an Sexualhormonen in Betracht ziehen, so daß man bei beiden Geschlechtern gerne Primodian oder Testoluton anwendet. Die erfolgreiche Applikation von Nebennierenrindenhormonen ist vielfach angegeben worden. Die Antibiotika helfen nur vorübergehend bei stärkerem Auftreten von Eiterpusteln. Hier empfehlen sich dann Mysteclin-Kapseln (2 × 2 täglich). In vielen Fällen erreicht man auch Gutes mit tgl. Ichthophen i. v. Auch hohe Vitamin-A-Gaben sowie Ell-aknell Dragees, Mederma Dragees sind anzuführen. Bei Frauen wäre als Lokaltherapeutikum zu empfehlen Placenta-Serol, bei Leberzellenschädigungen per os Legalon und zur Steigerung der Phagozytoseaktivität bzw. Serumbakterizidie Tardolyt und bei beiden Geschlechtern zur Abdeckung der roten Nase

Rp.:	Ichthyoli		
	Resorcini	āā	2,0
	Lanolini		5,0
	Ol. olivarum		10,0
	Aquae dest.	ad	50,0

Sarkom der Haut

Ursache, Krankheitsbild und Diagnose

Bösartige Geschwülste des Bindegewebes. Primär an der Haut oder sekundär als Folge von Metastasierungen aus inneren Organen.

Primäre Sarkome können als solitäre Knötchen oder Knoten entstehen oder als diffuse Verhärtung. Multiple S. auch möglich. Häufig auf strahlengeschädigter Haut (Röntgenoderm) oder auf Lupusnarben, bei Xeroderma pigmentosum oder auf atrophischen Narben eines chronischen Erythematodes.

Besondere Formen sind: das *Fibrosarkom* (Dermatofibrosarkoma protuberans), das *Melanosarkom* (auf dem Boden eines Naevus coeruleus), das *Lymphosarkom* (Wucherungen des lymphadenoiden Gewebes), das *Hamangioendotheliom* (semimaligne Geschwulst aus einem Hämangiom) und das *angioplastische Sarkom* (entdifferenzierte Form des Hämangiomendothelioms).

Sicherung der Diagnose immer durch histologische Untersuchungen wie beim Karzinom.

Therapie

Chirurgische Entfernung weit im Gesunden.
Röntgentherapie s. Karzinombehandlung.
Klinikbehandlung.

Sarkoma idiopathicum multiplex haemorrhagicum Kaposi

Ursache, Krankheitsbild und Diagnose

Das recht charakteristische, bei Männern jenseits des 50. Lebensjahres häufiger als bei Frauen zu beobachtende Krankheitsbild mit seiner unbekannten Ursache beginnt mit symmetrisch angeordneten, derben, halbkugeligen und infolge von Gewebsblutungen dunkelroten, braun- bis blauschwarzen Knoten und ebensolchen diffusen, schmerzhaften Infiltraten an den Händen und Füßen, welche sich dann allmählich weiter auf die Extremitäten ausbreiten. Nach meist mehrjähriger Krankheitsdauer kommt es unter Metastasierung zu allgemeiner Kachexie und letztlich zum Tode.

Therapie

Möglichst radikale Entfernung der Tumoren, die man vielfach auch als Präsarkomatose bezeichnet. Dem operativen Eingriff, dessen Indikation sich in jedem einzelnen Falle nach Sitz, Zahl und Art der Herde ergibt, ist der Vorzug vor allen anderen Behandlungsmethoden zu geben. Eine weitere „Heilungsmöglichkeit" bietet die Röntgenbestrahlung. Früher hat man auch kräftige Arsenkuren gemacht. Außerdem kommen Radium, Elektrolyse und kaustische Verfahren sowie Penicillininjektionen (bis zu 20 Amp. Megacillin i.m. etc.) in Frage.

Seborrhoe

Ursache, Krankheitsbild und Diagnose

Vielfach als Folge einer Stoffwechselstörung (endokrine Störung, Leber-Galle-Störung etc.) tritt die Änderung der Talgdrüsenfunktion in zwei Formen auf:

1. *Seborrhoea oleosa:* Neben dem behaarten Kopf sind vor allem die talgdrüsenreichen Stellen der Sitz vermehrter Fettabsonderungen, die Haut sieht wie mit einer glänzenden Fettschicht überzogen aus und die Haare weisen einen hohen Fettgehalt auf.

2. *Seborrhoea sicca:* Außer der vermehrten Fettbildung kommt es hier noch zu Schuppenauflagerung, welche sich in Form kleiner Hornplättchen abstoßen. Die Farbe ist meist schmutzigbraun. Entfernt man die Schuppen, findet sich eine rötlich entzündete Stelle. Differentialdiagnostisch ist besonders an das seborrhoische Ekzem und an die Psoriasis vulgaris zu denken.

Therapie

Während man früher meinte, diese Stellen lediglich alle 2-3 Wochen zu waschen, vertreten wir heute die Meinung, daß man alle 2-3 Tage waschen sollte mit Sebopona, Ichtho-Cadmin, Selsun, Praecutan u. a. m. Meist genügen danach Einreibungen im Haargebiet mit Sebohermal, Celestan-V crinale, Loscon Tinktur und innerlich 3 × 3 Drag. Ichthraletten oder Ichthophen i.v. Bei sehr fettiger Gesichtshaut Sulfoderm Puder, keinesfalls fettende Salben.

Skabies

Ursache, Krankheitsbild und Diagnose

Die Krankheitserscheinungen werden durch das Eindringen der Krätzemilbe (Acarus scabiei, Sarcoptes hominis) in die Haut hervorgerufen. Die Übertragung der Infektion von Mensch zu Mensch erfolgt meist durch innige Berührung der Haut zweier Körper, wie es besonders beim Zusammenschlafen in einem Bett der Fall ist. Eine weitere Übertragungsmöglichkeit besteht noch durch das gemeinsame Benützen von Bett- oder Leibwäsche skabieskranker Personen. Heute zunehmend.

Prädilektionsstellen sind in erster Linie die Interdigitalfalten sowie die seitlichen Flächen der Finger, ferner die Beugeseiten der Hand- und Ellenbogengelenke, die Axillarfalten, die nähere Umgebung des Nabels, der innere Fußrand, bei Frauen die Mamille, bei Männern das Präputium, die Glans Penis und das Skrotum. Es sind dies vor allem Stellen mit dünner, zarter Haut. Weiter lokalisieren sich die Milben aber auch noch mit Vorliebe in den Hautregionen, welche durch enges Anliegen von Kleidungsstücken häufig gerieben werden oder einem ständigen Druck derselben ausgesetzt sind, wie dies z. B. bei Frauen in der Taillengegend, bei Männern durch Anliegen der Hosenträger an den Schultern, bei Personen mit sitzender Lebensweise in der Glutaealgegend der Fall ist. Kopf und Gesicht werden nur in Ausnahmefällen (bei Säuglingen durch Stillen) befallen.

Im Beginn der Erkrankung findet man hauptsächlich an den Prädilektionsstellen gerötete, winzige Knötchen, an deren Spitze sich ein Blutkrüstchen findet. In anderen Fällen sieht man Bläschen, an deren Decke ein Milbengang verläuft. Die Milbengänge bilden das charakteristische Symptom. Die von den Milben befallenen Patienten leiden unter einem ungemein heftigen, den Schlaf schwer störenden *Juckreiz.* Dieser führt zu fortwährendem Kratzen, dadurch kann es zu zahlreichen Kratzeffekten mit nachfolgenden Pyodermien kommen.

Der Nachweis der Milben gelingt am besten nach oberflächlicher Abtragung eines Milbenganges mittels Skalpells oder feiner Lanzette mit nachfolgender mikroskopischer Untersuchung.

Scabies norwegica

Als Sonderform der Skabies ist die Scabies norwegica (Borkenkrätze) anzuführen. Diese entsteht nach jahrelanger Infektion mit der Krätzemilbe durch immer dicker werdende Krustenauflagerungen, die auch im Gesicht und auf der behaarten Kopfhaut lokalisiert sind. In manchen Fällen können die hornartigen Auflagerungen den ganzen Körper panzerartig umgeben. In ganz schweren Fällen werden auch die inneren Organe in Mitleidenschaft gezogen, und schwere Schädigungen führen schließlich zum Exitus letalis. In den Krusten und auch direkt auf der Körperoberfläche findet sich ein außerordentlich großer Milbenreichtum, der eine enorme Infektiosität der Erkrankung bedingt, die noch durch das ständige Verstreuen von Schuppen und Krusten erhöht wird. In der Umgebung derartiger Kranker kann es zu Endemien kommen.

Andere Krätze-Arten

Der Vollständigkeit halber seien noch einige Krätzearten angeführt, die sich bei Tieren oder auf Nahrungsmitteln finden: Die *Pferdekrätze* (Erreger: Acarus equi) wird von räudekranken Pferden übertragen und imponiert durch eine Aussaat stecknadelkopfgroßer, follikulärer, stark juckender Knötchen auf urtikariell verändertem Grund.

Außerdem gibt es die *Katzenkrätze;* die Parasiten können sich jedoch nicht auf der menschlichen Haut ansiedeln. Ähnliche Hauterscheinungen werden durch *Räude* der Hunde, Füchse, Goldhamster hervorgerufen. Die *Hühner- oder Vogelmilbe* (Dermanyssus gallinae bzw. avium) befällt den Menschen bei Versorgung von verseuchten Hühnerställen u. ä. m. Auf der Haut entsteht ein erythematöses oder kleinpapulöses Ekzem mit heftigem Juckreiz, das vor allem an nicht bedeckten Körperstellen zu finden ist. Die Milben selbst bleiben nur kurze Zeit auf dem menschlichen Körper und sind meist nicht mehr nachweisbar. Die beste Therapie besteht in der Desinfektion verseuchter Ställe, Käfige und Nester unter Anwendung von Insektiziden.

Die sogenannte *tropische Rattenmilbe* findet sich auch in Europa bei Ratten und Mäusen; sie kann auch den Menschen befallen. Die sogenannte Krämerkrätze, wird durch Milben hervorgerufen, die auf Käse, getrockneten Früchten, Vanilleschoten u. ä. m. leben. In diesem Zusammenhang sind auch noch die *Heu-* oder *Erntekrätze* und die sogenannte *Getreidekrätze* zu erwähnen.

Therapie

Im Vordergrund der *lokalen Mittel* stehen Jacutin-Emulsion, Mitigal und schließlich eine 20-30%ige Schwefelsalbe. Die Ganzeinreibungen werden tunlichst wiederholt. Nach einer 3tägigen Anwendung erfolgt ein erneutes Vollbad mit Wechsel der Leib- und Bettwäsche. Finden sich gleichzeitig Pyodermien oder Ekzeme, so werden diese nach den üblichen Methoden angegangen. – Findet sich nach gründlicher Durchführung der Krätze-Kur ein weiterhin anhaltender Juckreiz, so ist an eine Reizung durch Schwefel oder an einen Rückfall zu denken.

Sklerodermie

Ursache, Krankheitsbild und Diagnose

Die Ursache ist unbekannt. Man denkt u. a. an infektbedingte, toxische oder neurogen ausgelöste Kreislaufstörungen.

Bei der Sklerodermie handelt es sich um einen Verhärtungsprozeß in der Haut und im subkutanen Gewebe mit meist einem teigig-ödematösen Vorstadium und dem Ausgang in Atrophie und Hyperpigmentation.

Wir unterscheiden eine *zirkumskripte Sklerodermie,* die sich nicht selten fleckförmig (Morphoea) oder streifenförmig (Sklerodermie en bandes) ausdrückt, sowie eine *progressive Sklerodermie.* Das prodromale pralle, teigige, aber nicht eindrückbare Ödem geht in eine derbe bis allmählich brettharte Induration über, wobei die Haut ein glattes, alabasterartiges, glänzendes elfenbeinfarbiges Aussehen annimmt und sich kalt anfühlt. Dabei verschwindet das Hautrelief vollkommen und die Haut läßt sich nicht mehr in Falten abheben und ist auch nicht mehr auf der Unterlage im geringsten verschieblich. Die Krankheitsherde sind häufig von einer etwa einen Zentimeter breiten blauen Zone umgeben (lilac ring).

Während bei der umschriebenen Sklerodermie die Kranken ihr Leiden oft kaum bemerken und durch dasselbe in keiner Weise belästigt werden, ändert sich das Bild bei der *progressiven Sklerodermie.* In meist symmetrischer Anordnung greift die Erkrankung mehr oder weniger rasch weiter um sich und kann schließlich ausgedehnte Hautflächen befallen. Durch Übergreifen des Sklerosierungsprozesses auf die unter der Haut gelegenen Organe (Muskeln, Faszien, Knochen) kommt es an den Extremitäten zu einer allgemeinen Versteifung und dadurch zu schwersten Störungen der Bewegungsfunktion (Gelenkkontrakturen).

Im Endstadium der Atrophie gewinnt man den Eindruck, als ob die Haut infolge der Schrumpfung überall zu eng geworden sei. Darüberhinaus wurde über Speiseröhrenveränderungen bei progressiver Sklerodermie berichtet, während Magen, Dünn- und Dickdarm wesentlich seltener betroffen werden. Die ebenfalls häufige Miterkrankung der Lungen tritt als Fibrose in Erscheinung, die nicht nur die Atmung beeinträchtigt, sondern infolge von Rückwirkungen auf den Kreislauf auch eine kardiale Insuffizienz bedingen kann. Sehr stark fällt die Beteiligung des Gefäßsystems in die Augen. Neben funktionellen Durchblutungsstörungen im Sinne des Raynaud-Syndroms finden sich morphologische Veränderungen, und zwar eine produktive bzw. obliterierende Endarteriitis. Von dieser Gefäßalteration werden unter den inneren Organen vornehmlich die Nieren betroffen. Auch am Skelett und hier vornehmlich an den Fingern und seltener an den Zehen finden sich osteolytische Veränderungen.

Bei der als *Sklerodaktylie* bezeichneten Erkrankung der Finger, welcher häufig vasomotorische, an das Bild einer Akroasphyxie oder Raynaudschen Krankheit erinnernde Störungen sowie auch Parästhesien vorausgehen, kann es zu hochgradigen krankhaften Veränderungen kommen. Die Haut der Finger wird ganz dünn, atrophisch, gespannt und ist mit der Unterlage überall fixiert. Infolge der gleichzeitigen Knochenatrophie erscheinen die Finger schmal und verkürzt, oft wie zugespitzt. In schweren Fällen kommt es regelmäßig zu Beugekontrakturen der Fingergelenke (Klauenstellung). Als sekundäre Erscheinungen kann man häufig sehr lästige Rhagaden und Geschwürsbildungen, seltener sogar Gangrän mit Abstoßung einzelner Phalangen beobachten.

Bei *Befallensein des Gesichtes* nimmt dieses einen auffallend starren „maskenartigen" Ausdruck an. Sprechen und Nahrungsaufnahme sowie auch Bewegung der Augenlider können dabei sehr erschwert sein. Selbst die Schleimhäute können in ähnlicher Weise wie die Haut vom Sklerosierungsprozeß ergriffen werden.

Nach längerer Dauer der Krankheit geht die Induration der Haut allmählich in *Atrophie* über. Sehr häufig findet man dann auch in den Hautbezirken sowie in deren Umgebung fleckförmige oder diffuse Hyperpigmentationen.

Therapie

Ein sicher wirkendes Heilmittel für die Sklerodermie steht auch heute noch nicht zur Verfügung, wenn auch betont werden muß, daß mitunter recht günstige Ergebnisse – vor allem bei der Sklerodermia circumscripta – mit hohen Penicillindosen (8-16 Mio. E) vorliegen. Neben anderen Antibiotika (Paraxin etc.) wurden auch Resochin, intravenöse Novocaingaben in Form von Causat sowie Vitamin E in hohen Dosen mit wechselndem Erfolg verabreicht. Auch liegen klinische Erfahrungen mit der Adenosin-5-monophosphorsäure (Phosaden) vor. Die Kortikosteroide und ACTH haben sich noch weniger bewährt als die Sexualhormone. Bei umschriebenen Herden kann man auch auf Ultraschall sowie auf Grenzstrangbestrahlungen sowie auf Vitamin D_2 zurückgreifen.

Der Wert einer *lokalen Behandlung* darf aber nicht unterschätzt werden, vor allem nicht, wenn diese konsequent durchgeführt wird. So kann man durch tägliche Wechselbäder unter Plesiocid- und Rubriment-Zusatz und sich daran anschließend aktiven und passiven Bewegungsübungen zu befriedigenden Ergebnissen kommen. Hierzu kann man als Salben nehmen: Akrotherm, Placenta-Serol, Contractubex. Bei der progressiven Sklerodermie und generalisierten zirkumskripten Sklerodermie schlägt die Mainzer Hautklinik eine Progesteron-Therapie vor. Diese sollte aber klinisch eingeleitet und ambulant erst nach Anweisung durchgeführt werden (*Korting*).

Strophulus infantum (Urticaria papulosa)

Ursache, Krankheitsbild und Diagnose

Meist handelt es sich um Überempfindlichkeitsreaktionen gegenüber Nahrungsmitteleiweiß, Milch, Ei, Schokolade etc., Kohlenhydrate, Salze, Gewürze, Staub, Stroh, Federn, Haare, Wolle, Obst; vielfach gehen daneben fieberhafte Allgemeinerkrankungen, Darmstörungen und Wurmbefall einher; auch Insektenstiche etc. sind zu berücksichtigen.

Der vornehmlich im *Säuglings- und Kleinkindesalter* vorkommende Strophulus (= Urticaria papulosa) ist dadurch charakterisiert, daß sich im Zentrum der urtikariellen, lebhaft roten Flecke stecknadelkopf- bis linsengroße, derbe, hartnäckige und lebhaft-rote Papelchen finden, die vielfach an der Spitze kleine gelbliche Bläschen oder Krüstchen tragen. Bei ziemlich heftigem Juckreiz sind somit die wesentlichsten Merkmale die zentral gelegenen Knötchen auf urtikariell-erythematöser Haut. Seltener entwikkeln sich größere Blasen (Strophulus bullosus). Die Effloreszenzen sind meist wahllos über den ganzen Körper verstreut; besonders häufig und ausgedehnt sind sie in der Gesäßgegend lokalisiert; des weiteren an den Streckseiten der Extremitäten und am Stamm. Die Axillen sind fast nie befallen.

Kennzeichnend für die Erkrankung ist der *schubweise Verlauf,* der sich über mehrere Wochen hinzieht und vornehmlich in den Sommer- und Herbstwochen auftritt. Neben frisch aufschießenden Effloreszenzen sind ältere, in Abheilung begriffene Herde vorhanden, wodurch ein recht polymorphes Krankheitsbild entsteht. Der starke Juckreiz verursacht Kratzeffekte und diese wiederum durch sekundäre Infektion Pyodermien.

Differentialdiagnose

Skabies, Varizellen, Purpura Schönleini, Dermatitis herpetiformis Duhring.

Therapie

Als wichtigste Aufgabe ist die *Ausschaltung der Allergene* anzusehen; man sollte daher nie versäumen, Testungen (Epikutantest, Pricktest etc.) durchzuführen. Daneben sollte man auch an Wäschewechsel, Waschmittelwechsel, Raumdesinfektion und an Milieuwechsel denken. Lokal käme ein juckreizlindernder Puder wie Mediphon-Puder in Frage, daneben als Schüttelmixturen

Rp.:	Calmitoli	0,5-1,0
	Lot.alb.aquos.DRF	ad 100,0
	bzw. bei Sekundärinfektionen	
	Calmitoli	0,5-1,0
	Rivanoli	0,2
	Lot.alb.aquos.DRF	ad 100,0

Bei starken Pyodermien Sulfonamid-Salbe wie Ungt. Antipyodermal (= Ungt. APD) oder Celestan-V-Creme, Ultralan-Creme, Volon A-Salbe etc. Empfehlenswert sind tägliche Bäder mit Balneum Hermal und Teerzusatz unter Verwendung von hautschonenden Hautreinigungsmitteln: Sebopona, Praecutan, Savonex „S". Innerlich Celestan Liquid. (3 × 10 Tropfen, langsam fallend), Fenistil-Retard etc. Die Verabreichung von Kortikosteroiden per os ist ob des meist jugendlichen Alters der Patienten und der Benignität der Erkrankung nur über einen kurzen Zeitraum zu verantworten. (s. auch S. 208-210)

Syringome, Hidroadenome

Ursache, Krankheitsbild und Diagnose

Benigne, naevoide Tumoren embryonalen Ursprungs, wahrscheinlich von den apokrinen oder ekkrinen Schweißdrüsenausführungsgängen abgeleitet. Entwickeln sich vorwiegend bei Frauen am Ende des 1. und 2. Lebensjahrzehnts.

Stecknadelkopf- bis linsengroße, hautfarbene, weißlich bis gelblich bis bräunliche Knötchen, die vorwiegend an den unteren Augenlidern lokalisiert sind.

Differentialdiagnose

Xanthome; Milien; Lues II; Verrucae planae.

Therapie

Zerstörung der einzelnen Knötchen durch Elektrokoagulation. Chirurgische Entfernung.

Thrombophlebitis

Ursache, Krankheitsbild und Diagnose

Es ist zu unterscheiden zwischen einer entzündlichen und einer blanden Thrombose der Venen. Bei einer mehr oder weniger ausgeprägten Varikositas können Einwirkungen von außen (geringe Verletzungen, Traumen, Zerrungen, Gefäßwandrisse) oder von innen (bakteriell-toxische Einflüsse, Fokus, Blutungen) in Frage kommen. Bei blanden Thrombosen sind als auslösende Faktoren anzuführen: Gefäßwandschäden, Verlangsamung der Blutströmung und Störung des Blutchemismus, wobei den Innenwandschädigungen besondere Bedeutung zukommt.

Die Thrombophlebitis kann die oberflächlichen oder tiefen Venen betreffen. Sie beruht auf einer meist umschriebenen Wandentzündung, die zu einem Adhäsionsthrombus mit möglichem Verschluß der Lichtung und

Zerstörung der Klappen führen kann. Spätere Folgen sind Erweiterungen der Gefäße.

Zunächst findet sich an dem befallenen Venenstrang eine milde, kaum beachtete Empfindlichkeit an einzelnen, sich verdickt anfühlenden Stellen; danach treten die Erscheinungen heftiger hervor und zeigen sich mitunter mit Fieber und Schmerzen verbunden. Das befallene Gefäß ist dann dick und stark entzündet und bei Berührung äußerst empfindlich. Da der Thrombus fest mit der Venenwand verbunden ist, besteht *keine Emboliegefahr.* Jedoch können oberflächliche oder tiefe Thromben septisch einschmelzen. Abzugrenzen hiervon ist die *Thrombophlebitis migrans.* Diese Affektion ist nach *Lutz* dadurch gekennzeichnet, daß über Wochen und Monate hin immer wieder neue, sich folgende zirkumskripte, derbe und sehr schmerzhafte Anschwellungen kleiner Venen auftreten, deren jede zwei bis drei Wochen andauert und sich dann langsam zurückbildet. Nach einer gewissen Zeit kommt es zu einer spontanen Abheilung, jedoch kann sich nach einer größeren Pause wieder eine neue Erkrankungsperiode einstellen. Befallen sind Hautvenen. Die Ursache dieses Prozesses ist noch nicht abgeklärt. Man sucht sie in der Richtung eines infektiös-allergischen Prozess-Fokalherdes. Zusammenhänge zwischen einer Thrombophlebitis migrans und einem Karzinom des Pankreaskörpers oder -schwanzes, auch mit anderen internen Karzinomen wurden beobachtet. Die Thrombophlebitis migrans sollte als ein hinweisendes Symptom auf eventuell bestehende interne Karzinome besondere Beachtung finden.

Differentialdiagnostisch ist die *Phlebothrombose* besonders abzugrenzen. Hier handelt es sich nicht um eine örtliche Schädigung der Venenwand, sondern um eine vermehrte Gerinnung des Blutes. Es entsteht besonders nach größeren operativen Eingriffen der sogenannte Gerinnungsthrombus. *Große Emboliegefahr!* Bei der Phlebothrombose sind die tiefen Venen befallen; es besteht ein ausgesprochener Wadenschmerz; durch Druck kann oftmals ein gleichzeitig bestehender Fußsohlenschmerz ausgelöst werden. Hier ist die beste Therapie die Prophylaxe, u. a. mit Dicumarinen (Dicumarol, Marcumar). Zur Behandlung eignen sich vor allem durch ihre schnelle Wirksamkeit Heparine bzw. Heparinoide (Eleparon bzw. Depot-Eleparon).

Therapie

Bei der rein oberflächlichen Thrombophlebitis ist die Butazolidintherapie indiziert (Kontraindikation Phlebothrombose): 2 Tage täglich eine Ampulle à 600 mg, weiterhin in Abständen von 1-2 Tagen ebenfalls eine

Ampulle i.m. sowie zirkulationsfördernde Mittel wie Medivarsin (3mal täglich 1-2 Tabletten), Veno-Reparil-Dragees, Vasotonin, Venoruton 300, Inplacen u. ä. m. Lokal feuchte Umschläge, Hirudoid-Salbe, Thrombimed, Reparil-Gel, Anlegen eines Kompressionsverbandes nach Pütter, Bewegung, keine Bettruhe. Teilweise günstige Beeinflussung durch entsprechende Antibiotika oder Sulfonamide und durch lokale Röntgenkontaktbestrahlung. Bei septischen Thrombosen strenge Bettruhe und Antibiotika in hohen Dosen, Antikoagulantien.

Trichomykosis palmellina

Ursache, Krankheitsbild und Diagnose

Durch Kokken und das Corynebacterium tenuis kommt es besonders bei stark schwitzenden Menschen im Achselhöhlenbereich, seltener im Schamhaarbereich zu gelbroten bis schwärzlichen Auflagerungen um die Haarschäfte. Die Wäsche ist verfärbt, der Geruch unangenehm.

Therapie

Abschneiden der Haare, häufiges Waschen mit Praecutan, einpinseln mit

Rp.:	Acidi salicylici		3,0
	Hexachlorophen		0,5
	Sulf. praecip.		5,0
	Spir. dil. 45%	ad	100,0

oder Dexamed-Spray oder Celestan-V Lotio mit Neomycin, Tonoftal-N.

Trichophytie

Ursache, Krankheitsbild und Diagnose

Unter der großen Zahl der Trichophyton-Pilze gibt es Formen von rein humanem Typus (Mensch auf Mensch übertragbar), daneben auch solche vom Tier auf den Menschen (oder umgekehrt). Zunächst an die Hornschicht der Epidermis sich haltend, dringen die Pilze bald in die Follikel ein und befallen dann die Haare. Die Pilze dieser Gruppe, welcher das Trichophyton crateriforme, umbilicatum, acuminatum, violaceum u. a. angehören, finden sich mikroskopisch nur im Inneren der Haare, welche sie mit ihren Myzelien ganz durchsetzen (Endothrixformen). Viel größer ist die Zahl der Trichophytie-Pilze vom Typus Tier.

Bei diesem hochinfektiösen Leiden werden zwei Formen unterschieden:

1. Trichophytia superficialis und
2. Trichophytia profunda.

Kennzeichnend für die *oberflächliche Trichophytie* (humane Pilztypen) (Abb. 21, 22) sind oberflächliche, schuppende, runde oder scheibenförmige, mäßig bis stärker gerötete entzündliche Effloreszenzen, die von einer geringgradig infiltrierten, zentralwärts sich abhebenden Schuppenkrause umgeben sind; letztere sind häufig von Bläschen oder Knötchen durchsetzt. Je nach dem Erscheinungsbild sprechen wir von einer Trichophytia squamosa, vesiculosa und bei einer Generalisierung von einer Trichophytia disseminata bzw. von einer Trichophytia gyrata, wenn mehrere Herde miteinander zusammenfließen. Bei einem mehr oder weniger stark ausgeprägten Juckreiz werden vor allem behaarte und unbehaarte Hautstellen befallen. Der klinische Verlauf ist durch zentrale Abheilung und peripheres Fortschreiten charakterisiert.

Bei der *tiefen Trichophytie* sind die Pilze in die Haarfollikel eingedrungen (Follikulitis, Perifollikulitis); es bilden sich scharf begrenzte, stark entzündliche, infiltrierte, geschwulstartige Herde mit massenhaften Pusteln, Knoten und Knollen; diese Effloreszenzen treten meist nur an behaarten Hautstellen auf, und zwar in der Bartgegend (Sycosis parasitaria), auf dem behaarten Kopf (Kerion Celsi). Auch die Nägel können befallen sein (Onychomykosis): die Nägel werden glanzlos, spröde, aufgesplittert und rissig, zeigen unebene höckrige Beschaffenheit und heben sich von der Unterlage ab; die Umgebung des Nagels ist beim humanen Typus weniger entzündlich verändert als beim animalen (Abb. 54). Kinder werden von der Onychomykosis seltener befallen. Die Trichophyton-Pilze können hämatogen, lymphogen oder exogen zu Exanthemen führen (Trichophytide), die skarlatiniformes, lichenoides (häufigste Form), papulonekrotisches, pustulöses, an Erythema nodosum bzw. an Erythema exsudativum multiforme erinnerndes Aussehen haben können.

Die Diagnose stützt sich auf die *mikroskopische Untersuchung*. Zunächst mittels des Nativpräparates: kleine mit Skalpell abgekratzte

Schuppen oder randwärtige Bläschen werden auf einen Objektträger gebracht, mit Deckglas versehen, mit 20- bis 30%iger Kalilauge unterschichtet, kurz angewärmt und bei geschlossener Blende betrachtet; hinzu kommt die Färbung mit Carnoy'scher Lösung. Außerdem kann man die Trichophytinreaktion machen: 0,1 ml des 1:50 verdünnten Extraktes aus verschiedenen Trichophytonstämmen wird intrakutan injiziert; ein positiver Ausfall zeigt sich nach 24-48 Stunden in Form einer Stich-, Herd- oder Allgemeinreaktion. Der Wert dieser Reaktionen ist jedoch nicht absolut zuverlässig. Zuverlässiger ist das Kulturverfahren.

Differentialdiagnose

Bakterielle Follikulitiden, Furunkel, papulo-serpiginöse Lues III, Seborrhoide, Psoriasis, Pityriasis rosea; bei Mykiden: Réactions cutanées anderer Ätiologie.

Therapie

Bei der meist einzeln auftretenden *Trichophytia superficialis* genügen tagsüber Bepinselungen des Herdes über den Rand hinaus mit Tinct. Arning (DRF), Tonoftal, Dermaphen, Mycatox, Canesten o. ä., abends wird eine Creme aufgetragen wie Tonoftal Creme, Ungt. Antipyodermal (= Ungt. APD), 10%ige Schwefelresorcinpaste, Ungt. Wilkinson bzw. Exomycol-Gel, Myco-Jellin. Finden sich die Herde disseminiert, wird man Griseofulvin (z. B. 2 × 2 Tabl. Fulcin S) geben.

Früher hat man bei *hartnäckigen Herden* Salben wie Ungt. Wilkinson, 10%ige Salic-Schwefelsalbe, 5%ige Pyrogallolsalbe etc. angewendet. Auch die Vakzine-Behandlung sowie die Reizkörpertherapie sind durch das Griseofulvin verdrängt, dessen Einsatz die Krankheitsdauer, aber auch die Infektiosität stark herabsetzt.

Auch bei der *Onychomykosis,* durch Trichophyton-Pilze verursacht, muß man Griseofulvin einsetzen, unter dessen Schutz eventuell der eine oder andere Nagel extrahiert werden kann. Anschließend länger dauernde Lokalbehandlung des Nagelbettes mit Canesten sowie Salbenverbände mit Canesten, Exomycol Gel, Phebrocon Serol etc. Wesentlich ist, daß die antimykotische Behandlung auch hier immer wieder einmal geändert und daß sie lange genug durchgeführt wird.

Den häufigen *Rezidiven* sollte man durch Anlegen von *Kulturen* vor Beginn der Therapie und durch sorgsame antimykotische Prophylaxe nach Erscheinungsfreiheit vorbeugen und neben hautschonenden Waschmitteln

(Praecutan, Sebopona, Savonex-S etc.) antimykotische Puder längere Zeit verwenden wie Antisporon, Phebrocon Puder, Tonoftal Puder.

Tropische Hautkrankheiten

Die Entwicklung unserer europäischen Wirtschaftsräume (Flugzeug, interkontinentale Reisen und Urlaube, Gastarbeiter u. a. m.) hat dazu geführt, daß in der Hautpraxis mit einer Vermehrung der Tropenerkrankungen gerechnet werden muß. Bei allen unklaren Hauterscheinungen sollte daher wie immer an eine Lues, an Artefakte und *heute* auch an *tropische Hauterkrankungen gedacht werden.*

Tropische Hautkrankheiten werden am häufigsten durch Parasiten (Myzelien, Würmer, Treponemen, Trypanosomen, Viren u. a. m.) hervorgerufen (Schaller). Mitteleuropäer, die in den Tropen leben, leiden durch erhöhten Schweißfluß erheblich. Die Haut des Tropen-Ungewohnten wird dadurch an den intertriginösen Stellen gereizt. Die nachfolgende Dermatitis wird durch zu häufiges Waschen mit unzweckmäßigen Seifen oder Körpersprays unterhalten. Auf diese Weise entstehen leicht mikrobielle Dermatosen, auf die die Haut des weißen Mannes besonders heftig reagiert. Hier stehen bei den mikrobiellen Erkrankungen die *Mykosen an erster Stelle.* Hinzu kommen Insektenstiche mannigfaltiger Art, auf die die Haut der Europäer ebenfalls heftig reagiert.

Die Behandlung solcher tropischen Dermatosen unterscheidet sich in nichts von der unserer Breiten. Echte Tropendermatosen und -Krankheiten sollten stets durch entsprechende Fachärzte und Kliniken behandelt werden: Tropeninstitut (Bernhard-Nocht-Institut) 2 Hamburg 4, Bernhard-Nocht-Str. 74; Tropeninstitut Tübingen.

Im folgenden einige der wichtigsten Tropendermatosen, ohne Abhandlung der Helminthosen (s. S. 252):

Mykosen

1. Madura-Fuß (Madura-Mykosis)

Vorkommen in Indien, Afrika, Madagaskar, Südamerika, sporadisch auch in Mittelamerika.

Ursache, Krankheitsbild und Diagnose

Wird durch verschiedene Nokardia-Arten und andere Pilze hervorgerufen.
Klinisch finden sich im Bereich der Beine Knoten, die vorwiegend im Unterhautzellgewebe liegen. Diese erweichen und sondern eine wässrig-eitrige pilzenthaltende Flüssigkeit ab.

Therapie

Jodkali, Nystatin, Penicillin, Sulfonamide.
Chirurgische Behandlung.

2. Systemmykosen

Erreger sind sproß- oder hefeartige Pilze, die zu schweren Allgemeinerkrankungen führen. Verruköse, wuchernde, abszedierende Hauterscheinungen stellen das klinische Bild dar.
Vorkommen in südlichen Ländern wie in Süd- und Nordamerika. Man kann unterscheiden:

a) **Histoplasmose**
Vorkommen in allen Erdteilen.
Erreger Histoplasma capsulatum.
Knotenförmige Hauterscheinungen. Primärherd findet sich in der Lunge.

b) **Sporotrichose**
Vorkommen in allen Erdteilen.
Erreger: Sporotrichon Schencki.
Klinisch papulöse und pustulöse Erscheinungen der Haut.

c) **Nordamerikanische Blastomykose**
(Typ Gilchrist disease)
Erreger: Blastomyces dermatitidis.
Klinisch Primärherd in der Lunge. Serpiginöse, ulzeröse, verruköse Herde (Gesicht, Hände, Füße)

d) **Südamerikanische Blastomykose** (Parakokzidioidomykose)
(Typ Lutz disease)
Erreger: Paracoccidioides brasiliensis.
Klinisch Haut- und Schleimhautbefall mit Metastasierungen. Schwere Allgemeinerkrankung.

Therapie aller Systemmykosen

Jodkali, Sulfonamide, Amphotericin B, evtl. Röntgenstrahlen.

3. Tinea imbricata (Tokelau)
Erreger: Trichophyton concentricum.
Vorkommen in den Tropen; Südpazifik, Indien, Ceylon, Süd- und Zentralafrika.
Klinisch eine tropische Mykose, die durch konzentrische Ringe besonders am Stamm gekennzeichnet ist (Rosettenbildung). Die Kopfhaut ist immer frei. Häufig starker Pruritus.

Therapie

Griseofulvin.

Treponematosen

1. Frambösie (Pian; Yaws)
Vorkommen in Tropen mit feucht-warmem Klima.
Erreger: Treponema perutenue, das nicht von Treponema pallidum zu unterscheiden ist.
Klinischer Verlauf und serologische Reaktionen wie bei der Lues.
Frambösie kommt jedoch nur in den Tropen vor, ohne Befall der inneren Organe und des Zentralnervensystems.
Differentialdiagnose: Lues, Tbc, Leishmaniasis, Lepra.

Therapie

Penicillin, und zwar 5-10 Mega an 5-10 Tagen.

2. Pinta
Vorkommen in amerikanischen Tropen.
Erreger: Treponema carateum oder pintae.
Klinisch papelartiger Primäraffekt mit nachfolgenden papulo-squamösen Sekundärerscheinungen und Lymphknotenschwellungen. Spätere Stadien zeigen Vitiligo-ähnliche Pigmentverschiebungen.

Therapie

Penicillin, und zwar 5-10 Mega in 5-10 Tagen.

Trypanosomiasen

1. Leishmaniasis (Orient- oder Aleppo-Beule)
Erreger: Chronische Protozoeninfektion durch Leishmania tropica, übertragen durch Sandmücken.
Erregernachweis mikroskopisch und kulturell aus den Ulzerationen.
Inkubationszeit 10 Tage bis 5 Wochen. Blau-rote, ulzerierte Knoten, die spontan nach 6-12 Monaten abheilen.
Klinisch serpiginöse schlecht heilende Geschwüre, Lupus-ähnliche Granulome sowie typische Narbenbildungen vorwiegend an nicht bekleideten Körperstellen.
Differentialdiagnose: Lupus, Lepra, Lues, Mykosen.

Therapie

Intern Tetracyclin tägl. 1-2 g bis zur Rückbildung der Erscheinungen. Streptomycin 1mal tägl. 1,0 g.
Extern Pinselungen mit Castellani-Lösung; Kompressen und Infiltrationen mit 5%iger Resochin-Lösung, CO_2-Vereisung, Kaustik.

2. Südamerikanische Haut- und Schleimhaut-Leishmaniasis
(Dubas [Brasilien])
Erreger: Leishmania brasiliensis, die morphologisch mit Leishmania tropica identisch ist.
Nachweis im Gewebeausstrich mit Giemsa-Färbung.
Vorkommen in Süd- und Zentralamerika.
Chronische Erkrankung mit einer Inkubationszeit von einem bis mehreren Monaten. Infektionsstelle zeigt papulösen Herd, der bald ulzeriert oder sich nodulär verändert. Ausgedehnte Zerstörungen im Bereich der Schleimhäute von Nase, Pharynx und Larynx.
Mutilierung. Später verruköse oder papulomatöse Hautveränderung. Lymphdrüsen vergrößert.
Differentialdiagnose: Lues, Frambösie, Tbc, Mykosen, Karzinom.

Therapie

Intern Breitspektrumantibiotika zur Beherrschung der Sekundärinfektionen.
Dihydro-Streptomycin i.m. als Mittel der Wahl.
Amphotericin B soll auch wirksam sein.
Antimon Abkömmlinge desgleichen (Fuadin, Neo- und Solustibosan).
Extern Infiltrationen mit Resochin- und Antimon-Lösungen.
Chirurgische Behandlung, Röntgenstrahlen.

Varia

1. **Lepra** (Hansen'sche Krankheit)

Erreger: Mycobacterium leprae (Hansen).
Nachweis im Nasenabstrich durch Färbung mit Ziehl-Neelsen und durch Biopsie-Histologie.
Übertragung von Mensch zu Mensch.
Vorkommen in Tropen und Südtropen weit verbreitet; in Südeuropa (Italien).

Meldepflichtig!

Inkubationszeit mehrere Wochen bis zu 20 Jahren.
Tritt unter vielfältigen klinischen Erscheinungen auf.

Verlaufsformen

a) maligne oder lepromatöse Lepra
Bräunlich-rote Flecken und knotige anästhetische Infiltrate. Sitz vorwiegend im Gesicht (Facies leontina), Schleimhautgeschwüre und Befall innerer Organe wie Leber, Nieren und Darm. Trophische Geschwüre häufig an den Füßen. Befall der peripheren Nerven.
b) Tuberkuloide Lepra
De- oder hyperpigmentierte analgetische Flecken, knotige Verdickungen der Nervenstränge an Extremitäten und im Zervikalbereich. Sensibilitätsstörungen, Paresen. Verlust von Fingern und Zehen (Lepra mutilans).
Differentialdiagnose: Sarkoid, Tbc, Erythematodes, Leishmaniasis, Vitiligo.

Therapie

Diamino-diphenyl-sulfon (DDS-Dapsone) 50-100 mg/die über Jahre mit Unterbrechungen.
Thiambutosin (Ciba 1906) 1,0 g tägl., Dosis langsam auf 3 g erhöhen.
Conteben tägl. 0,1 g über Jahre.
Einreibungen mit Etisul-Salbe (Äthylmerkaptan).
Bei akuten Schüben Cortison mit vitaminreicher Kost.

2. Ulcus tropicum

Ursache: Verletzung bei der Arbeit und Infektion mit Mikroben wie Bakterien, Spirillen und Viren?
Schlechter Ernährungszustand. Mangelhafte Hygiene.
Vorkommen in den Tropen, weit verbreitet, insbesondere in Gegenden mit feuchtem Klima.
Chronischer Verlauf. An den Unterschenkeln (Knöchelgegend, Fußrükken) primär vesikulär papulöse Erscheinungen, die bald ulzerieren und sich zu einem phagedänischen Geschwür ausbilden. Ausdehnung häufig bis zu den Faszien, Sehnen und Knochen.
Der Heilverlauf ist außerordentlich schleppend.
Differentialdiagnose: Leishmaniasis, Frambösie, Lues, Diphtherie.

Therapie

Antibiotika, Sulfonamide, antiseptische und granulationsfördernde Dermotherapeutika (s. Behandlung Ulcus cruris), kombiniert mit feuchten Rivanol- oder Kalium Permanganat-Kompressen.
Vitaminreiche Ernährung.

3. Miliaria rubra (Prickly heat; roter Hund; Schweißflechte)

Ursache: Zusammenhang mit Schweißdrüsenausführungsgängen?
Klinisch Stecknadelkopfgroße, wasserhelle Bläschen, deren Inhalt getrübt sein kann (Miliaria alba). Besonders am Stamm nach starkem Schwitzen.
Differentialdiagnose: Dermatitis, Epizoonosen.

Therapie

Luftige Kleidung, kühle Räume, Hautpflege mit Lotio zinci, Kortikoidlotionen wie z. B. Celestan-V Lotio, Puder.

4. Variola vera humana (Pocken; Blattern)
Erreger: Variola-Virus (Paschen) mit Inkubationszeit von 10-20 Tagen. Übertragung von Mensch zu Mensch durch Staub und Wind.
Nachweis:
1. elektronenoptischer Nachweis in kürzester Zeit möglich;
2. durch Eikultur;
3. durch serologische Methoden.
Vorkommen in der ganzen Welt, insbesondere in Regionen mit mangelhaftem Impfschutz wie in Asien (Indien), Afrika und selten in Europa durch Einschleppung.

Sofort meldepflichtige Krankheit!
Auch bei Verdacht!
(Telefonische Meldung)

Sofortige *strengste Isolierung,* auch der verdächtigen Personen, und Impfung der Kontaktpersonen.
Verschiedene Stadien:
a) *Initialstadium* nach Tröpfchen oder Schmierinfektion kommt es zu Temperaturanstiegen mit Glieder-, Kopf- und Rückenschmerzen, Pharyngitis, Tonsillitis u. a. m. Am 2. Tag fleckförmiges Exanthem, das übergeht in das
b) *Eruptionsstadium* ab 3. bis 4. Krankheitstag mit linsengroßen Papeln, die sich in Pusteln umwandeln, mit zentraler Eindellung (typisch ab 6. Tag)
Monomorphie des Krankheitsbildes. Temperaturabfall. Sitz der Erscheinungen vor allem an den dem Licht ausgesetzten Hautstellen, auch auf der Schleimhaut. Am 7./8. Tag.
c) *Supurationsstadium* mit Eintrübung des Blaseninhalts. Erneuter Fieberanstieg. Hierbei häufig Herz- und Kreislaufversagen durch Toxine. Bei Überlebenden
d) *Exsikkationsstadium* um den 11.-12. Tag, Temperaturabfall. Eintrocknen der Pusteln, Bildung von Pockennarben. Nach Abfall der Krusten erlischt die Ansteckungsgefahr.

Differentialdiagnose: Varizellen (*kein* monomorphes Bild); Erythema exsudativum multiforme (bullöse Form); pustulöses Syphilid; Arzneimittelexantheme.

Therapie

Nur symptomatisch mit Breitbandantibiotika äußerlich und innerlich, wie

z. B. mit Tetracyclin, Chloramphenicol. Gammaglobuline 0,2 ml/kg/die. Versuch einer Chemotherapie mit B-Isatin-Thiosemicarbazon. Gute Allgemeinpflege bei strenger Isolierung.

Tuberculosis cutis colliquativa

Ursache, Krankheitsbild und Diagnose

Meist hervorgerufen durch bovine Mykobakterien, ist dieses früher ziemlich häufige Krankheitsbild durch Einschmelzungsvorgänge in der Haut und dem subkutanen Gewebe gekennzeichnet. Es tritt in weitaus der Mehrzahl der Fälle als Kontiguitäts-Tuberkulose auf, indem es von unter der Haut gelegenen, tuberkulös erkrankten Organen (meist Drüsen, auch Knochen, Sehnenscheiden u. a.) ausgeht. In seltenen Fällen kann es sich auch primär in der Haut entwickeln. Die Lieblingssitze der meist schon im Kindes- oder Jugend-Alter in Erscheinung tretenden kolliquativen Tuberkulosen sind deshalb der Hals (vornehmlich die Gegend zwischen Unterkiefer und Sternokleidomastoideus), die Kinngegend, das Gesicht und die Extremitäten (s. auch S. 160).

Der *Beginn der Erkrankung* äußert sich in der Bildung durchschnittlich pfefferkorn- bis nußgroßer, schmerzloser, solitär oder gehäuft vorkommender Knoten, welche – kutan gelegen – die blaß- bis blaurotverfärbte Haut halbkugelig überragen. Bei der gewöhnlichen subkutanen Entwicklung, wobei die Knoten öfters dem Verlauf von Lymphgefäßen folgen, fühlen sie sich kugelig an. In letzterem Fall ist die Haut anfangs ganz normal und gut verschieblich.

Erst *im weiteren Verlaufe* tritt dann eine allmählich immer intensiver sich gestaltende Verlötung der Haut mit den Knoten und zugleich eine rote bis zuletzt blaurote Verfärbung derselben ein. Mit zunehmender Fluktuation und Verdünnung der Haut an der Kuppe kommt es schließlich zum Durchbruch nach außen, wobei sich durch eine Fistelöffnung eine dünnflüssige, eiterige, häufig mit Blut vermengte Masse entleert. Durch Erweiterung der Perforationsöffnung entsteht dann ein flaches, unscharf begrenztes, reichlich sezernierendes und mit braunen Krusten bedecktes Geschwür mit blauroten, schlaffen, gezackten Rändern, welche oft weithin unterminiert sind. Beim Vorhandensein mehrerer benachbarter Erweichungsherde wird durch Kommunikation derselben die Haut oft in größerer Ausdehnung ganz unterhöhlt. Im Gegensatz zum Lupus vulgaris zeigt die kolliquative Hauttuberkulose eine Neigung zu spontaner Heilung unter strahlen- oder strangförmiger, häufig keloidartiger Narbenbildung. Zuweilen sind die Narbenzüge, welche nicht selten Einstülpungen aufweisen, von Brücken normaler Haut überzogen. Häufig lassen sich in der Randzone dieses auch als Skrofuloderm bezeichneten Krankheitsbildes typische Lupus-Effloreszenzen nachweisen, weshalb *Moncorps* vom „Vorreiter des Lupus vulgaris“ sprach. Der Verlauf der Erkrankung war früher äußerst chronisch.

Differentialdiagnostisch ist vor allem an die Aktinomykose zu denken.

Therapie

Die Behandlung dieser meist hämatogen, jedoch aber auch lymphogen und letztlich durch Übergreifen einer Organtuberkulose auf die Subkutis entstehenden zweithäufigsten Hauttuberkuloseform besteht neben der Allgemeinbehandlung in der kombinierten Anwendung mehrerer Tuberkulostatika, wobei hauptsächlich überragen Neoteben, Rifampicin und Myambutol (Näheres s. beim Lupus vulgaris).

Ulcus cruris varicosum

Ursache, Krankheitsbild und Diagnose

Im allgemeinen entwickelt sich das Ulcus cruris als Folge von Zirkulationsstörungen an den Unterschenkeln bei Personen im 4. bis 6. Lebensjahrzehnt – vorwiegend Frauen. In den meisten Fällen besteht gleichzeitig eine *Varikositas,* die durch schwere Arbeit, beim Stehen in der Gravidität u. a. m. in ihrer Entstehung begünstigt wird. Die Hauptrolle spielt eine konstitutionelle vererbte Schwäche der Venen. Auch bestehende Hypertonie kann eine Rolle spielen.

In der unteren Hälfte der Unterschenkel sowie in der beiderseitigen Knöchelgegend und der vorderen Schienbeinfläche ist die Haut bei den gegebenen Zirkulationsstörungen dünn, gespannt und ohne stärkere Fettpolsterunterlage. Meist sind mechanische Schädigungen (Traumen) der

Beginn der Geschwüre, deren Größe zwischen linsengroßen Hautdefekten und handtellergroßen bzw. eventuell die ganze Zirkumferenz der Unterschenkel umfassende Geschwürsflächen variiert. Die Ränder sind flach oder wallartig, weich oder derb, zuweilen knorpelhart, steilabfallend oder unterminiert. Der Geschwürsgrund ist entweder eitrig oder krustös belegt. Die Haut der Umgebung ist entzündlich gerötet, ekzematös und schmutzigbraun verfärbt.

Bei langem Bestehen ist mit der Gefahr einer malignen Entartung zu rechnen.

Der Verlauf eines Ulcus cruris wird häufig durch das Auftreten einer bakteriellen, gelegentlich auch mykotischen – Candida albicans – *Superinfektion* beeinflußt. Ein bisweilen gleichzeitig bestehender Diabetes mellitus kann die Heilungsaussicht erheblich verzögern.

Differentialdiagnose

Lues III, Erythema induratum Bazin, Ekthyma, Karzinom, ulzerierte Pernionen, Ulzera bei Sklerodermie, bei hämolytischem Ikterus, Diabetes mellitus, Diphtherie und arterieller Genese, in seltenen Fällen auch Sarkom.

Therapie

Lokal Medicrucin, Medicrucin forte, Medicrucin mite, in Kombination mit dem Pütterschen Verband (Kompressionsverband).

Die Behandlung ist nach folgendem Schema durchzuführen: Nach Anästhesie mit 2%iger Pantocainlösung ist die nekrotische Randzone des Geschwürs mit Argentum nitricum (5-10%ig) zu säubern. Mit einer Pinzette werden die Nekrosen abgetragen und der Geschwürsgrund wird mit oben angegebener Silbernitratlösung geätzt. Die Umgebung des Ulkus ist mit Salben bzw. Gels abzudecken (Ungt. Volon, Celestan-V Creme, Sulmycin mit Celestan-V, Placenta-Serol, Hirudoid Salbe, Reparil-Gel, Venoruton Gel u. a. m. In das Geschwür wird eine dünne Schicht des Medicrucinpulvers eingestreut und mit dem durch einen Fingerling geschützten Zeigefinger einmassiert. Das Wundgebiet wird mit ca. 12 Lagen eines saugfähigen Mulls abgedeckt. Daraufhin erfolgt Anlegen des Kompressionsverbandes in Gegentouren nach Pütter.

Wöchentlich 1-2mal Verbandwechsel. Bei Unverträglichkeitserscheinungen oder Heilungsverzögerung kann man Medicrucin-mite bzw. Medicrucin-forte verwenden. Vielfach erfordert die Therapie auch einen Wechsel, hierfür eignen sich: Acithaemyl-Gel, Placenta-Serol, Polycid N, Ulcurilen, Bepanthen.

Zur *Nachbehandlung und Narbenpflege,* auf welche besonders zu achten ist, Medicreme, Contractubex compositum. *Intern* sind vor allem durchblutungsfördernde Maßnahmen zu empfehlen: Jatamansin 3mal täglich 3 bis 2mal täglich 1 Tablette, Veno-Reparil (3 x 2-1), Vitamin E in hohen Dosen, und ganz besonders ist der *Varizenverödung* eine Beschleunigung bei der Abheilung der Unterschenkelgeschwüre beizumessen. Bei Ödembildung je nach Schweregrad anfangs Reparil i.v. (täglich 1-2 Ampullen) und gleichzeitig Veno-Reparil-Dragees 3 x 2 (1).

Urticaria pigmentosa

Ursache, Krankheitsbild und Diagnose

Gehört zu den mastzelligen Retikulosen. Ätiologie nicht geklärt. Meist schon im Säuglingsalter. Kann sich auch in den späteren Lebensjahren (U. pigmentosa adultorum) entwickeln.

Gelblich-braune Flecke, die durch Reiben anschwellen und einen urtikariellen Charakter annehmen. Es können sich auch Blasen bilden. Die Flecke sind meist über das gesamte Integument verstreut. Juvenile Formen können sich in der Pubertät zurückbilden.

Therapie Nicht zu beeinflussen. Gegen den gelegentlich bestehenden Pruritus Antihistaminika.

Urticaria

Ursache, Krankheitsbild und Diagnose

Ursache: Bisse und Stiche von Insekten (Wanzen, Flöhe, Mücken, Ameisen) Raupenhaare, Tierhaare, Milbensorten, Medikamente (Chinin, Antipyrin, Morphin, Halogene, Adnexol u. v. a. m.), Serum, Kälte, Wärme, Licht, Nahrungsmittel (Erdbeeren, Himbeeren, Melonen, Zwiebel,

Knoblauch, Spargel, Kraut, Eier, Milch, Schokolade, geräuchertes Fleisch, Wild, Konserven, Fische, Käse, Krebse, Hummer, Lachs u. a. m.), Magen-Darm-Leiden, Dysbakterien, Fokalinfekte, Darmparasiten, endokrine Störungen.

Auf meist unveränderter Haut schießen über verschiedene Stellen des Körpers verteilt plötzlich bei vorausgehendem oder gleichzeitig bestehendem bzw. einsetzendem Juckreiz, Brennen, Hitzegefühl oder „Ameisenkribbeln“ einzelne oder mehrere, scharf umschriebene, rote oder weiße, runde, ovale und polyzyklische, derbe Erhabenheiten auf, die anfangs von einem roten Randsaum umgeben sind und die wiederum verschwinden, wie sie gekommen sind (Abb. 36). Sie treten dann an anderer Stelle auf und bilden in ihrem ständigen Kommen und Gehen ein wechselndes Bild, welches in seiner Gestaltung noch deutlicher wird, wenn sich daneben das oft lebensgefährliche Quinke'sche Ödem findet, das als akutes, zirkumscriptes, angioneurotisches Ödem oder als Urticaria gigantea zu definieren ist. Die Größe der urtikariellen Effloreszenzen wechselt von Linsen-, Kleinfinger- bis Daumennagelgröße. Die das Hautniveau überragende Quaddel kann durch mechanischen Druck völlig verdrängt werden.

Besondere Formen der Urtikaria: Hämorrhagische Urtikaria (das Zentrum der Flecke weist einen violetten Farbton auf; bleibt bei Fingerdruck bestehen), *Urticaria pigmentata* (als Folge des ausgetretenen Blutes; Umwandlung in Pigment; jedoch abzugrenzen von der *Urticaria pigmentosa,* die als meist kongenital auftretender exanthematischer Ausbruch durch dicht eingestreute hell- oder dunkelgelb gefärbte Flecke und Knötchen ausgezeichnet ist; auf verschiedene Reize hin urtikarielle Schwellung; schleppender oft jahrzehntelanger Verlauf), *Urticaria papulosa* (= Strophulus s. dort), *Urticaria perstans papulosa et verrucosa* (oft monate- bis jahrelang bestehenbleibende, mit intensivem Juckreiz einhergehende, erbsen- bis bohnengroße, halbkugelig sich vorwölbende, schmutzigbraunrote bis graue derbe Herde, die nicht selten denjenigen des Erythema elevatum et diutinum gleichen, im Gegensatz hierzu jedoch hyperkeratotisch und warzenartig sein können), *Urticaria gigantea* (mehr unter einem Gefühl von Spannung als Brennen oder Jucken treten an Haut und Schleimhaut – Gesicht und Genitalregion sind Prädilektionsstellen – Quaddeln von der Größe einer Mandarine oder Orange auf, die mehrere Zentimeter hoch sind; bei möglicher Lokalisation in den oberen Luftwegen besteht Lebensgefahr), *Urticaria factitia* (Dermographismus), *Druckurtikaria* (hierunter wird die Neigung zur Quaddelbildung am Ort stärkerer Druckeinwirkung nach einer längeren Latenz verstanden; dabei Porphyrinurie möglich), *Kälte und Wärmeurtikaria.*

Differentialdiagnose

Bei akuten Quaddelausbrüchen sehen die Effloreszenzen so typisch aus, daß höchstens noch urtikarielle toxische Exantheme in Betracht kommen können. Bei chronischen Herden kommen figurierte, urtikarielle Erytheme in Frage. Selten sind sicherlich Verwechslungen mit dem Erysipel.

Therapie

Erforschung und Ausschaltung der Noxe, deren Angriffspunkt stets im Gefäßbindegewebsapparat gelegen ist. Abführende Maßnahmen, am besten Einlauf einleiten, reizlose Diät, eventuell aufbauende Ausschlußkost, unter Beachtung eines Verbotes von Fischen, Eiern, Milch, Tomaten, Sauermilch, Pilzen, Erdbeeren, Pfirsichen. Ferner Antihistaminika (Fenistil-Retard), Calcium i.v., Eigenblutinjektionen, Volon A 40 i.m., Celestamine Tabletten.

Lokal

Calmitol-Schüttelpuder, Mediphon Puder, Plesiocid-Bäder. Bei längerem Bestehen Desensibilisierungsverfahren, was aber nur klinisch möglich ist. Relativ häufig finden sich chronische Urtikaria-Fälle bei gleichzeitigem Wurmbefall und bei einer Dysbakterie mit teilweise mehr oder weniger bakteriologischer Keimbesiedelung des Darmes.

Vaginitis candidamycetica

Ursache, Krankheitsbild und Diagnose

Infektion mit Candida albicans, teilweise auf innerliche und lokale Antibiotika- oder auf Antibabypillen-Einnahme zurückzuführen.

Im wesentlichen entspricht der Befund dem einer *diffusen Kolpitis,* wobei weiße, stippchenförmige Beläge mit solchen flächenhafter Ausdehnung, die nach dem Auswischen feine Blutungen hinterlassen, abwechseln. Aus einem solchen grauweißen Scheideninhalt lassen sich mikroskopisch Zelldetritus, Sproßzellen und Myzelien nachweisen. Es gibt dann weiterhin Bilder einer ausgesprochenen Vaginitis, bei der Rötung, Aphthen, Erosionen und schmerzhafte kleine, schmierig belegte Ulzera mit rotem Hof nebst heftigem Juckreiz vorherrschen. Dabei muß nicht immer ein Fluor vaginalis vorhanden sein. Die Candidamykose beim weiblichen Geschlecht kann in jedem Lebensalter auftreten und das „Wundsein“ der kleinen Mädchen ist vielfach die Folge eines Candida-Fluors. Besonders häufig sind diese mit rezidivierendem Pruritus kombinierten Symptome bei Schwangeren zu finden.

Therapie

Moronal-Ovula oder Gyne-Merfen-Globuli (täglich 1-2 Einlagen etwa 8-10 Tage lang), Moronal-Puder, Mitbehandlung des jeweiligen Partners, gegebenenfalls Inimur-Vaginaltabletten und Inimur-Tabletten per os. Neuerdings Canesten-Vaginaltabletten.

Varikositas

Ursache, Krankheitsbild und Diagnose

Familiäre Disposition, als deren Folge eine Bindegewebs- und Gefäßschwäche gilt. Sekundär kommt es dann zu entzündlichen Veränderungen an den Venen und zu Hautveränderungen. Bei diesem Personenkreis finden sich daneben Plattfüße, Skoliose, Hernien, Hämmorrhoiden, Varikozelen usw. Starker Innendruck durch die Blutsäule (aufrechte Körperhaltung). Es werden daher einige Berufe bevorzugt befallen: Kellner, Straßenbahnfahrer, Verkäuferinnen, Hausfrauen etc. Auch Gravidität, Tumoren im Abdomen, Diabetes mellitus und Abflußhindernisse begünstigen die Varizenentwicklung. Auch Traumen können zu Varizen (meist einseitig) führen; dasselbe trifft für Thrombosen, Intoxikationen und Abnutzung zu (s. auch S. 242).

Im mittleren bis höheren Lebensalter, bei Frauen häufiger als bei Männern, finden sich an beiden Unter- und/oder Oberschenkeln oberflächliche oder tiefer geschlängelte Venen. Die Vena saphena ist entweder ganz oder teilweise stark hervortretend; an manchen Stellen finden sich sackartige Erweiterungen. Diese treten vor allem beim längeren Stehen hervor. Vielfach finden sich Ödeme. Subjektiv wird über rasche Ermüdbarkeit geklagt; daneben Brennen und Stechen in den Fußsohlen, Taubheitsgefühle, Krämpfe etc.

Als *Komplikationen* treten auf: Thrombose und Thrombophlebitis, Stauungserytheme und Ekzema cruris, Ulcus cruris, Ödeme, die bis zum Bild der Elephantiasis reichen.

Therapie

Varizenverödung mit Aethoxysklerol, Sklerodestal etc.

Kontraindikationen: Diabetes mellitus, Nierenleiden, zu hohes Alter, tiefe Thrombosen. Verödungen während der Schwangerschaft sind mitunter durch Kompressionsverbände wie Kreuzverband nach Pütter, zu ersetzen, da diese – bis zu 6 Wochen nach der Geburt fortgeführt – die Injektion ersetzen könnten. Vor der Verödung Durchführung des Trendelenburg-Perthes'schen Versuches. Vermeidung paravenöser Injektionen. Bereitstellung eines Notbesteckes: Solu-Decortin, Antihistaminikum, Coramin, Adrenalin, Sauerstoffmaske; näh. s. unter: Anaphylaktischer Schock (S. 20).

Als perorale Medikation können u. a. unterstützend wirken: Jatamansin, Venoruton, Veno-Reparil, Vasotonin. Die lokalen Behandlungen mit Hirudoid-Salbe, Reparil-Gel, Thrombimed und Pütter-Verband können den Wert einer Varizenverödung allerdings nicht ersetzen.

Varizellen

Ursache, Krankheitsbild und Diagnose

Virusinfektion, sehr kontagiös, epidemisch oder endemisch auftretend, besonders im Kleinkindesalter bis etwa zum 10. Lebensjahr, Tröpfcheninfektion des Nasen-Rachenraumes, eventuell aber auch durch Erwachsene mit Zoster übertragen. Kreuzimmunität zwischen Windpocken und Gürtelrose. Inkubationszeit: 10-17 Tage. Unter Prodromi wie leichtem Fieber, Kopfschmerzen, Abgeschlagenheit findet sich primär ein flüchtiges Vorexanthem morbilliformen oder skarlatiniformen Aussehens. Diesem primär rosaroten fleckförmigen Exanthem folgen schubweise kleine wasserklare Bläschen mit zentraler Delle, die platzen oder zerkratzt werden und dann krustös und impetiginös erscheinen. Dauer 1-3 Wochen.

Oft Hinterlassung flacher Narben, besonders im Gesichtsbereich, und Depigmentierungen.

Befallen sind besonders Stamm, Gliedmaßen, Gesicht und behaarter Kopf. Im Schleimhautbereich schmerzhafte Aphthen.

Als *Komplikationen* Pneumonie, Hornhautbeteiligung, Beteiligung des zentralen Nervensystems.

Differentialdiagnose

Variolois, varioliforme Pyodermien, varioliforme Lues.

Therapie

Keine Kortikosteroide! Bettruhe. Der Kranke bleibt bis zum Abfallen der Krusten ansteckend. Wegen des vielfach mitvorhandenen Juckreizes greift man gerne zu feuchten Pudern wie Calmitol-Schüttel-Puder (2 x täglich ohne vorheriges Abwaschen aufzutragen)

Rp.:	Calmitoli	1,0
	Lot. alb. aquos. DRF	ad 100,0

Die weitere Lokaltherapie s. bei Herpes zoster.

Verrucae planae juveniles

Ursache, Krankheitsbild und Diagnose

Infektiöse Epitheliose – Virusinfektion. Die flachen „jugendlichen“ Warzen kommen vor allem im jugendlichen Alter vor.

Sie sind hauptsächlich auf Stirn und Handrücken lokalisiert, wo sie gewöhnlich in sehr zahlreicher und dichter Anordnung zu finden sind. Sie stellen stecknadelkopf- bis linsengroße, runde oder polygonal gestaltete, flache, etwas glänzende, hautfarbene oder leicht gelb-braun gefärbte Papeln dar. Nicht selten werden gleichzeitiges Vorhandensein oder Übergänge zu vulgären Verrucae beobachtet. Bei Männern kann es gelegentlich zum Auftreten in der Bartgegend kommen. Durch das tägliche Rasieren kommt es dann zu einer diffusen Ausdehnung. Hyperkeratosen werden bei den planen Verrucae nicht beobachtet.

Differentialdiagnose

Lichen ruber planus, Morbus Darier, Epidermodysplasia verruciformis, Milien.

Therapie

Hier hat man versucht Vitamin A-Säure (0,05 bis 0,3% in alkoholischer Lösung) lokal zur Anwendung zu bringen. In manchen Fällen hat man einen Rückgang gesehen, besser ist jedoch vorsichtiges Abschaben mit dem scharfen Löffel und nachfolgende leichte Ätzung mit Trichloressigsäure oder niedrig dosierte Röntgenbestrahlung. Innerlich kann Thuja-Tinktur verabreicht werden (3 x tägl. 10 Tropfen Thuja D1 vor den Mahlzeiten oder Thuja oplx., Behandlungsdauer ca. 4 bis 8 Wochen). Salbenverbände mit Ungt. Antipyodermal (= APD).

Verrucae vulgares

Ursache, Krankheitsbild und Diagnose

Virusinfektion. Die vulgären Warzen treten meist bei jugendlichen Personen auf und befallen mit Vorliebe Handrücken und Finger, nicht selten auch die Fußsohlen, auf welchen sie sich entweder isoliert oder in reichlicher Aussaat vorfinden. Sie entwickeln sich aus einem etwa stecknadelkopfgroßen, derben, halbkugeligen Knötchen mit glatter Oberfläche. Durch allmähliches Wachstum erreichen sie etwa Erbsengröße, wobei die Oberfläche dann meist ein unebenes, höckeriges, zerklüftetes Aussehen von schmutziggrauer Farbe annimmt und starke Verhornung aufweist, wodurch die Warzen manchmal eine geradezu harte Konsistenz bekommen. Sie sind weder schmerz- noch druckempfindlich. An Stellen mit sehr dicker Hornschicht dehnt sich die Wucherung mehr nach der Tiefe und der Fläche aus. Infolge des unter der Hornschicht entstehenden Druckes sind die Warzen an den Fußsohlen z. T. sehr schmerzhaft. Im Bereich der Nägel liegen die Warzen mehr periungual um die Nagelwälle oder am vorderen freien Rand. Um den Mund herum oder im Bereich der Augen sind die Warzen mehr kegelförmig und einzelstehend angeordnet. Die Inkubationszeit liegt zwischen 1 und 20 Monaten.

Differentialdiagnose

Verruköse Naevi, Plattenepithelkarzinome, Tbc verrucosa cutis, Clavi, Mollusca contagiosa.

Therapie

Diese besteht entweder in Entfernung in Lokalanästhesie mit dem scharfen Löffel und sorgfältiger Ätzung des Grundes mit Phenol. liquefact. oder Eisenchlorid oder besser mittels Kaltkaustik in Lokalanästhesie bei schwacher Stromstärke; auch Elektrolyse bzw. Diathermieschlinge. Anschließend Salbendruckverband mit Ungt. Antipyodermal (= Ungt. APD) oder einer ähnlichen Salbe. Achtung bei Keloidneigung des Patienten! Daher zuvor die Pockenimpfnarben ansehen! Weiterhin wären Vereisung mit Kohlensäureschnee und Azeton zu nennen. Bei sehr großen Verrucae, vor allem an der Fußsohle, ist chirurgische Entfernung bis ins gesunde Gewebe zu empfehlen, um Rezidive zu vermeiden.

Röntgenbestrahlungen sind teilweise erfolgreich, es werden jedoch relativ hohe Dosen benötigt, so daß die Anwendung dieser Therapie nur noch in seltenen Fällen gerechtfertigt erscheint.

Vitiligo

Ursache, Krankheitsbild und Diagnose

Neben anlagemäßigen Bedingungen sind Lichteinflüsse und Traumen diskutiert worden. Die Melaninbildung ist schon im Kindesalter in den Melanozyten verloren gegangen (Fermentstörung?). Auch jahrelanger stationärer Zustand.

Depigmentationen oder/und Hypopigmentationen in Form oft symmetrischer, meist aber nicht genau seitengleicher ausgeprägter, nicht schuppender Flecken. Mitunter stark gebräunter Randsaum. Haare werden in den erkrankten Zonen pigmentlos (Poliosis).

Differentialdiagnose

Pityriasis versicolor; Naevus anaemicus; Leukoderm, Vaselinoderm.

Therapie

Behandlung unbefriedigend.
Deckende Hautpaste, die sich der gewünschten Hautfarbe anpassen soll

Rp.:	Acid. salicyl.	0,5
	Ol. Ricini	2,0
	Ichthyol.	1,5
	Tumenol.-Ammon.	1,5
	Bol. rubr.	0,4
	Past. Zinc.	ad 100,0
	M.D.S. Äußerlich!	

Bleichung der umgebenden Haut mit Bleichmitteln (siehe Epheliden); Furocumarine, die Psoralene enthalten, mit anschließender Besonnung, z. B. Bergamott-Öl, Ammi majus-Präparate (Meladinine flüssig od. Meladinine comp.-Tabl.). Depigman.

Einen Fortschritt stellt die Anwendung des gut hautverträglichen Dihydroacetons (Viticolor) dar, das 2-3 Stunden nach lokaler Anwendung zu einer nicht abwaschbaren, tagelang anhaltenden Bräunung führt. Kontaktallergien sind nicht bekanntgeworden.

Wurmkrankheiten (Hauterscheinungen)

Ursache, Krankheitsbild, Diagnose und Therapie

Taenien

Unter den Bandwürmern (Taenien) spielt besonders Cysticercus cellulosae in Gegenden eine Rolle, in welchen Taenia solium vorkommt. In diesen Fällen wird er auch bei Menschen im subkutanen Gewebe angetroffen. Er führt zur Bildung selten solitärer, meist multipler, und zwar in großer Zahl über die Körperoberfläche zerstreut auftretender runder, kugeliger, erbs- bis kirschgroßer Geschwülste. Dieselben fühlen sich glattwandig und derb, geradezu knorpelhart an, überragen kaum das Niveau der keinerlei entzündliche Reaktionen aufweisenden Haut, sind unter dieser gut verschieblich, schmerzlos, annähernd gleichgroß und treten schubweise in Intervallen auf. Mit Vorliebe lokalisieren sie sich an den Beugeflächen der Extremitäten, jedoch können sie sich überall entwickeln. Vorwiegend wird die obere Körperhälfte befallen. Eine sichere Diagnose ist nur nach Exzision eines Geschwulstknotens zu stellen.

Im Verlauf mehrerer Jahre pflegen die Geschwülste, ohne bis dahin besondere Schmerzen oder Störungen verursacht zu haben, zu schrumpfen und zu verkalken, während einzelne auch abszedieren. Infolgedessen sind kaum therapeutische Eingriffe erforderlich.

Die beste *Therapie* dürfte die operative Entfernung sein.

Echinokokken

Der Echinococcus cellulosae etabliert sich selten in der Haut und führt dann im subkutanen Gewebe der Haut zur Entwicklung nur einer einzigen Blase, welche manchmal trotz sehr langsamen Wachstums recht beträchtliche Größe erreichen kann und sich als prominente, halbkugelige, prall elastische Geschwulst darstellt.

Wichtig für die *Differentialdiagnose* sind der oberflächliche Sitz der Geschwulst, das langsame Wachstum, Hydatidenschwirren und Transparenz bei durchfallendem Licht. Wie beim Zystizerkus kann es zur Abszedierung oder Schrumpfung und Verkalkung und zu spontaner Heilung kommen.

Auch hier ist die Therapie Exstirpation.

Oxyuris vermicularis

Unter den Fadenwürmern (Nematoden) spielt der Madenwurm (Oxyuris vermicularis) besonders auf der Haut in der Umgebung des Anus eine Rolle. Er kommt aber auch bei weiblichen Personen auf der Schleimhaut der Vulva vor und löst hier wie dort häufigen Juckreiz aus. Durch ausgiebige Darm- und Scheidenspülungen, eventuell mit Zusatz von Salicylsäure (1,0:500,0) ist neben der Anwendung wurmtötender Mittel wie z. B. Paravermin für die Entfernung der Schmarotzer zu sorgen. Sind diese sehr hartnäckig, so kann man diese Behandlung mit Äther-Einläufen kombinieren (1 Eßl. auf 1 l Wasser).

Filarien

Die Larven-Mikrofilarien halten sich in großer Menge im Blut oder im Gewebe auf. Sie werden durch einen Zwischenwirt auf den Menschen übertragen, wo sie dann – eventuell auf Jahre hinaus – zu geschlechtsreifen

Tieren heranwachsen. Ihre Verbreitung erstreckt sich nur auf tropische und subtropische Länder. – Nach Eindringen in das Lymphsystem führt *Filaria bancrofti* (Wuchereria bancrofti) infolge Thrombosierung der Lymphgefäße durch Filarienknäuel oder infolge entzündlicher Veränderungen der Lymphwände zu Lymphangitis, Schwellungen der Lymphdrüsen etc. mit dem Folgezustand der Elephantiasis der Extremitäten, der Genitalien oder anderer Körperteile. Gleichzeitig kann es dann hier zu rezidivierenden Erysipelen kommen. Der Krankheitsverlauf ist ein sehr chronischer. Während die älteren Würmer in der Regel ohne Abszeßbildung verkalken, kommt es aber doch in der lymphödematösen Haut infolge Absterbens der Parasiten hin und wieder auch zu Abszessen. Je nachdem, ob es sich um *Filaria diurna* oder *nocturna* handelt, lassen sich zur Mittags- oder Mitternachtszeit die lebenden Mikrofilarien im Blut sehr leicht nachweisen. Da die Mikrofilarien durch Stechmücken übertragen werden, ist prophylaktisch dafür zu sorgen, daß diese ausgerottet werden. Auch sollte man den Genuß nicht einwandfreien Trinkwassers vermeiden.

Auch die Übertragung der *Filaria loa* (in West- und Mittelafrika heimisch) findet durch Stechfliegen statt (verschiedene Chrysopsarten). Die hauptsächlich im Bindegewebe der Haut und des subkutanen Gewebes umherwandernden Würmer, deren Fortkriechen unter der Haut gut zu verfolgen ist, rufen an den befallenen Stellen (Augen, Hände, Arme, Füße, Brust, Penishaut) mehr oder weniger heftige Reizerscheinungen hervor, welche vor allem an den Konjunktiven der Augen recht intensive Grade erreichen können. Sie äußern sich nach prodromalem Gefühl von Kribbeln in schmerzhaften Schwellungen der Haut sowie im Auftreten derber, aber flüchtiger Ödeme von 1-4tägiger Dauer, welche bei Europäern meist solitär, bei Eingeborenen dagegen multipel sich entwickeln. Meist läßt sich auch eine hochgradige Eosinophilie feststellen. Auch hier ist die beste *Therapie* die operative Entfernung der Würmer.

Zu den fadenförmigen getrenntgeschlechtlichen Nematoden gehören *Onchocerca volvulus.* Die meist im subkutanen Gewebe in dichten Knäueln zusammenliegenden erwachsenen Würmer führen zur Bildung erbsen- bis taubeneigroßer fibromähnlicher Tumoren, welche unter der Haut gut verschieblich sind. Mit Vorliebe lokalisieren sie sich in der Gegend der Rippen, in der Achselhöhle, der Kniekehle, den Ellenbogen und am Schädel. Die Geschwülste, welche jahrzehntelang bestehen bleiben können, machen – abgesehen von mechanischen Behinderungen – keinerlei sonstige Beschwerden und führen auch nie zu einer Abszedierung. Es sind auch Hautveränderungen in Form von Pseudoichthyosis, Lichenifikation und Krätze (Filarienkrätze) mit Volvulusinfektionen in Zusammenhang gebracht worden. Auch hier ist die chirurgische Entfernung die beste Therapie.

Peitschenwurm

Der ganz dünne Peitschenwurm (Dracunculus medinensis) ähnelt einer Darmsaite und kommt hauptsächlich in Afrika, selbst auch in Arabien, Persien, Indien und vereinzelt in Brasilien vor. Die Embryonen gelangen – sich als Zwischenwirte kleinster Crustaceen bedienend – durch den Genuß solch kleiner Krebse enthaltenden Wassers in den menschlichen Darm, von wo aus sie in das subkutane Gewebe, besonders in die unteren Extremitäten wandern und sich hier im Verlauf von mehreren Monaten bis zu einem Jahr zu reifen Tieren entwickeln. Ist dies geschehen, so bildet sich unter heftigem, meist aber vorübergehendem Juckreiz zunächst eine kleine, gerötete Pustel oder eine bis nußgroße, unter der Haut liegende entzündliche Geschwulst aus, welche manchmal recht heftige Schmerzen verursachen kann. Nach einigen Tagen bildet sich dann eine kraterähnliche Perforationsöffnung der Haut, welche sich im weiteren Verlauf zu einem Geschwür von ca. 1-3 cm Durchmesser umwandelt. In diesem ist gewöhnlich der Kopf der Parasiten sichtbar. Läßt man auf denselben einige Zeit kaltes Wasser, Eis oder Chloräthylspray einwirken, so wird ein Tropfen milchigen Sekrets ausgestoßen, welches massenhaft Larven enthält. Erfolgt die Ausstoßung der Larven in das Gewebe, so kommt es zu schweren Sekundärinfektionen der Geschwüre, an welche sich multiple Abszeßbildangen, Arthritis, Synovitis, Epididymitis, Orchitis, ja manchmal sogar Sepsis anschließen können. Beobachtete Fieberanfälle, welche mit Urtikaria, Konjunktivitis und schwere Störungen des Allgemeinbefindens einhergehen, werden auf die toxische Wirkung absterbender oder zum Durchbruch gelangender Würmer bezogen.

Die *Therapie* wird von den Eingeborenen in dieser Weise durchgeführt, daß sie den Wurm sehr vorsichtig und ganz allmählich auf ein dünnes Holzstäbchen aufrollen und so langsam aus seinem Lager herausziehen. Auf diese Weise ist es möglich, den Parasiten im Verlauf mehrerer Tage unverletzt aus dem Geschwür zu entfernen. Die Extraktion muß deshalb so vorsichtig und langsam geschehen, damit der Wurm bei dieser Manipulation nicht abgerissen wird und dabei Larven in das Geschwür und das umgebende Gewebe gelangen, was zu oben geschilderten schweren Komplikationen oder auch lokaler Gängrän führen würde. Die einfachste und sauberste Entfernung des Parasiten stellt aber sicher der chirurgische Eingriff dar.

Xanthelasma

Ursache, Krankheitsbild und Diagnose

Tumorartige, auf bestimmte Stellen der Haut örtlich begrenzte Einlagerungen von Cholesterin, anscheinend durch eine Entartung der Zellen als Reaktion auf eine Cholesterinstoffwechselstörung. Bei diesen Kranken ist oft kein erhöhter Cholesterinstoffwechsel nachweisbar.

Als Xanthelasmata bezeichnet man flache Xanthome, die sich relativ häufig in fortgeschrittenem Alter an den medialen Teilen der Augenlider entwickeln. Charakteristisch ist ihre sehr auffallende weißliche oder gelbliche Färbung. Das weibliche Geschlecht wird bevorzugt. Mitunter kann man spontane Rückbildungen oder Rezidive beobachten.

Therapie

Entweder exzidieren oder kauterisieren oder durch mehrmaliges Betupfen mit Trichloressigsäure und Eisessig entfernen. Die Ergebnisse sind kosmetisch einwandfrei.

Bei der generalisierten Xanthomatose ist diätetische Behandlung angezeigt. Überprüfung der Herzfunktion.

Rückfälle können jedoch mit diesen Behandlungsmethoden nicht vermieden werden.

Xanthoma tuberosum

Ursache, Krankheitsbild und Diagnose

Ablagerung von Cholesterin und Phosphorlipoiden bei primärer Hypercholesterinämie. Man kann verschiedene Formen der Xanthomatosen unterscheiden.

Umschriebene oder auch exanthemartige verstreute Einlagerungen in der Haut. Oft zahlreiche kleine gelblich glänzende Knötchen, die durch Zusammenfließen plattenartige Infiltrate bilden. Sitz an den großen Gelenken, an Streckseiten der Extremitäten und an vorspringenden Körperpartien. An Stamm und Gesäß mehr flachere Knoten (Abb. 55).

Zur Diagnose ist die Analyse der Blutfettwerte wichtig und für die Prognose von Bedeutung. – *Internistische Untersuchung notwendig!*

Therapie

Richtet sich nach dem Grundleiden!

Cholesterin- und fettarme Ernährung. Auch kalorienarme Ernährung im Sinne einer Entfettungskur günstig.

Eleparon.

Familiäre idiopathische Formen sind therapieresistent. Störende Xanthome durch Exzision oder Elektrokoagulation entfernen.

Xeroderma pigmentosum

Ursache, Krankheitsbild und Diagnose

Angeborene, abnorme Reaktionsfähigkeit der Haut auf Sonnenlicht. Bei diesem relativ seltenen, angeborenen, familiär (häufig bei blutsverwandten Ehen) auftretenden Leiden stellen sich unter der Einwirkung des Sonnenlichtes (UV-Anteil) meist bereits während der beiden ersten Lebensjahre auf der unbedeckten Haut – vor allem im Gesicht und am Hals – Rötungen der Haut ein, welche genau dem Bild eines Erythema solare entsprechen. Nach mehrfachen solchen Rezidiven entwickelt sich ein ekzemähnlicher Zustand der Haut mit geringer Infiltration und Schuppenbildung.

Im weiteren Verlauf der Krankheit, welcher ein äußerst chronischer ist und sich durch viele Jahre, ja Jahrzehnte erstrecken kann, kommt es dann zu stärkerer Pigmentierung der erythematösen Hautpartien in Gestalt kleinerer und größerer Pigmentflecke, umschriebener, mit Pigmentschwund einhergehender Atrophien, Bildung von Teleangiektasien in den atrophischen Herden sowie zu multiplen kleinen, hyperkeratotischen, warzenartigen Wucherungen. Durch diese verschiedenartigsten Veränderungen gewinnt die Haut ein überaus charakteristisches, geradezu scheckiges Aussehen. In diesem Zustand kann die Haut jahrelang bestehen bleiben, bis es dann schließlich an einer Stelle zu *karzinomatöser Umwandlung* und stärker gewucherten hyperkeratotischen Effloreszenzen kommt, welche aber nur ausnahmsweise zur Metastasenbildung führen. Aber auch Basaliome, Melanome oder Sarkome können vorkommen. An den Folgen dieser bösartigen Entartung oder auch an allgemeiner Kachexie gehen die Kranken, wenn nicht schon früher, gewöhnlich im Laufe des zweiten Lebensjahrzehntes zugrunde.

Bei fortgeschrittenen Fällen stellen sich infolge zunehmender Atrophie häufig Ektropium und narbige Stenosen der Mund- und Nasenöffnung ein. – Etwas günstiger ist der Verlauf, wenn die Affektion erst in höherem Lebensalter auftritt (Xeroderma pigmentosum tardivum). Vielfach sind die Befallenen auch in ihrem Allgemeinbefinden gestört und weisen nicht selten geistige Defekte auf.

Therapie

Da eine Heilung dieses Leidens bis heute ausgeschlossen ist, kann sich die Behandlung nur auf prophylaktische Maßnahmen erstrecken: Vermeidung eines Aufenthaltes im Freien bei Sonnenschein und exakte Anwendung eines Lichtschutzmittels (u. a. Ilrido, Contralum). Sobald sich eine Tumorbildung zeigt, muß sofort für radikale Entfernung der entarteten Stelle auf operativem Wege sowie Röntgenbestrahlung (Nahbestrahlung – Kleinraumbestrahlung) Sorge getragen werden. Darüberhinaus hat man versucht, Nebennierenrindenhormone am Ort der pathologischen Veränderungen perkutan mittels Terracortril-Hautsalbe 1-2mal täglich aufzutragen und weiterhin oral Deltacortril täglich 6-8 Tabl. zu je 5 mg zu geben.

Das klinische Bild bessert sich zwar, makroskopisch stellt sich eine zunehmende Gewebsberuhigung ein, histologisch findet sich jedoch eine vermehrte Gewebsaktivität im Sinne einer Entartung. Eine ständige Überwachung der Haut dürfte die Prognose erheblich günstiger gestalten. Diese ist um so infauster, je früher das Leiden beginnt.

Empfehlenswerte, besonders neuere Fachbücher

Bandmann, H. J.: Epicutantestung. Einführung in die Praxis. Springer-Verlag, Berlin. (DM 12,80.)

Böhm, C.: Das Hämorrhoidalleiden. Schattauer-Verlag, Stuttgart. (DM 29,–.)

Braun-Falco, O. und *S. Lukacs:* Dermatologische Röntgentherapie. Leitfaden für die Praxis. Springer-Verlag, Berlin. (DM 28,–.)

Dietrich, K. F.: Proktologie für die Praxis. Lehmanns-Verlag, München. (DM 32,–.)

Heinke, E., K. F. Schaller und *H. Rieth:* Mycologische Fortbildung. Schwarzegg-Verlag, München. (DM 19,80.)

Herzberg, J.: Cutane paraneoplastische Syndrome. Fischer-Verlag, Stuttgart. (DM 36,–.)

Keining, E. und *O. Braun-Falco:* Dermatologie und Venerologie. Lehmanns-Verlag, München. (DM 68,–.)

Korting, G. W.: Hautkrankheiten bei Kindern und Jugendlichen, ein Farbatlas für die Praxis. Schattauer-Verlag, Stuttgart. (DM 96,–.)

Korting, G. W.: Haut und Auge. Thieme-Verlag, Stuttgart. (DM 85,–.)

Korting, G. W.: Therapie der Hautkrankheiten. Schattauer-Verlag, Stuttgart. (DM 58,–.)

Korting, G. W. und *H. Holzmann:* Die Sklerodermine. Thieme-Verlag, Stuttgart. (DM 48,–.)

Korting, G. W.: Dermatologische Differentialdiagnose. Schattauer-Verlag, Stuttgart. (DM 360,–.)

Korting, G. W.: Die Haut im Alter und ihre Krankheiten. Schattauer-Verlag, Stuttgart. (DM 92,–.)

Nasemann, Th. und *W. Sauerbrey:* Lehrbuch der Hautkrankheiten und venerischen Infektionen. Springer-Verlag, Berlin. (DM 48,–.)

Raab, W.: Dermatologische Grundlagen und Praxis. Gustav-Fischer, Stuttgart. (DM 34,–.)

Roschke, W.: Die proktologische Sprechstunde. Urban & Schwarzenberg, München. (DM 10,80.)

Schneider, W. und *H. Fischer:* Die chronisch-venöse Insuffizienz. Enke-Verlag, Stuttgart. (DM 49,–.)

Schneider, W. und *W. Schönfeld:* Lehrbuch der Haut- und Geschlechtskrankheiten. Thieme-Verlag, Stuttgart. (DM 48,–.)

Sigg, K.: Varizen, Ulcus cruris und Thrombose. Springer-Verlag, Berlin. (DM 98,–.)

Steigleder, G. K.: Dermatologie und Venerologie. Georg-Thieme-Verlag, Stuttgart. (DM 19,80.)

Stüttgen, G. und *H. Schäfer:* Funktionelle Dermatologie. Springer-Verlag, Berlin. (DM 198,–.)

Wodniansky, P.: Haut- und Geschlechtskrankheiten. – Methodische Diagnose und Therapie. Springer-Verlag, Wien. (DM 68,–.)

Bildanhang

Abbildungen 1–65

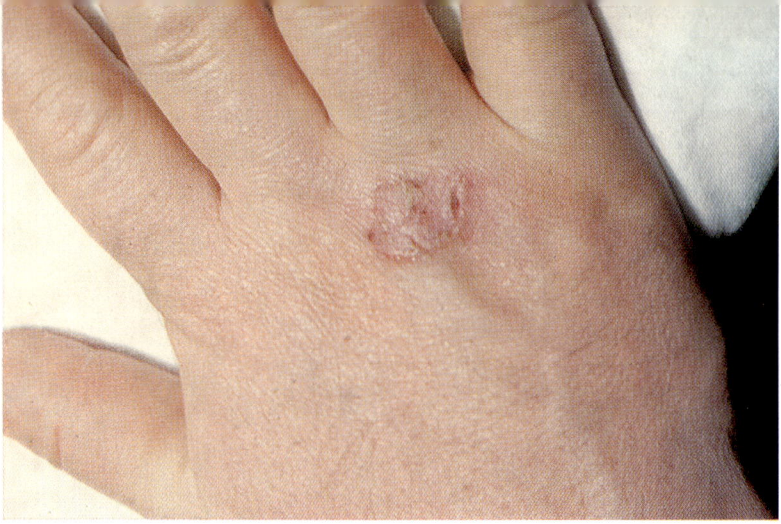
1

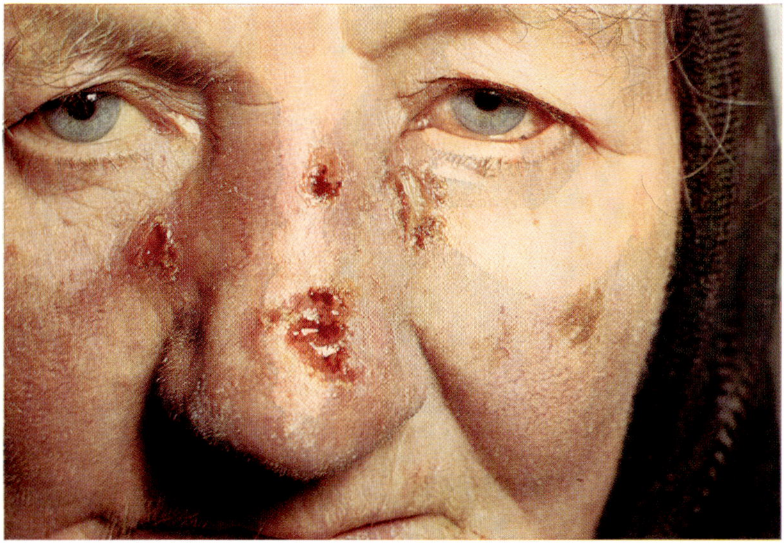
2

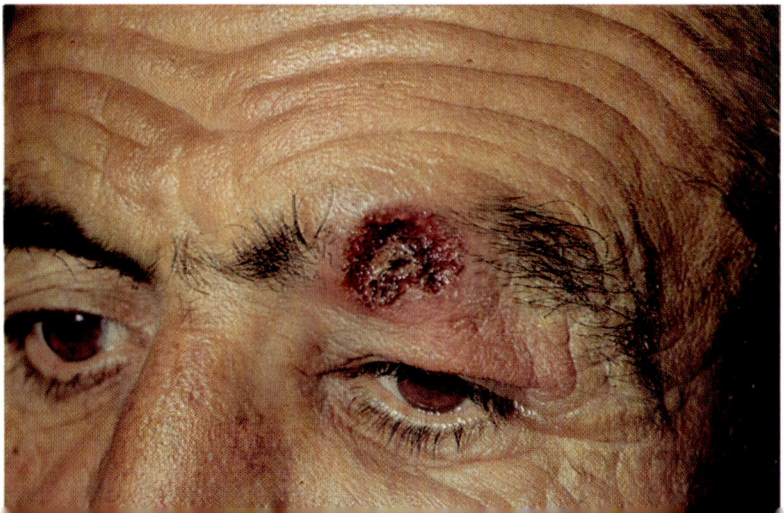
3

Abb. 1. Basalzellen-Karzinom, Handrücken, ungewöhnliche Lokalisation, Röntgenkontaktbestrahlung mittels Dermopan Stufe 3, 4000 R Gesamtdosis.

Abb. 2. Multiple Basaliome im Gesichtsbereich.

Abb. 3. Basalzellen-Karzinom im Augenbrauenbereich. Therapie: Röntgenkontaktbestrahlung mittels Dermopan Stufe 3, 4500 R Gesamtdosis.

Abb. 4. Multiple Basalzellen-Karzinome im Rückenbereich nach früher langjähriger Arsen-Einnahme (Psoriasis vulgaris). Therapie: Röntgen-Kontaktbestrahlung mittels Dermopan Stufe 3, pro Feld insgesamt 4000 bis 5000 R.

Abb. 5. Multiple Basalzellen-Karzinome im Gesichtsbereich. Therapie: Pro Feld mittels Dermopan 4500 R Gesamtdosis.

4

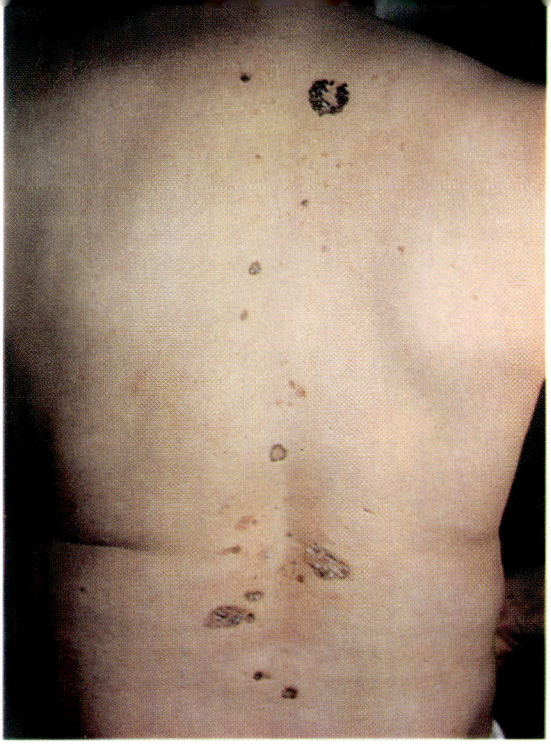

5

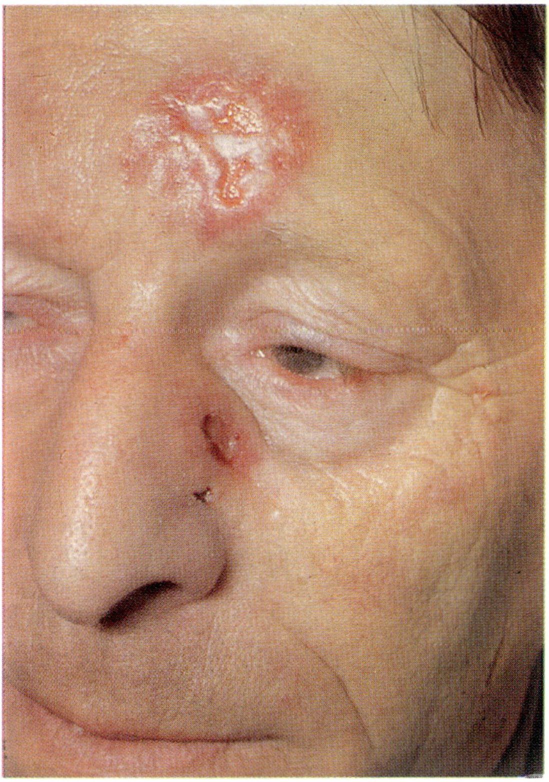

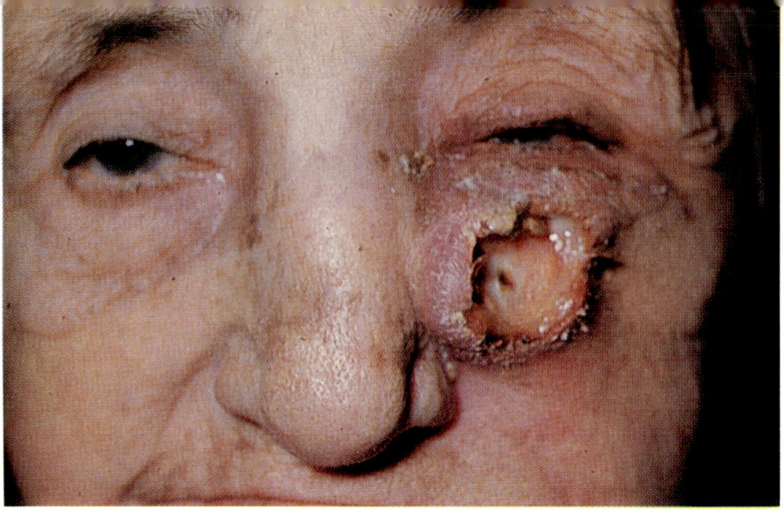
6

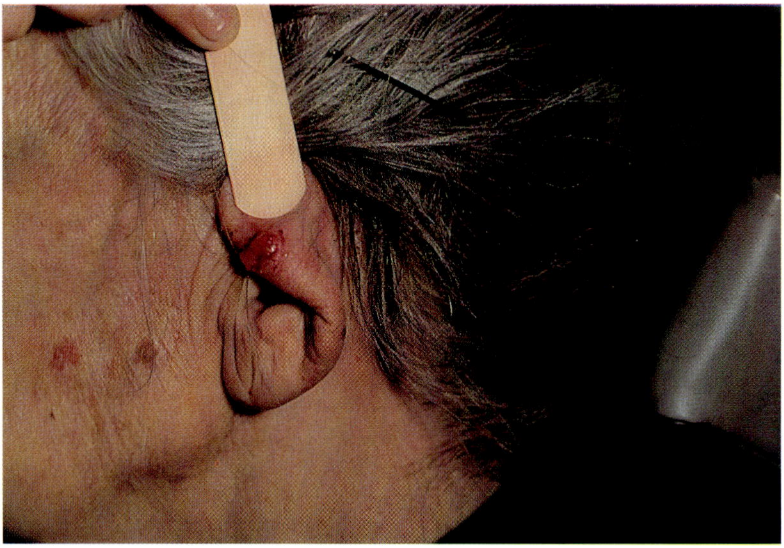
7

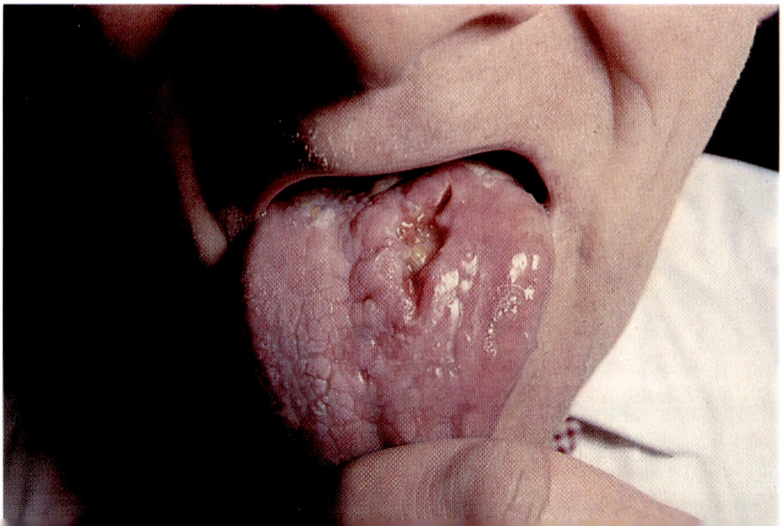
8

Abb. 6. Spinozelluläres Karzinom im Gesichtsbereich. Therapie: Röntgenkontaktbestrahlung mittels Dermopan Stufe 4, 8000 R Gesamtdosis.

Abb. 7. Spinozelluläres Karzinom am Ohr, das therapeutisch sehr gut auf die Röntgenkontaktbestrahlung (Dermopan Stufe 4, 7500 R) ansprach.

Abb. 8. Zungen-Karzinom bei Lues Anamnese und positiven Sero-Reaktionen. Therapie: antiluisch mit Megacillin und lokal mit Dermopan Stufe 4, insgesamt 9000 R, der Patient überlebte noch etwa zwei Jahre nach dieser Aufnahme.

Abb. 9. Cornu cutaneum auf spinozellulärem Unterlippenkarzinom. Therapie: Abtragung des Hauthornes mit der Schlinge in Lokalanaesthesie, Röntgenbestrahlung: Dermopan Stufe 4, insgesamt 8500 R.

Abb. 10. Fremdkörper-Granulom linker Zeigefinger. Therapie: Totalexcision mit Naht.

9

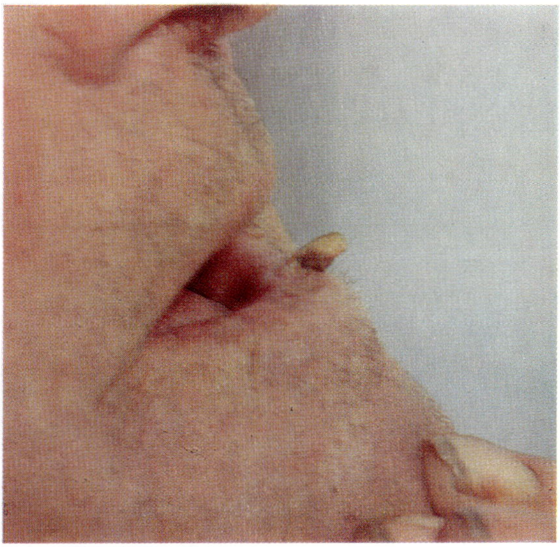

10

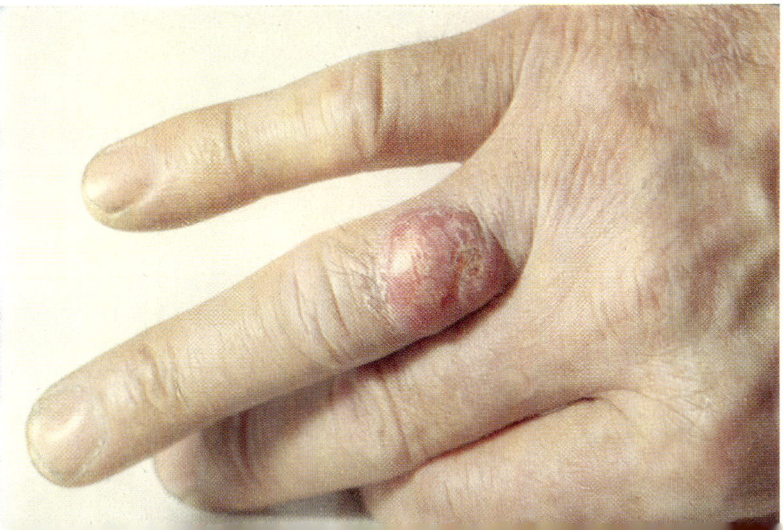

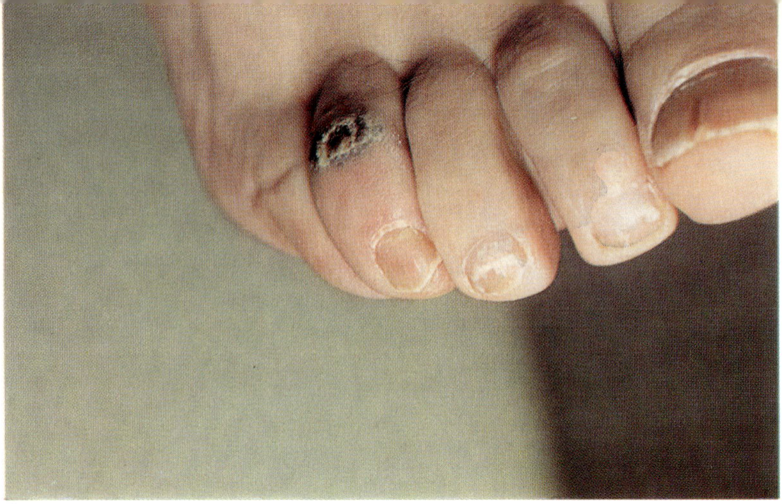

11

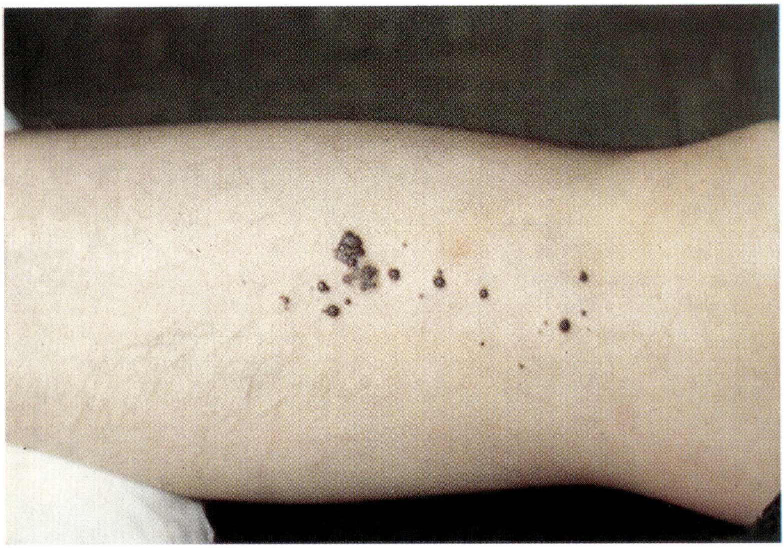

12

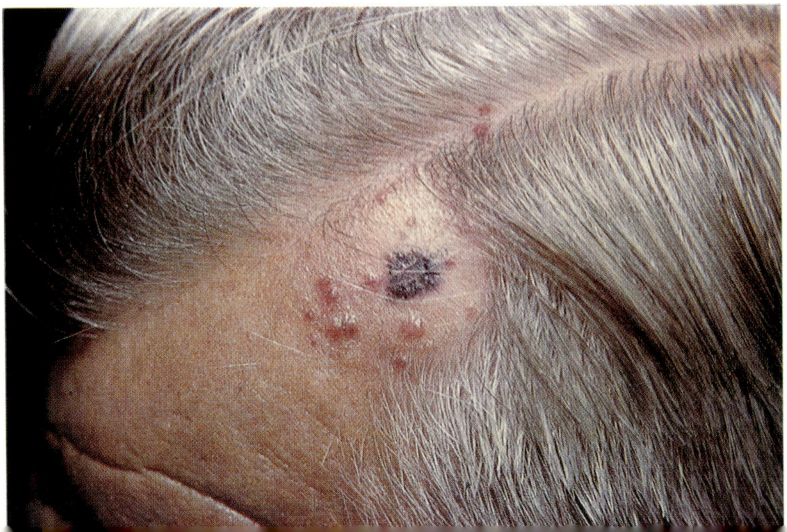

13

Abb. 11. Melanom an einer Zehe. Kurz nach dieser Aufnahme Exitus letalis; s. Foto mit Metastasen (Unterschenkel).

Abb. 12. Melanom-Metastasen; Primärherd: Zehe s. o. Exitus letalis nach wenigen Wochen.

Abb. 13. Melanom mit Metastasen; nach wenigen Wochen Exitus letalis.

Abb. 14. Melanom auf früherem »kosmetisch« angegangenem pigmentierten Naevuszellnaevus. Exitus letalis.

Abb. 15. Keratoakanthom. Therapie: Totalexcision mit Naht.

14

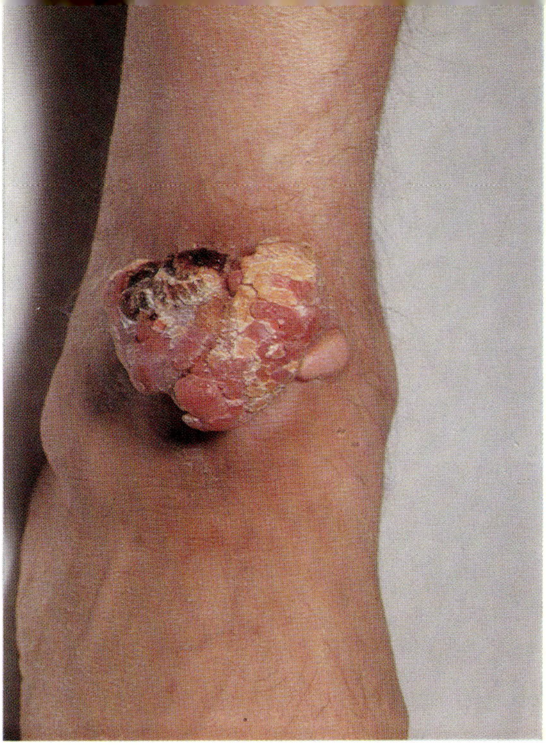

15

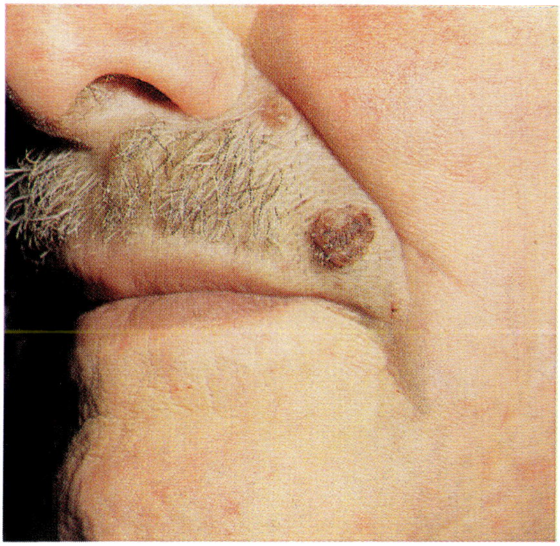

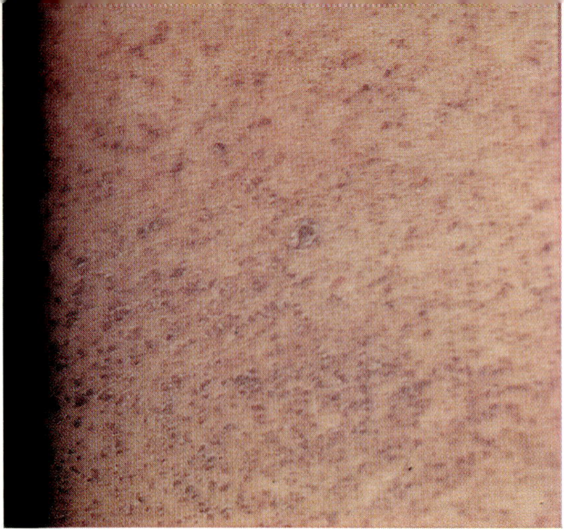

16

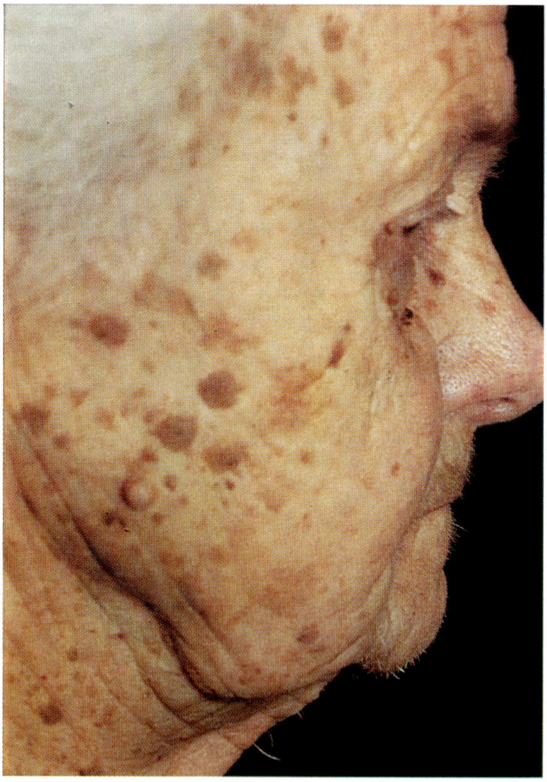

17

Abb. 16. Morbus Darier. Therapie: steigende Salicyl-Salben 5–20%.

Abb. 17. Verrucae seborrhoicae.

Abb. 18. Lymphozytom. Therapie: 10 bis 12 Megacillin-Injektionen i. m.

Abb. 19. Leukämie der Haut und Schleimhaut.

Abb. 20. Leukämie der Haut.

18

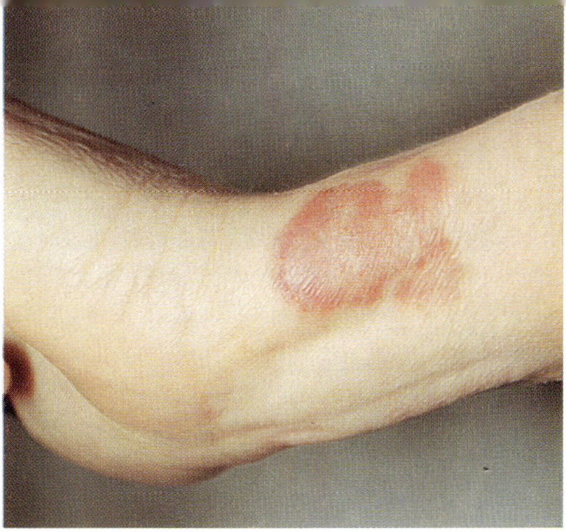

19

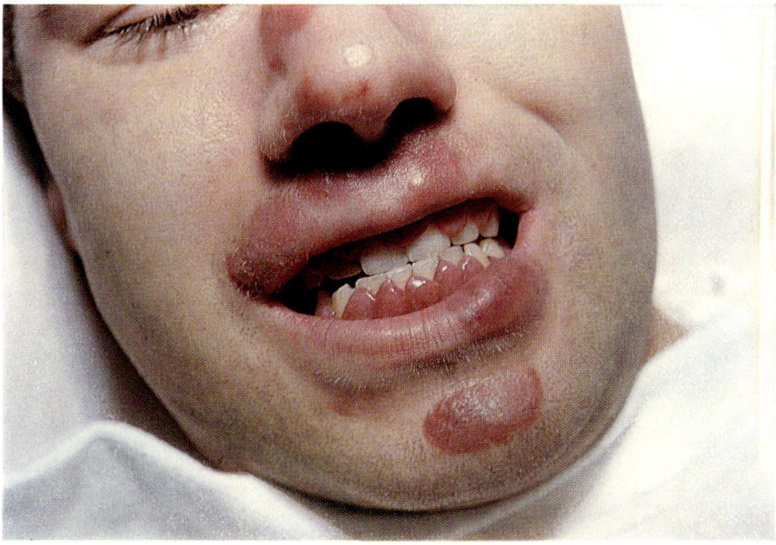

20

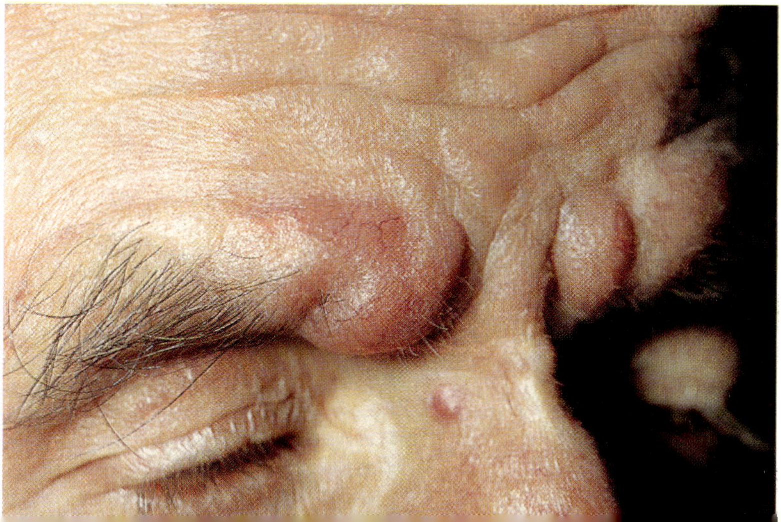

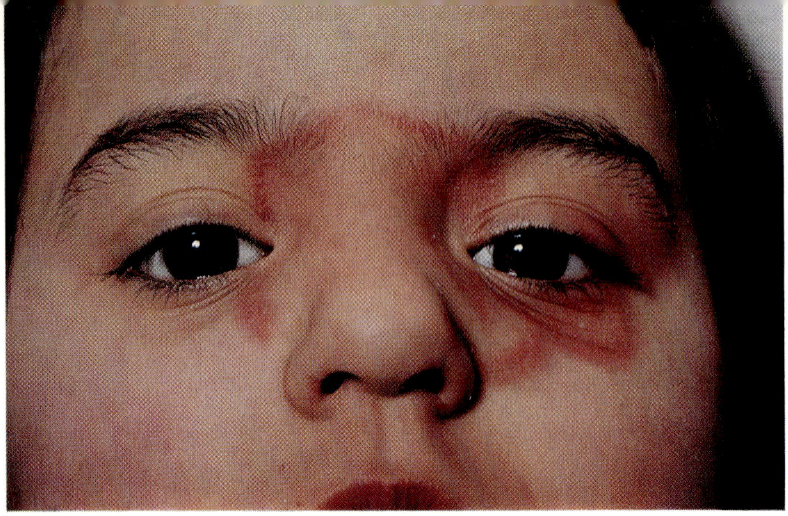

21

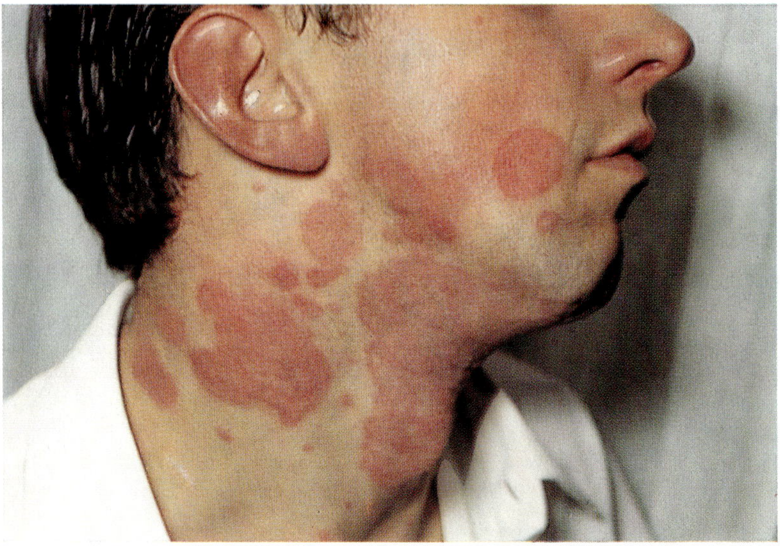

22

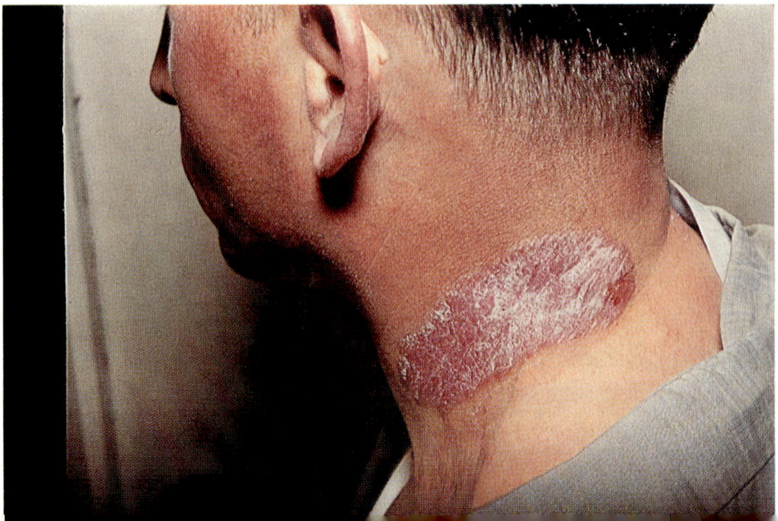

23

Abb. 21. Trichophytia superficialis. Therapie: lokal: Pinselungen und Auftragen von Tonoftal-Creme; per os 3 × ½ Tabl. Fulcin-S.

Abb. 22. Trichophytia superficialis. Therapie: Pinselungen mit Merfen-Tinktur farblos und Auftragen von Myco Jellin-Creme; per os 2 × 2 Tabl. Fulcin-S.

Abb. 23. Lupus vulgaris. Therapie: Neoteben, D-Tracetten.

Abb. 24. Lupus vulgaris. Therapie: Neoteben, D-Tracetten.

Abb. 25. Chronischer Erythematodes im Nasenbereich. Therapie: Resochin. Lokal: 3% Salicyl-Volon A-Creme. Lichtschutz: Contralum.

24

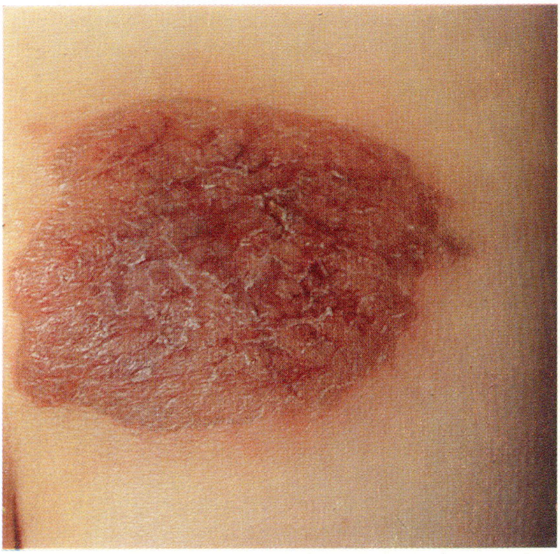

25

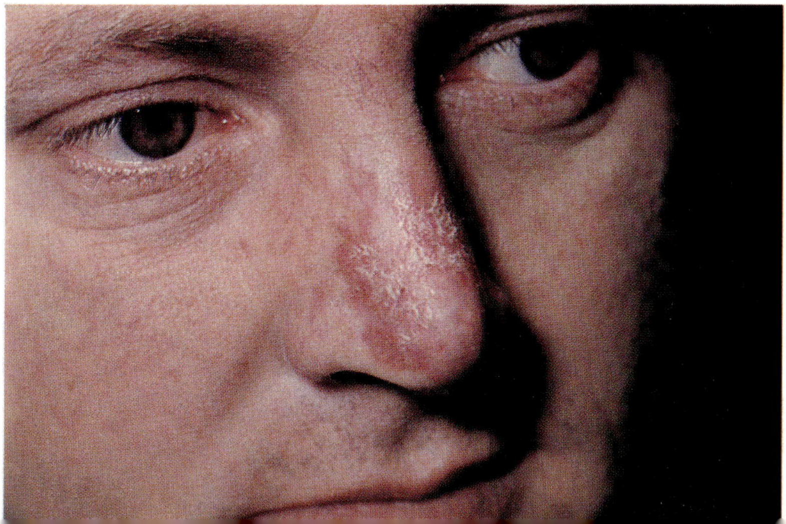

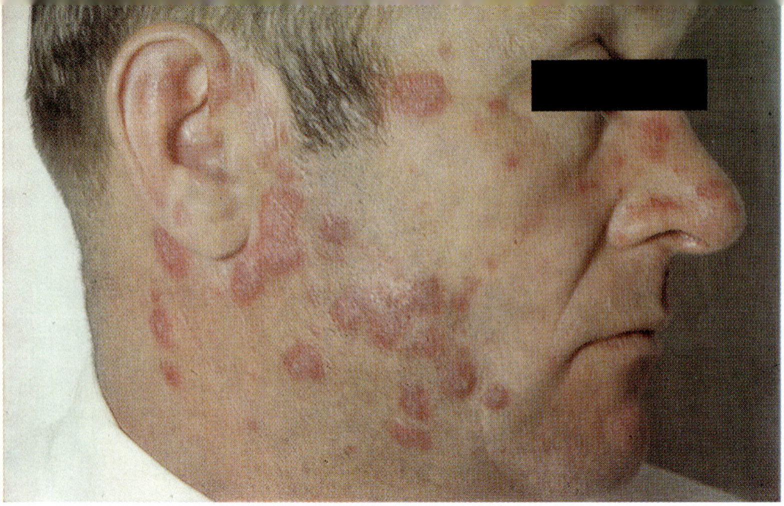

26

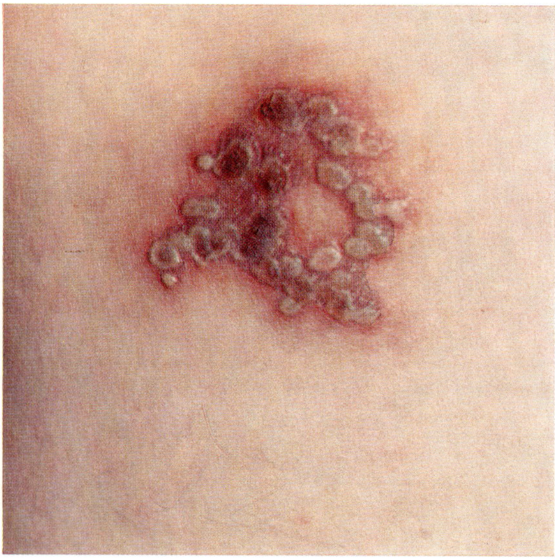

27

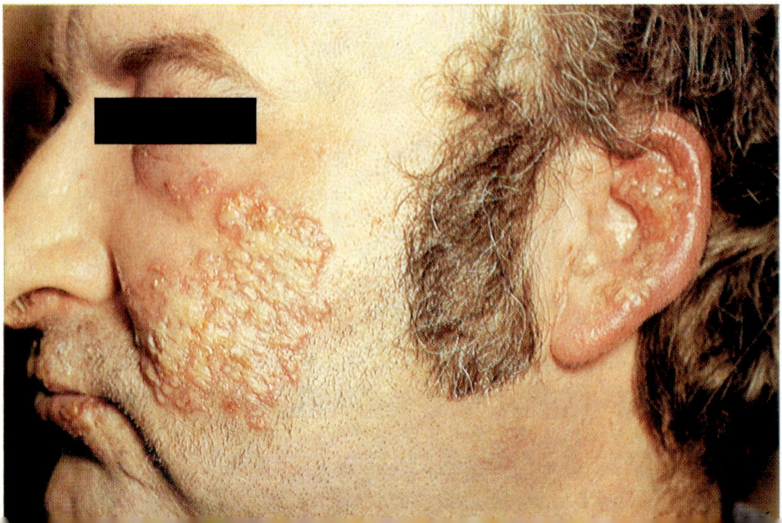

28

Abb. 26: Chronischer Erythematodes faciei. Therapie: anfangs Resochin, dann »Holländer Kur«, als Lichtschutz Contralum, Fokubeseitigung.

Abb. 27. Herpes simplex rezidivans. Therapie: Medivitan i. m., anfangs täglich, dann jeden zweiten bis dritten Tag, Virunguent; später Lupidon-H über mehrere Wochen–Monate.

Abb. 28. Herpes zoster im Ohr- und Wangenbereich. Therapie: täglich Medivitan i. m., lokal Viru-Merz etc.

Abb. 29. Herpes zoster im Bereich der oberen Extremität.

Abb. 30. Pemphigus vulgaris. Therapie: sine effectu, baldiger Exitus letalis.

29

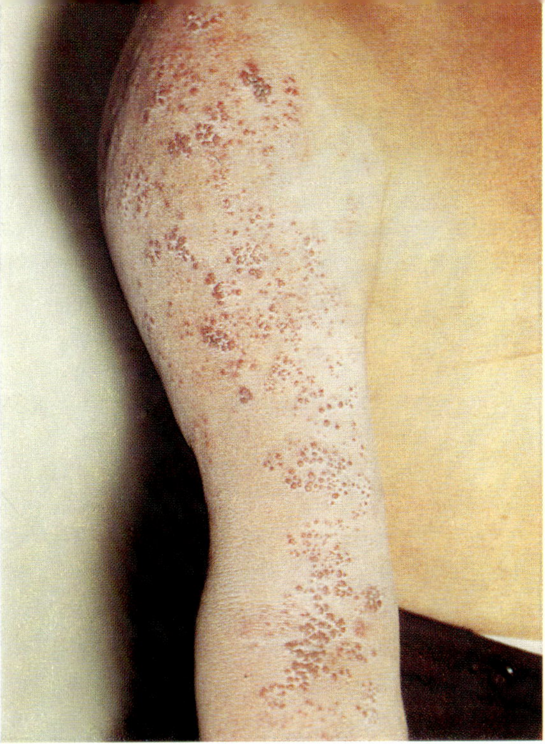

30

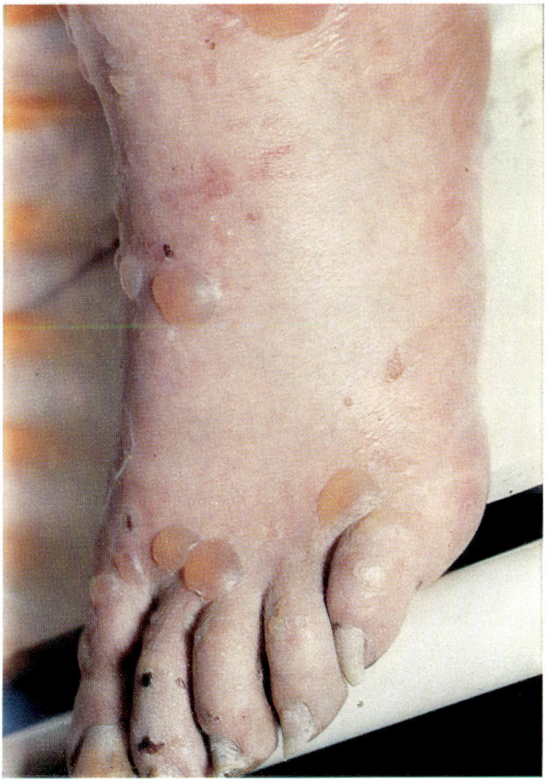

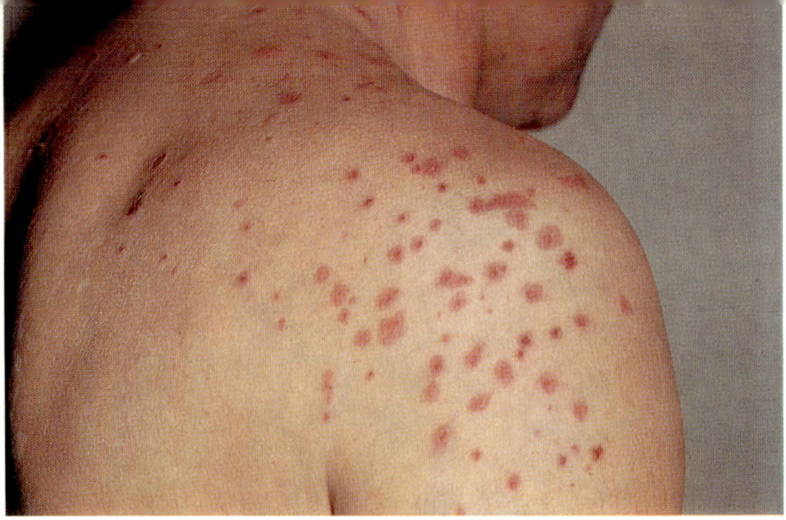

31

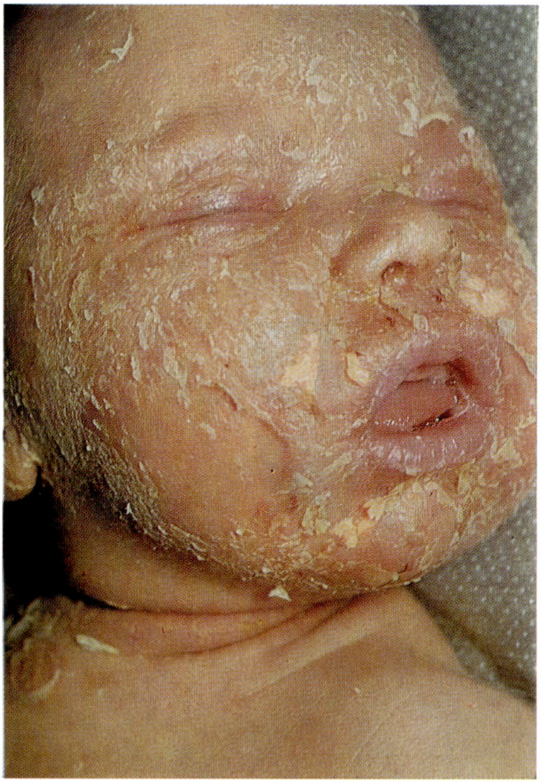

32

Abb. 31. Dermatitis herpetiformis Duhring. Therapie: Ausschaltung von jodhaltigen Nahrungsmitteln, Volon A-40 i. m., Volon-Tabletten, lokal 3% Salic.-Volon A-Salbe.

Abb. 32 und 33: Dermatitis exfoliativa Ritter von Rittershain. Therapie: Durenat-Saft, Celestan-Tropfen, Celestan-Lotio mit Neomycin, später Sulmycin-Creme mit Celestan-V.

Abb. 33. (Text s. Abb. 32.)

Abb. 34 bis 36. Urticaria. Therapie: Ausschalten der auslösenden Noxen, wie Medikamente und Nahrungsmittel, Calcium i. v., Avil i. m., Fenistil-Retard per os.

Abb. 35. (Text s. o.) Urticarielles toxisches Exanthem durch Penicillin.

33

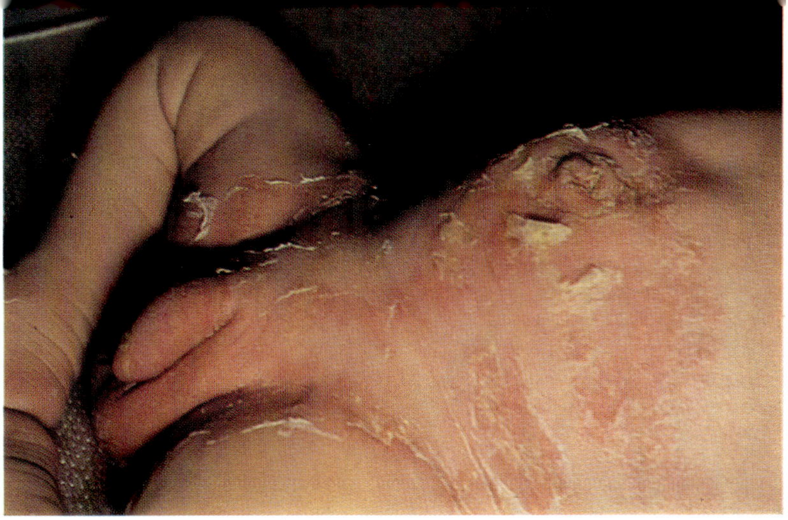

34

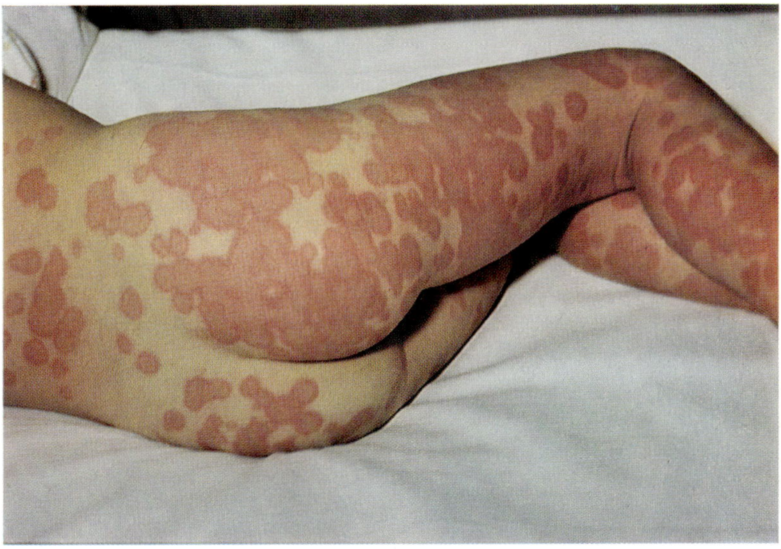

35

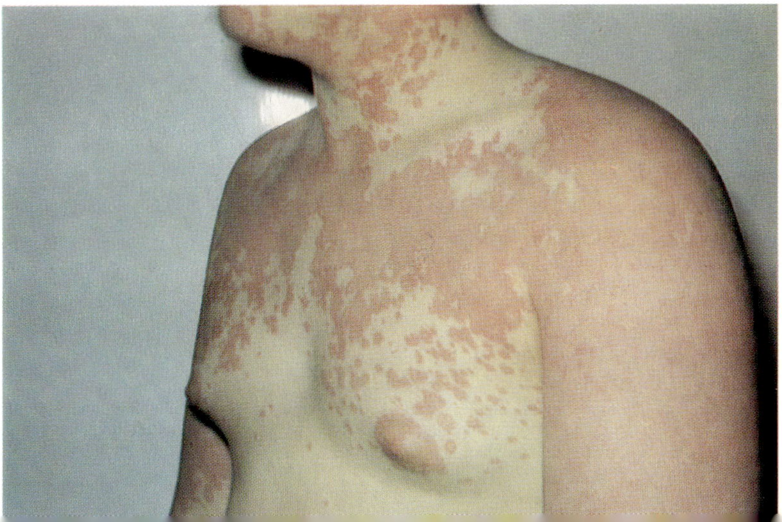

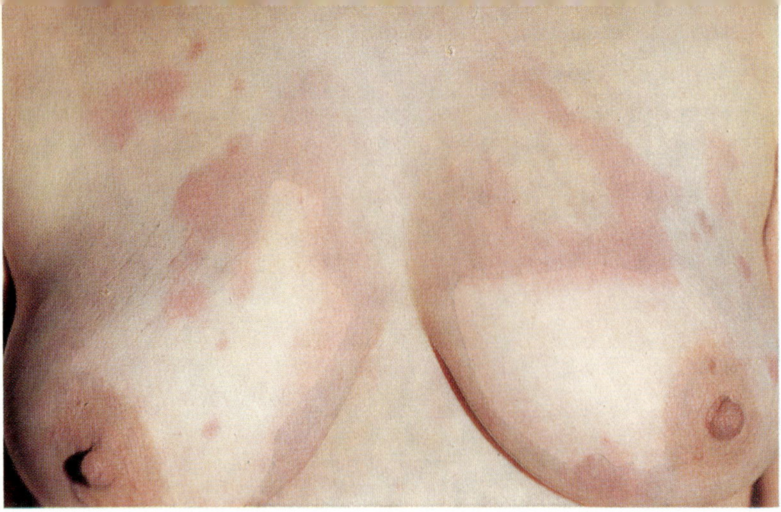
36

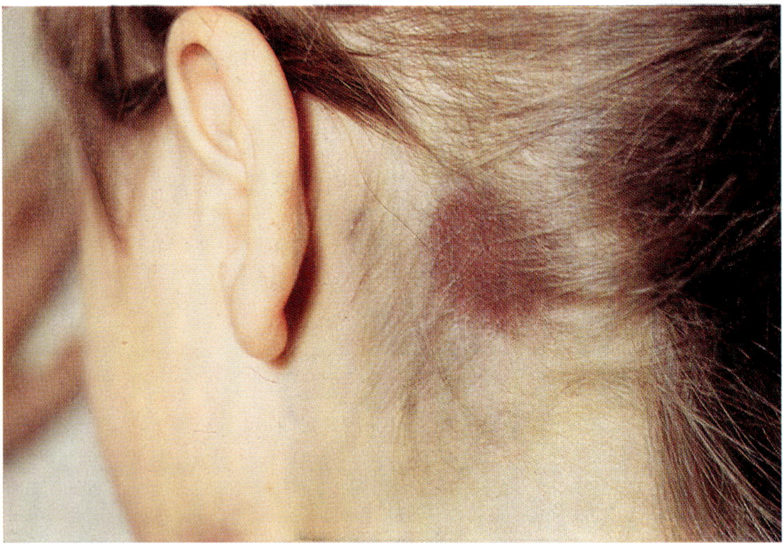
37

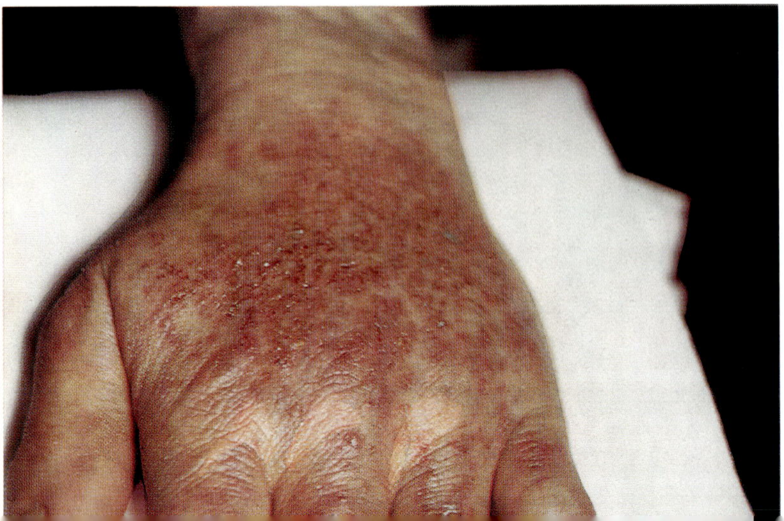
38

Abb. 36. Urticaria (Text s. S. 244).

Abb. 37. Fixes toxisches Exanthem, verursacht durch ein Kopfschmerzmittel.

Abb. 38. Kontaktdermatitis durch Möbelreinigungsmittel.

Abb. 39. Kontaktdermatitis durch Heftpflaster. Therapie: Ursache eruieren, evtl. testen, lokal: Volonimat-Creme, später -Salbe, per os Celestamine Tabletten.

Abb. 40. Erythema nodosum. Therapie: täglich Dexamonozon i. m., per os Elestol, lokal: Medigel und Kompressionsverband nach Pütter.

39

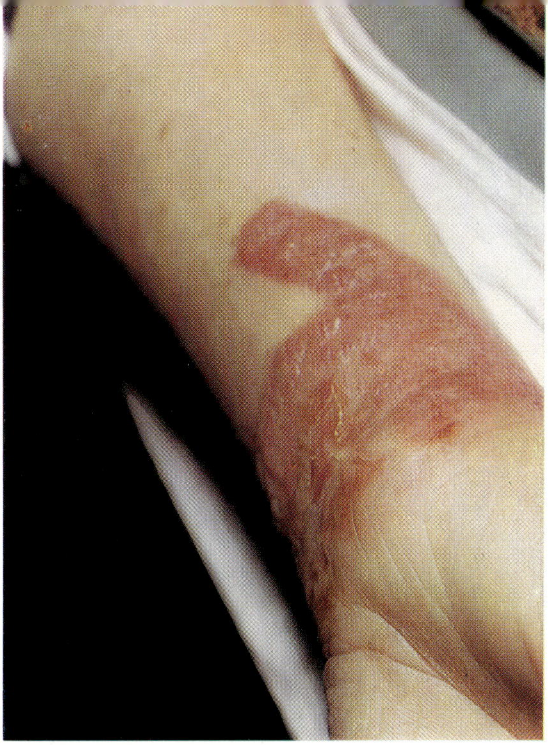

40

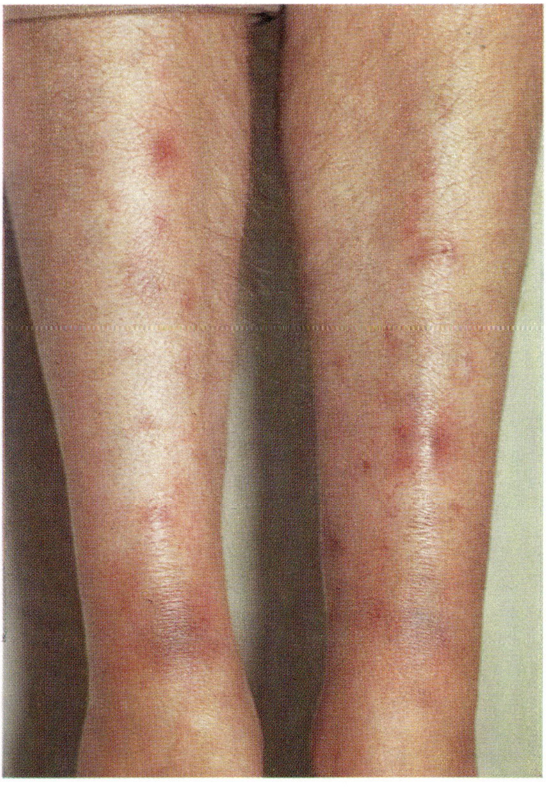

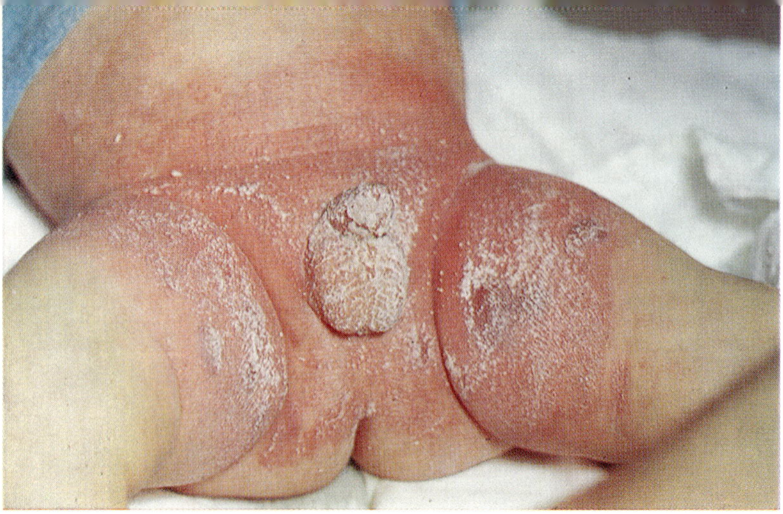

41

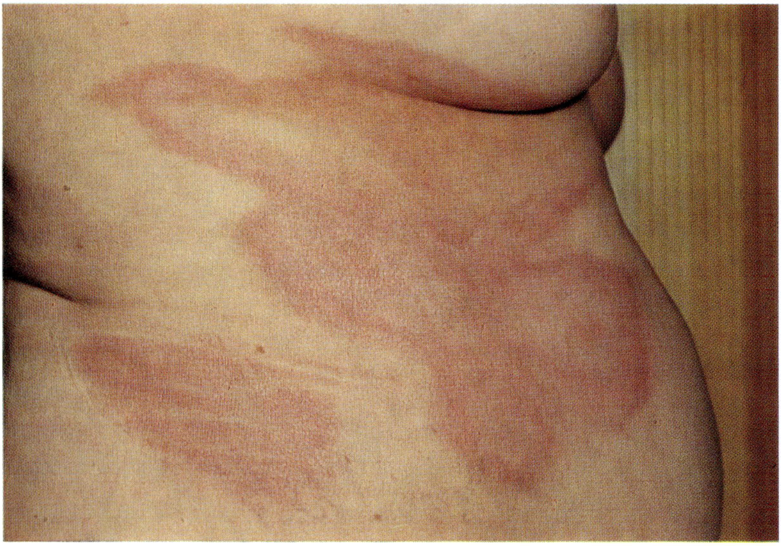

42

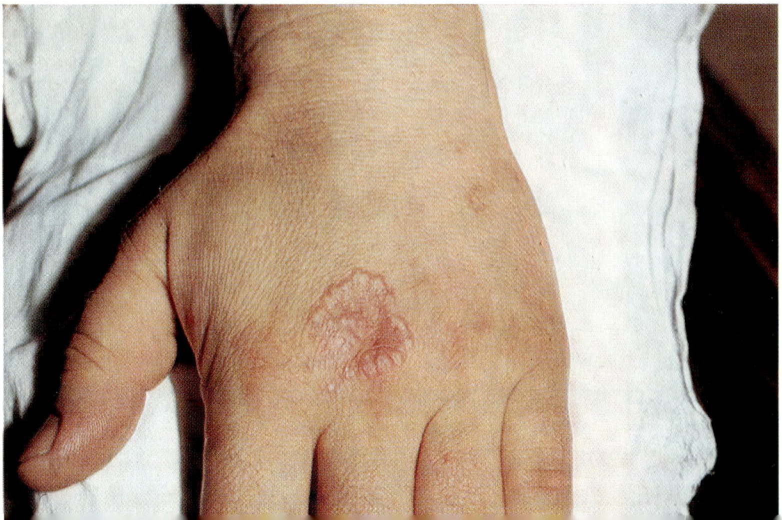

43

Abb. 41. Dermatitis glutaealis papulosa infantilis (Windeldermatitis). Therapie: Umstellung der Ernährung im Sinne einer Ansäuerung des Urins, lokal Zinkschüttelmixturen unter Zusatz von Moronal.

Abb. 42. Erythrodermie pityriasique en plaques disséminées Brocq. Therapie: jeden zweiten Tag Medivitan i.m., ein- bis zweimal mit Volon A-40 gemischt. Lokal: 3% Salicyl-Volonimat-Salbe, wochenlange Behandlungszeiten.

Abb. 43. Granuloma anulare. Therapie: intraläsionale Volon A-10 Injektionen gemischt mit Scandicain, lokal: Volon A-Salbe, evtl. Restherde bestrahlen: Dermopan Stufe 2, 200 bis 300 R insgesamt.

Abb. 44. Erythema induratum Bazin. Therapie: Tuberkulostatika, Medicrucin, Kompressionsverband nach Pütter.

Abb. 45. Morbus Boeck. Therapie: s. einschlägigen Kapiteltext (s. S. 172).

44

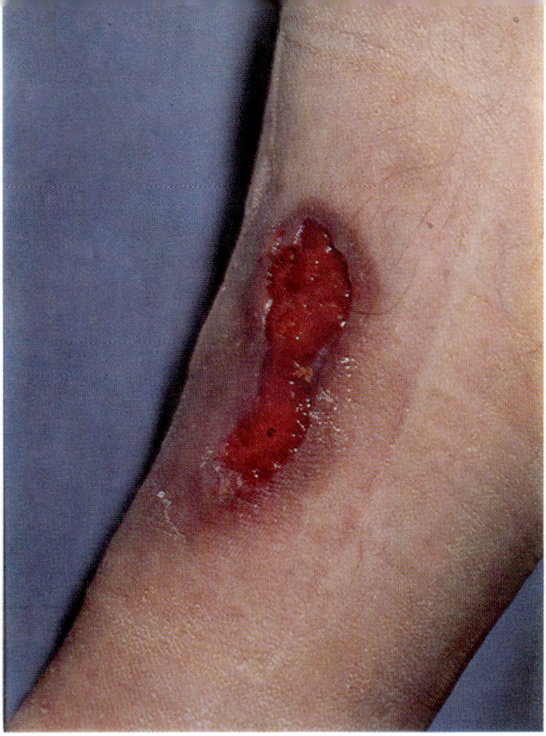

45

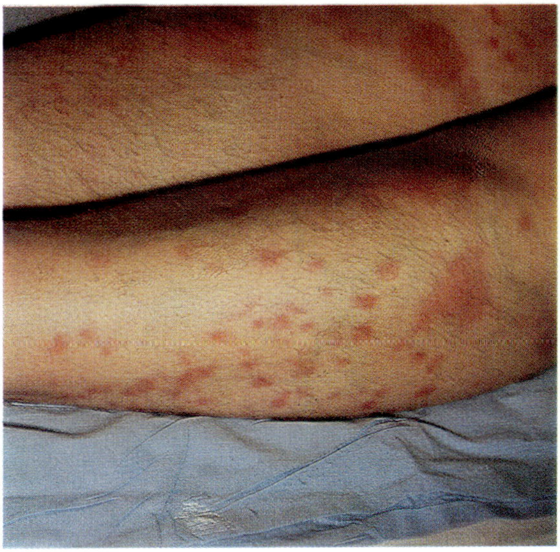

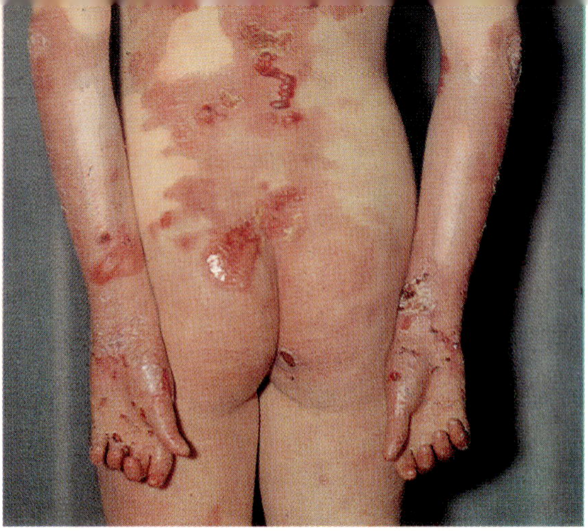

46

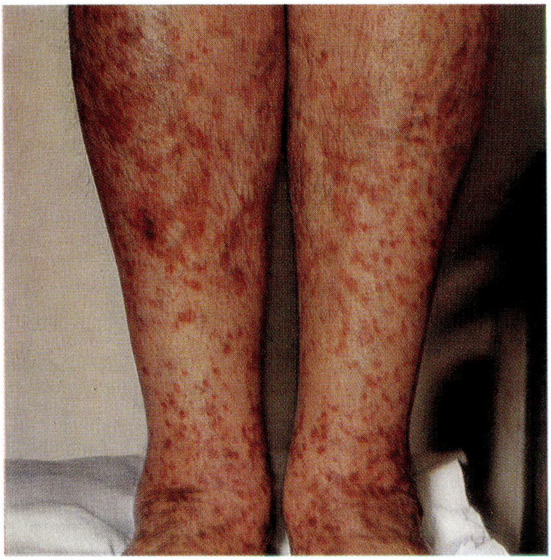

47

Abb. 46. Epidermolysis bullosa hereditaria dystrophica. Therapie: Kortikosteroide in steigenden und fallenden Dosen, lokal je nach Hautzustand.

Abb. 47. Purpura pigmentosa progressiva. Therapie: Ursache eruieren, vielfach Schlafmittelabusus. Reparil i. v., anfangs täglich, dann jeden zweiten Tag; per os Styptobion.

Abb. 48. Granularzellen-myoblastom. Therapie: Excision mit Naht.

Abb. 49. Ekzema marginatum. Therapie: Tonoftalpinselung, Phebrocon-Puder, evtl. tägl. zweimal zwei Tabletten Fulcin-S.

Abb. 50. Juxtaarticuläre fibroide Knoten bei Akrodermatitis chron. atr. Herxheimer. Therapie: 12 bis 16 Injektionen Megacillin i. m., womit das ödematöse, infiltrative Stadium beeinflußt wird. Die Knoten selbst können anschließend excidiert werden.

48

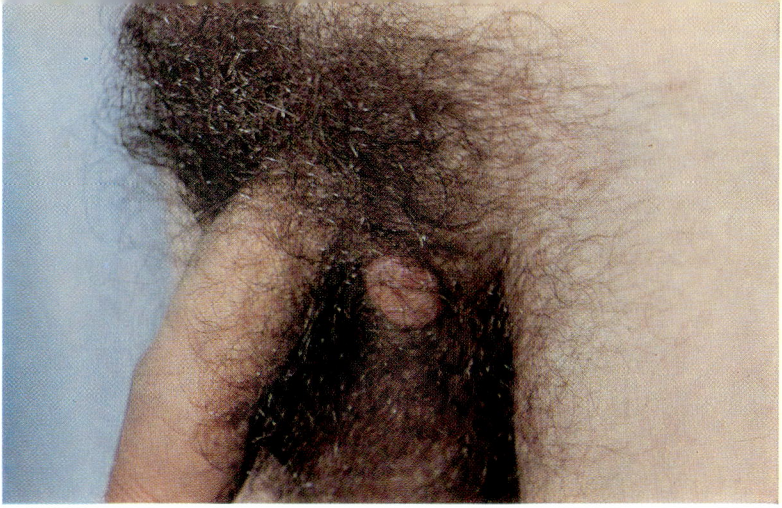

49

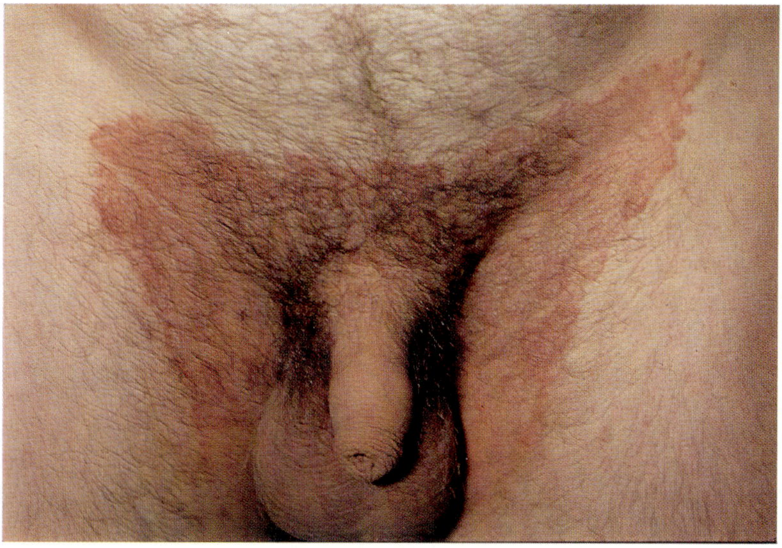

50

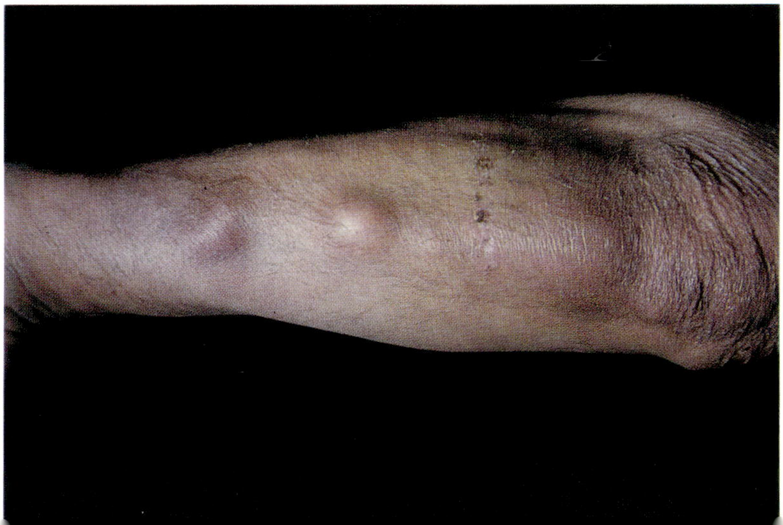

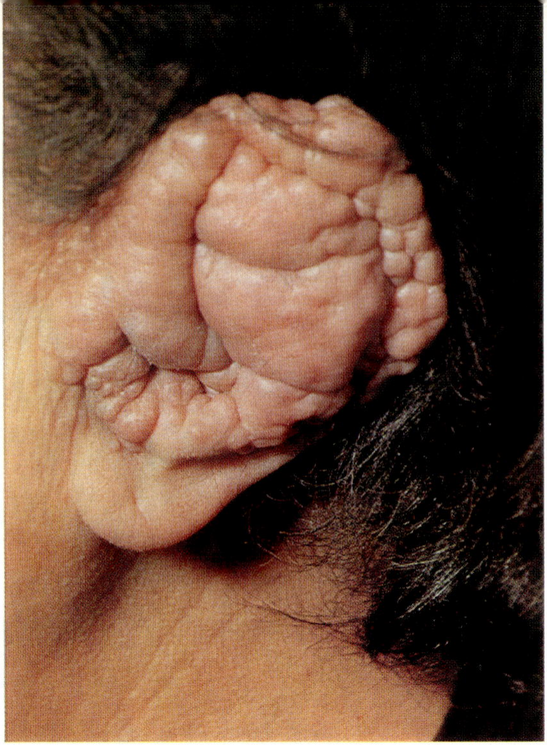

51

Abb. 51. Epithelioma adenoides cysticum.

Abb. 52. Psoriasis vulgaris inversa. Therapie: s. einschlägiges Kapitel.

Abb. 53. Psoriasis vulgaris geographica. Therapie: s. einschlägiges Kapitel.

Abb. 54. Onychomycose. Therapie: Fulcin-S 2 × 2 tägl., über viele Monate, lokal neuerdings Canesten liquid und Creme.

Abb. 55. Kleinknotige Xanthomata bei Hyperlipidämie und Diabetes mellitus. Therapie: Grundkrankheit angehen, Kostumstellung, Eleparon, Regelan etc.

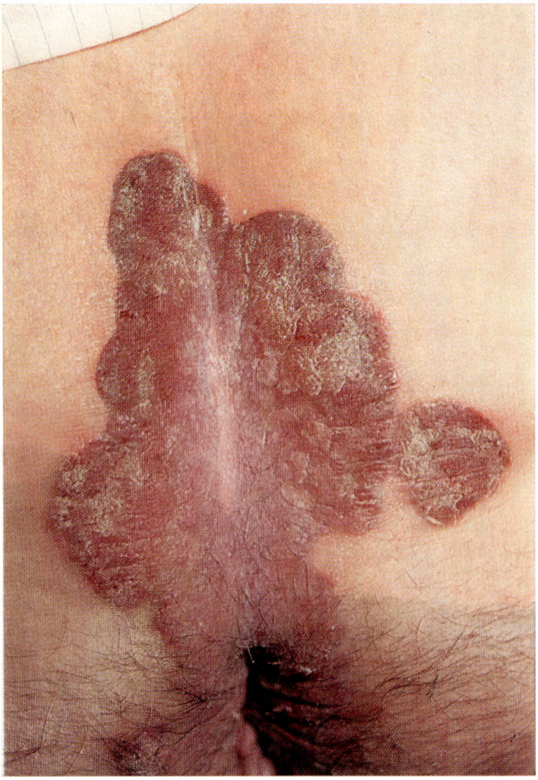

52

53

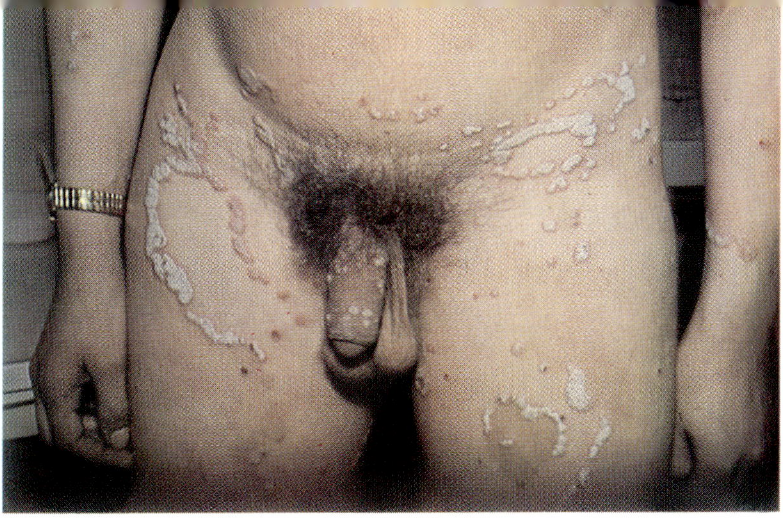

54

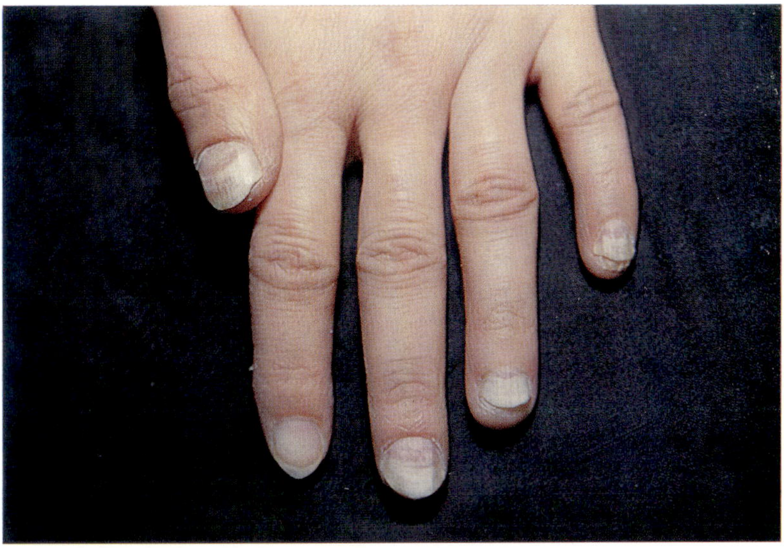

55

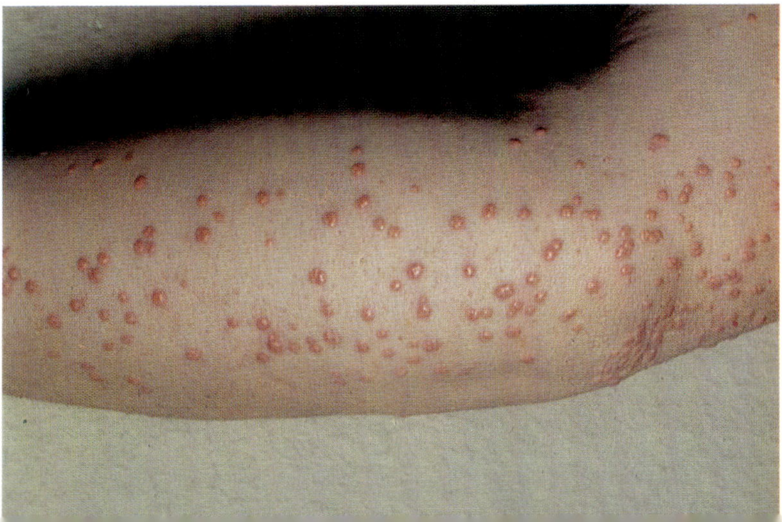

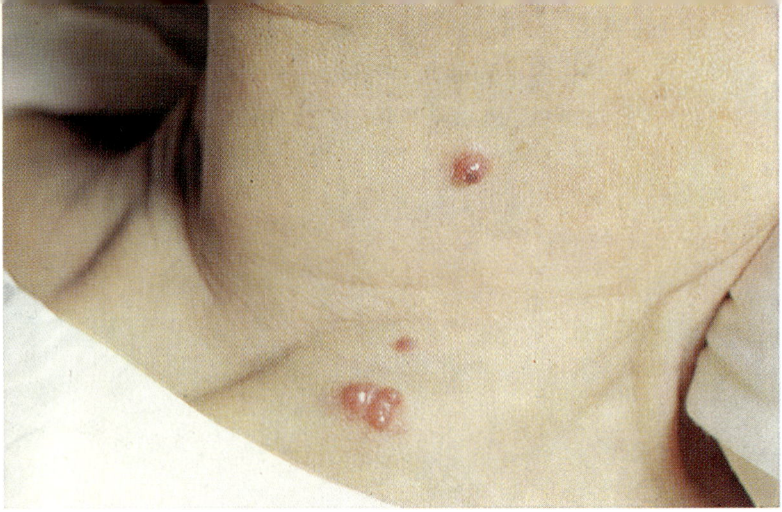

56

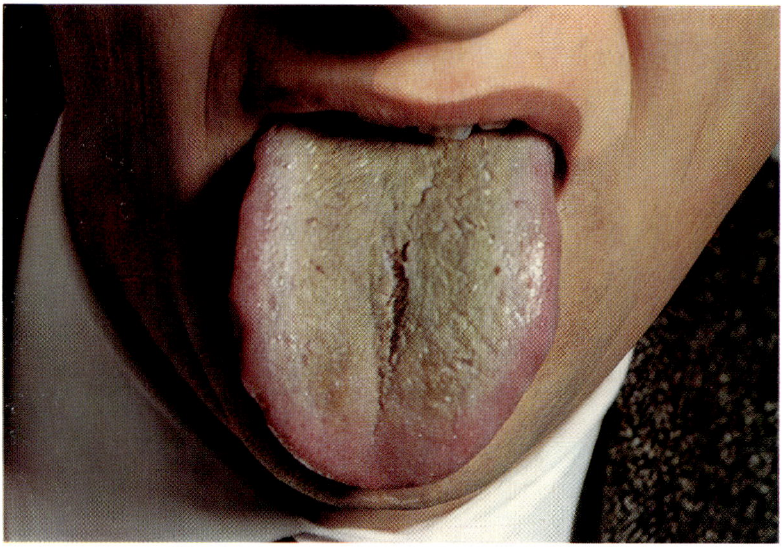

57

Abb. 56. Mollusca contagiosa. Therapie: Chloraethyl, scharfer Löffel, Ungt. APD-Salbenverbände.

Abb. 57. Lingua nigra als Medikamenten-Nebenwirkung, hier durch Clont.

Abb. 58. Rosacea papulosa, und Rhinophym. Therapie: Stoffwechsel beachten, Magensaftwerte prüfen etc. Ichthophen i. v., Ichthraletten, Vitamin-A, übrige Therapie s. Text.

Abb. 59. Rosacea papulosa und Rhinophym bei Leberzirrhose. Therapie: s. Text.

58

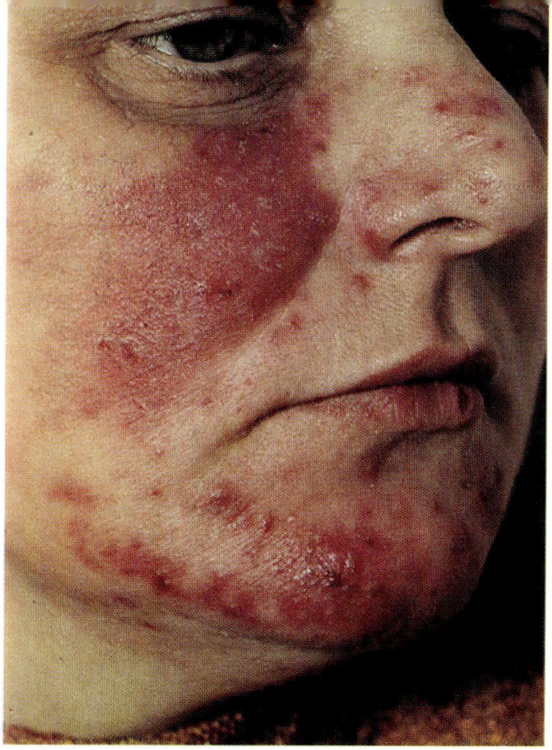

59

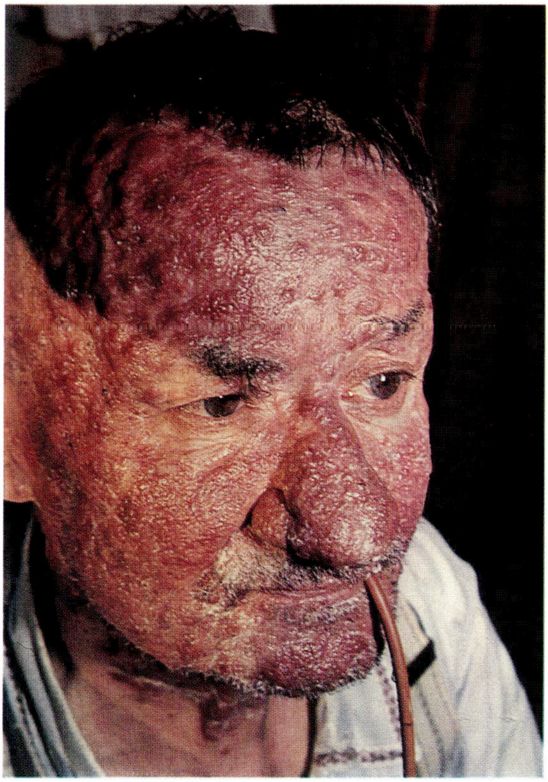

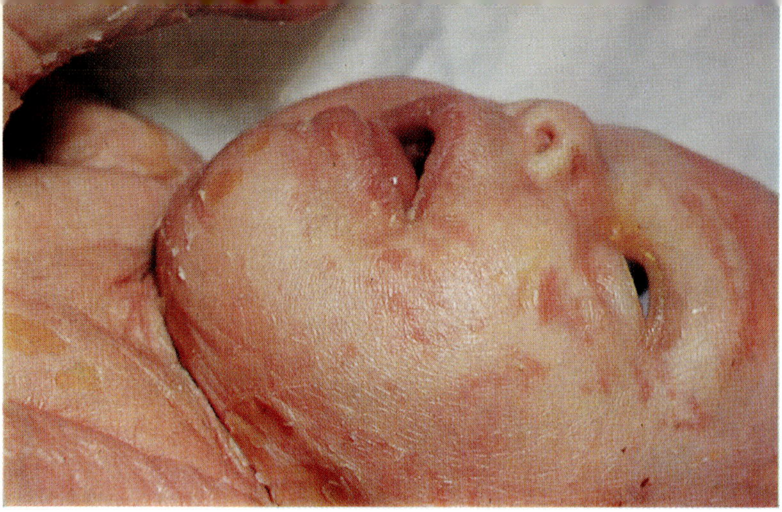

60

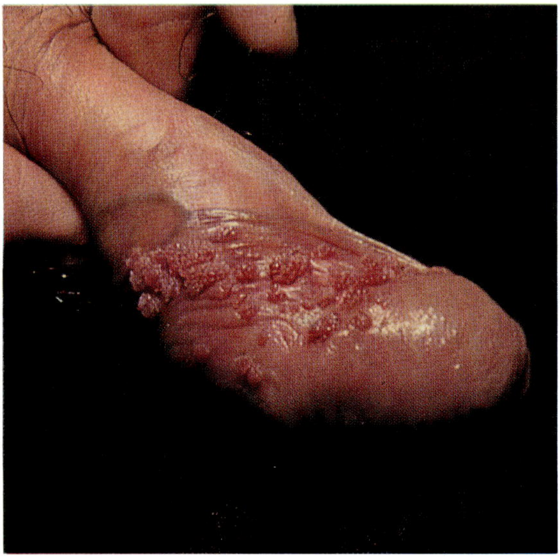

61

Abb. 60. Ichthyosis congenita. Therapie: wenig aussichtsreich, 3% Salicyl-Salben, Vitamin-A.

Abb. 61. Condylomata acuminata. Therapie: Lokal-anaesthesie, Kaltstrom-schlinge, Dermatol-Puder.

Abb. 62. Candida-Balanitis bei Trichomoniasis. Therapie: Clont, Sanatrichom per os, auch Partner, lokal: Scheroson ophthalmicum, Moronal-V-Salbe etc.

Abb. 63. Acne necroticans. Therapie: Antibiotica per os, lokal Sulmycin und Celestan-V, Ungt. APD etc.

62

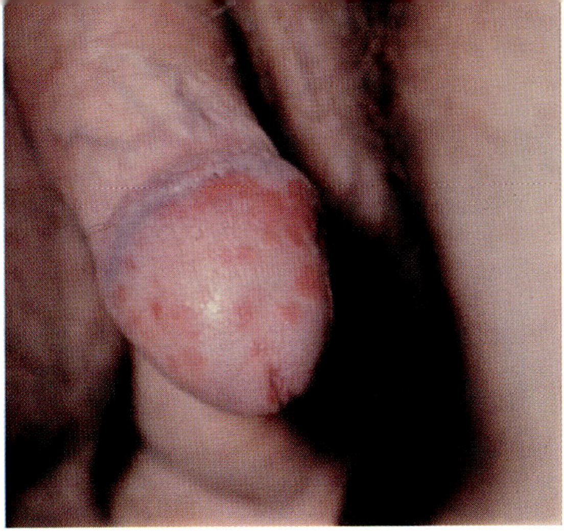

63

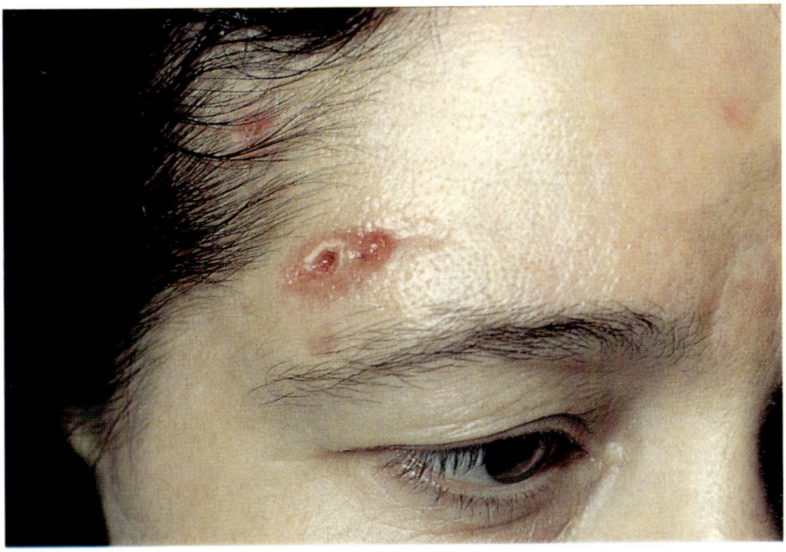

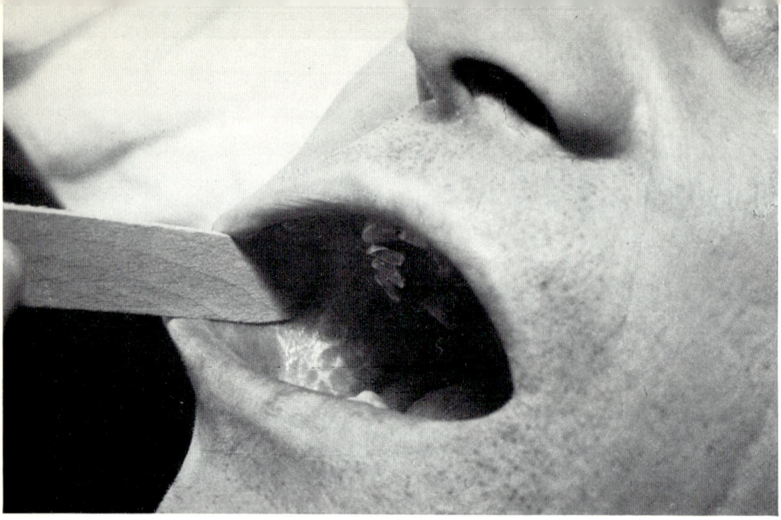

64

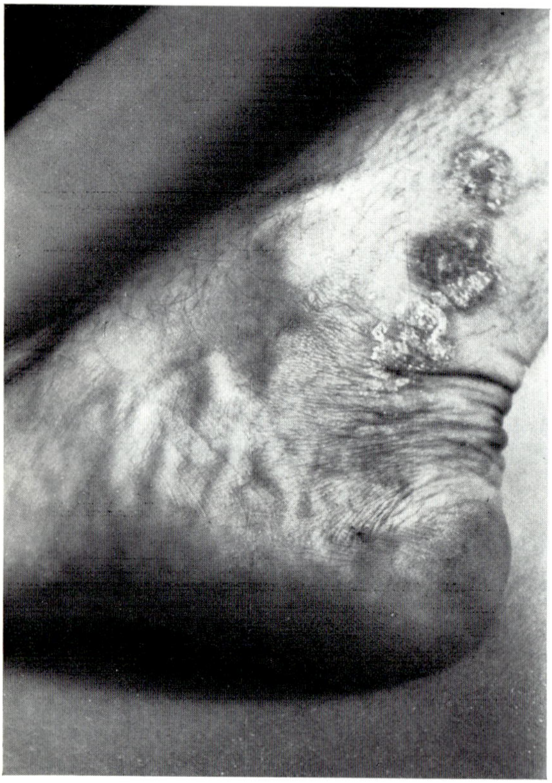

65

Abb. 64. Lichen ruber planus der Mundschleimhaut.

Abb. 65. Lichen ruber planus der Haut.

Sachverzeichnis